U0194454

全国高等医学院校规划教材精讲与习题丛书编委会

总 主 编 孙庆伟

副总主编 何　蔚　李良东　谢水祥　陈懿建

编　　委（按姓氏笔画为序）

王小农　王建忠　甘　滔　叶　军　叶和杨

朱亚飞　刘　铮　刘先发　许春鹃　孙庆伟

李良东　李启华　杨庆春　何　珏　何　蔚

宋　涛　张文平　陈水亲　陈同强　陈学洪

陈懿建　罗开源　罗晓婷　周爱琴　钟小明

钟有添　钟善全　袁　娲　徐小琴　黄　樱

黄彬红　蒋绍祖　温二生　谢水祥　谢晓英

谢富华　谢新华　赖燕蔚　廖红群　缪作华

全国高等医学院校规划教材精讲与习题

儿科学

Pediatrics

罗开源　廖红群　钟小明　主编

化学工业出版社

·北京·

本书共 17 章，章节编排与规划教材基本一致。每章先列出学习目的，强调本章重点掌握、熟悉和了解的内容；内容精讲对本章的学习内容和知识点进行了提炼、归纳和总结，突出重点、要点和核心内容，章后设同步练习和参考答案。书后附一套模拟测试题，以供学习者检查自己对知识的掌握程度。

本书适于高等医学院校临床医学、预防医学、麻醉学、儿科学、口腔医学等各专业本科学生使用，也可作为报考研究生的专业课复习用书及教师教学、临床医师的参考用书。

图书在版编目（CIP）数据

儿科学/罗开源，廖红群，钟小明主编. —北京：化
学工业出版社，2020.4
（全国高等医学院校规划教材精讲与习题）
ISBN 978-7-122-36144-8

Ⅰ.①儿… Ⅱ.①罗… ②廖… ③钟… Ⅲ.①儿科
学-医学院校-教学参考资料 Ⅳ.①R72

中国版本图书馆 CIP 数据核字（2020）第 025575 号

责任编辑：邱飞婵 满孝涵　　　　　　　文字编辑：吴开亮
责任校对：杜杏然　　　　　　　　　　　装帧设计：刘丽华

出版发行：化学工业出版社（北京市东城区青年湖南街 13 号　邮政编码 100011）
印　　刷：三河市航远印刷有限公司
装　　订：三河市宇新装订厂
787mm×1092mm　1/16　印张 15¼　字数 397 千字　2020 年 6 月北京第 1 版第 1 次印刷

购书咨询：010-64518888　　　　售后服务：010-64518899
网　　址：http://www.cip.com.cn
凡购买本书，如有缺损质量问题，本社销售中心负责调换。

定　价：49.00 元　　　　　　　　　　　　　　　　版权所有　违者必究

编写人员名单

主　　编　罗开源　廖红群　钟小明

副 主 编　饶兴愉　王华彬　罗娟娟（兼秘书）

编　　者　王长浦　王华彬　刘小生　刘雅清

　　　　　杨　赟　肖雪琴　张小玲　张明海

　　　　　罗开源　罗娟娟　钟小明　饶兴愉

　　　　　洪　虹　黄　青　廖红群

前言

　　儿科学是临床医学本科专业的一门重要课程。为了帮助医学生系统掌握儿科学知识，提高学习效率，取得良好成绩，编者结合多年的教学经验，编写了本书。

　　本书内容和章节编排以国家卫生健康委员会"十三五"规划教材《儿科学》（第9版）为参照，每章又分为四部分，即学习目的、内容精讲、同步练习和参考答案。学习目的依据儿科学教学大纲。内容精讲是针对学生学习、考试中经常遇到的问题，在此部分加以解析，帮助学生把握重点难点。同步练习以教学大纲为依据，通过同步练习掌握大纲要求的内容。书后还附有一套模拟测试题，以供学生自测。

　　如果本书能对广大医学生有所帮助，编者将会感到十分的高兴。由于编者能力及水平有限，不足之处在所难免，恳请读者批评指正。

主　编
2019 年 11 月

目录

第一章 绪 论

学习目的

1. **掌握** 小儿年龄分期特点。
2. **熟悉** 儿科学的特点。
3. **了解** 儿科学的范围和任务、历史、发展趋势。

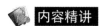

内容精讲

第一节 儿科学的范围和任务

一、对象

胎儿至青春期的儿童。

二、任务

保障儿童健康、提高生命质量。

第二节 儿科学的特点

★儿科学具有以下主要特点：

（1）解剖 儿童处于体格生长发育中，身体各部位逐渐长大，头、躯干和四肢的比例不断发生改变，内脏的位置及大小也随年龄增长而不同。

（2）功能 各系统器官的功能随年龄增长逐渐成熟，不同年龄儿童的生理、生化正常值各自不同。

（3）病理 对同一致病因素，儿童与成人，甚至不同年龄的儿童之间的病理反应和疾病过程都会有相当大的差异。

（4）免疫 小年龄儿童的免疫功能不成熟，抗感染的能力比成人和年长儿低下。因此适当的预防措施对小年龄儿童非常重要。

（5）心理和行为 儿童时期是一个人的心理、行为形成的基础阶段，可塑性非常强。

（6）疾病种类 儿童疾病谱与成人有非常大的差别。

（7）临床表现 小年龄儿童对疾病的反应差，往往无明显定位症状和体征，病情发展快。

（8）诊断 儿童常不能准确表述病情，儿科医生除应认真听取和分析外，同时必须详细询问、倾听家长陈述病史，有时必须亲自观察病情。

（9）治疗 综合治疗，重视护理和支持疗法。小儿用药剂量必须按体重或体表面积计算，要重视液体出入量和液体疗法。

(10) 预后　儿童疾病往往来势凶猛，恢复也较快，后遗症少。因此早期诊断和治疗特别重要。

(11) 预防　儿童时期通过预防接种可避免不少严重威胁人类健康的传染病。

第三节　儿童年龄分期

(1) 胎儿期　从受精卵形成到胎儿出生为止，共40周。母亲妊娠期间各种因素都可能影响胎儿的正常生长发育，引起流产、畸形或宫内发育不良等。

(2) 新生儿期　自胎儿娩出、脐带结扎至28天之前。此期包含在婴儿期内。此期在生长发育和疾病方面具有非常明显的特殊性，发病率高，死亡率高。

(3) 婴儿期　自出生到1周岁之前为婴儿期。此期为小儿生长发育最迅速的时期，对营养的需求量较高，各系统器官的生长发育不够成熟完善，容易发生消化紊乱和营养失衡，容易发生各种感染和传染性疾病。

(4) 幼儿期　自1岁至满3周岁之前为幼儿期。智能发育加速。此期消化系统的功能仍不完善，适宜的喂养仍然是保持儿童正常生长发育的重要环节。此期意外伤害发生率非常高，应注意防护。

(5) 学龄前期　自3周岁至6～7岁前为学龄前期。智能发育更加迅速，与外界广泛接触，能够扩大知识面，生活自理能力和初步社交能力能够得到锻炼。

(6) 学龄期　从入小学始（6～7岁）至青春期前为学龄期。此期除生殖系统外，各系统器官外形都已接近成人。智能发育更加成熟，应注重科学文化教育。

(7) 青春期　青春期年龄范围一般从10～20岁。此期儿童出现第二次体格生长发育高峰，同时生殖系统开始加速发育、成熟。

第四节　儿科学的发展与展望

中华人民共和国成立以后，党和政府对儿童的医疗卫生事业非常关心，卫生事业得到了极大的发展。WHO提出的《儿童疾病综合管理方案》和我国提出的《中国儿童发展纲要》有力地促进了儿科事业的发展。

同步练习

一、选择题

1. 哪项疾病除外，其他均属于我国"小儿四病"防治范围？（　　　）

　　A. 维生素D缺乏性佝偻病　　　B. 营养性缺铁性贫血　　　C. 肺结核

　　D. 小儿肺炎　　　E. 小儿腹泻病

2. 下列表述儿童时期基本特点的叙述，错误的是（　　　）。

　　A. 个体差异大　　　　　　　B. 性别差异大

　　C. 年龄差异大　　　　　　　D. 对疾病造成损伤的修复能力弱

　　E. 自身防护能力弱

3. 关于小儿肝脏，叙述错误的是（　　　）。

　　A. 自胚胎9～10周时开始，肝脏出现活动性造血

B. 胚胎 4～5 个月成为人体的主要造血器官

C. 胚胎 6 个月以后造血功能逐渐减退

D. 小儿 3 岁以前肝正常下界可达右肋下 2cm

E. 6～7 岁小儿右肋下一般不能触及肝脏

4. 以下叙述错误的是（　　）。

A. 小儿心血管疾病以先天性心脏病多见

B. 小儿白血病以急性淋巴细胞白血病多见

C. 新生儿疾病常与先天性和围生期因素有关

D. 婴幼儿疾病以感染性疾病占多数

E. 婴幼儿时期 sIgA 和 IgG 水平接近成人水平

5. 关于小儿年龄分期，错误的是（　　）。

A. 胎儿期是指从受精卵形成到小儿出生为止

B. 新生儿期是指自胎儿娩出脐带结扎时开始至 28 天

C. 婴儿期是指自出生后 28 天至 1 周岁前

D. 幼儿期是指 1 岁至满 3 岁之前

E. 学龄前期是指自 3 周岁至 6～7 岁入学前

二、思考题

试述世界卫生组织和联合国儿童基金会通过"儿童疾病综合管理（IMCI）"战略意义。

参考答案

一、选择题

1. C　2. D　3. A　4. E　5. C

二、思考题

答：IMCI 的目标是在 5 岁以下儿童中降低死亡、疾病和残疾，并促进他们更好地成长和发育。IMCI 包括家庭和社区，以及卫生机构实施的预防性和医疗性措施内容。在医疗卫生机构中，IMCI 战略促进了门诊对儿童期疾病作出确认，保证了对所有重大疾病的综合治疗，加强对家长的咨询，并提高了对严重患儿的转诊速度。在社区医疗服务机构和家庭里，该战略促进了寻求适宜保健的行为，提高了营养和预防保健，并保障医嘱的正确执行。

（罗开源）

第二章　生长发育

 学习目的

　　1. 掌握　小儿生长发育的基本规律，体格生长常用指标，小儿的体格生长规律，骨骼发育和牙齿发育，运动和语言发育。

　　2. 熟悉　体格生长评价，神经系统发育，感知觉发育，儿童行为问题。

 内容精讲

第一节　生长发育规律

　　1. 生长发育是连续的、有阶段性的过程　体重和身长在生长发育过程中有两个高峰：生后的第 1 年以及青春期。

　　2. 各系统、器官生长发育不平衡　见表 2-1。

表 2-1　各系统、器官发育顺序

各系统、器官	发育顺序
神经系统	发育较早
淋巴系统	儿童期迅速生长，青春期前达高峰，以后逐渐下降
生殖系统	发育较晚
其他系统	与体格生长相平行

　　3. 生长发育的个体差异　生长发育在一定范围内受遗传、环境的影响，存在着相当大的个体差异，每个人生长的"轨道"不会完全相同。

　　★**4. 生长发育的一般规律**　见表 2-2。

表 2-2　生长发育的一般规律

生长发育的一般规律	例如运动发育的规律
由上到下	先抬头、后抬胸，再会坐、立、行
由近到远	从臂到手，从腿到脚的活动
由粗到细	从全掌抓握到手指拾取
由简单到复杂	先画直线后画圈、图形
由低级到高级	先会看、听、感觉事物，逐渐发展到有记忆、思维、分析、判断

第二节 影响生长发育的因素

一、遗传因素

父母双方的遗传因素决定小儿生长发育的"轨道"，或特征、潜力、趋向。

二、环境因素

包括营养、疾病、母亲情况、家庭和社会环境。

第三节 体格生长

一、体格生长常用指标

一般常用的形态指标有体重、身高（长）、坐高（顶臀长）、头围、胸围、上臂围、皮下脂肪等。

二、出生至青春前期的体格生长规律

★ （一）体重的增长

我国 2015 年九市城区调查结果显示平均男婴出生体重为 (3.38 ± 0.40)kg，女婴为 (3.26 ± 0.40)kg。生后 1 周内可出现暂时性体重下降或称生理性体重下降，约在生后 3～4 日达最低点，下降范围为 3%～9%，至出生后第 7～10 日应恢复。

正常足月婴儿体重增长规律见表 2-3。

表 2-3 正常足月婴儿体重增长规律

月龄	体重增长
生后第 1 个月	体重增加可达 1～1.7kg
生后 3～4 个月	约等于出生时体重的 2 倍
12 个月	体重约为出生时的 3 倍（10kg）
2 岁至青春前期	体重增加 2.5～3.5kg
2 岁至青春前期	体重增长减慢，年增长值约 2kg

当无条件测量体重时，可用以下公式估计体重（表 2-4）。

表 2-4 正常儿童体重、身高估计公式

年龄	体重/kg	年龄	身高/cm
出生	3.25	出生	50
3～12 月龄	［年龄（月）＋9］/2	3～12 月龄	75
1～6 岁	年龄（岁）×2＋8	2～6 岁	年龄（岁）×7＋75
7～12 岁	［年龄（岁）×7－5］/2	7～10 岁	年龄（岁）×6＋80

★ （二）身材的增长

1. 身高（长） 身高指头部、脊柱与下肢长度的总和。多数 3 岁以下儿童应仰卧位测量，称为身长。3 岁以上儿童立位时测量称为身高。立位的测量值比仰卧位少 1～2cm。年龄越小增长越快，也出现婴儿期和青春期两个生长高峰（见表 2-5）。

表 2-5　身高的增长规律

年龄	身高/cm
出生	50
第 1 年	50＋25
第 2 年	50＋25＋（10～12）
2～6 岁	年龄（岁）×7＋75
7～10 岁	年龄（岁）×6＋80

2. 坐高（顶臀长）　是头顶到坐骨结节的长度。3 岁以下儿童仰卧位测量为顶臀长。坐高增长代表头颅与脊柱的生长。

3. 指距　是两上肢水平伸展时两中指尖距离，代表上肢长骨的生长。

★（三）头围的增长

经眉弓上缘、枕骨结节左右对称环绕头一周的长度为头围。头围的测量在 2 岁以内最有价值。头围＜均值－2SD 常提示有脑发育不良的可能；头围＜均值－3SD 以上常提示脑发育不良；头围增长过速往往提示脑积水。头围的增长规律见表 2-6。

表 2-6　头围的增长规律

年龄	头围/cm
出生	33～34
1 岁	46
2 岁	48
2～15 岁	仅增加 6～7

★（四）胸围的增长

平乳头下缘经肩胛角下缘平绕胸一周为胸围。胸围代表肺与胸廓的生长。胸围的增长规律见表 2-7。

表 2-7　胸围的增长规律

年龄	胸围/cm
出生	头围－1（或 2）
1 岁	头围（46）
1 岁～青春期	头围＋年龄－1

★（五）上臂围的增长

上臂围代表肌肉、骨骼、皮下脂肪和皮肤的生长。1 岁以内上臂围增长迅速，1～5 岁增长缓慢，约 1～2cm。可用左上臂围测量筛查 1～5 岁小儿的营养状况：＞13.5cm 为营养良好；12.5～13.5cm 为营养中等；＜12.5cm 为营养不良。

★ **（六）皮下脂肪**

通过测量皮脂厚度反映皮下脂肪。常用的测量部位有：①腹壁皮下脂肪；②背部皮下脂肪。使用测皮褶卡钳测量。

（七）身体比例与匀称性

①头与身长比例：头长占身长（高）的比例在新生儿为 1/4，到成人后为 1/8。②体型匀称：表示体型（形态）生长的比例关系。③身材匀称：以坐高（顶臀长）与身高（长）的比例表示，反映下肢的生长情况。坐高（顶臀长）占身高（长）的比例由出生时的 0.67 下降到 14 岁时的 0.53。④指距与身高：正常时，指距略小于身高（长）。如指距大于身高 1～2cm，对诊断长骨的异常生长有参考价值，如蜘蛛样指（趾）（马方综合征）。

三、青春期的体格生长规律

青春期的体格生长出现生后的第二个高峰，有明显的性别差异。男孩的身高增长高峰约晚于女孩 2 年，且每年身高的增长值大于女孩，因此最终的身高一般来说男孩比女孩高。一般男孩骨龄 15 岁、女孩骨龄 13 岁时，身高长度达最终身高的 95％。青春期体重的增长与身高平行，同时内脏器官增长。

四、体格生长评价

（一）原则

① 选择适宜的体格生长指标：身高（长）和体重，小于 3 岁儿童应测量头围、坐高（顶臀长）、胸围、上臂围、皮褶厚度等。

② 采用准确的测量工具及规范的测量方法。

③ 选择恰当的生长标准或参照值。

④ 定期评估儿童生长状况，即生长监测。

（二）评价内容

1.发育水平　将某一年龄时点所获得的某一项体格生长指标测量值（横断面测量）与生长标准或参照值比较，得到该儿童在同质人群中所处的位置，即为此儿童该项体格生长指标在此年龄的生长水平。

2.生长速度　是对某一单项体格生长指标定期连续测量（纵向观察），将获得的该项指标在某一年龄阶段的增长值与参照人群值比较，得到该儿童该项体格生长指标的生长速度。以生长曲线表示生长速度最简单、直观。定期体格检查是评价生长速度的关键。

3.匀称度　是对体格生长指标之间关系的评价。

（1）体型匀称度　表示体型（形态）生长的比例关系。实际工作中常选用身高的体重表示一定身高的相应体重增长范围，间接反映身体的密度与充实度。将实际测量与参照人群值比较，结果常以等级表示。

（2）身材匀称　以坐高（顶臀高）/身高（长）的比值反映下肢生长状况。按实际测量计算结果与参照人群值计算结果比较。结果以匀称、不匀称表示。

（三）数据统计学表示方法

衡量体格生长的统计学表示方法，常用以下几种。

（1）均值离差法　正常儿童生长发育状况多呈正态分布，常用均值离差法，以平均值加减标准差（SD）来表示。

（2）百分位数法　当测量值呈偏正态分布时，百分位数法能更准确地反映所测数值的分布情况。

（3）标准差的离差法（Z 评分或 Z score，SDS）　可进行不同质人群间比较，用偏离该年龄组标准差的程度来反映生长情况，结果表示也较精确。

$$Z = \frac{X - \overline{X}}{\text{SD}}$$

式中，X 为测得值；$\overline{X}$ 为平均值；SD 为标准差；Z 评分可为正值，也可为负值。

（4）中位数法　当样本变量为正态分布时中位数等于均数与第 50 百分位数。当样本变量分布不是完全正态时，选用中位数而不是算术平均数作为中间值。

（四）生长曲线的应用

生长曲线图是儿科临床中使用最为广泛的体格生长评价工具。生长曲线图是将表格测量数值按离差法或百分位数法的等级绘成不同年龄、不同体格指标测量数值的曲线图，较之表格更方便、直观，可评出生长水平，看出生长趋势，算出生长速度，便于与家长交流。

第四节　与体格生长有关的其他系统的发育

★一、骨骼

1. 头颅骨　婴儿出生时颅骨缝稍有重叠，不久会消失。出生时后囟很小或已闭合，最迟约 6～8 周龄闭合。前囟出生时约 1～2cm，以后随颅骨生长而增大，6 月龄左右逐渐骨化而变小，最迟于 2 岁闭合。前囟大小以两个对边中点连线的长短表示。

2. 脊柱　脊柱的增长反映脊椎骨的生长（见表 2-8）。生后第一年脊柱生长快于四肢，以后四肢生长快于脊柱。最终形成的脊椎自然弯曲至 6～7 岁才为韧带所固定。

表 2-8　脊柱发育规律

年龄	姿势	脊柱的发育
生后 3 个月	抬头	出现颈椎前凸
6 个月	坐	胸椎后凸
1 岁左右	走	腰椎前凸

3. 长骨　骨化中心出现可反映长骨的生长成熟程度。用 X 线检查测定不同年龄儿童长骨干骺端骨化中心出现的时间、数目、形态的变化，并将其标准化，即为骨龄。判断长骨的生长，婴儿早期应摄膝部 X 线骨片。年长儿摄左手及腕部 X 线骨片，以了解其腕骨、掌骨、指骨的发育。骨龄有重要临床诊断价值。

腕部于出生时无骨化中心，其出生后的出现次序为：头状骨、钩骨（3 个月左右）、下桡骨骺（约 1 岁）、三角骨（2～2.5 岁）、月骨（3 岁左右）、大小多角骨（3.5～5 岁）、舟骨（5～6 岁）、下尺骨骺（6～7 岁）、豆状骨（9～10 岁）。10 岁时出全，共 10 个，故 1～9 岁腕部骨化中心的数目大约为其岁数加 1。

二、牙齿

①人一生有乳牙（共 20 个）和恒牙（28～32 个）两副牙齿；②乳牙萌出：生后 4～10 个月，13 个月后未萌出者为乳牙萌出延迟；③乳牙萌出顺序：下颌先于上颌、自前向后，大多于 3 岁前乳牙出齐；④乳牙数目：2 岁内乳牙数目＝月龄－4(或 6)；⑤6 岁左右萌出第一颗恒牙，

6～12 岁阶段乳牙逐个被同位恒牙替换，12 岁萌出第二恒磨牙，约在 18 岁以后萌出第三恒磨牙（智齿），也有终生第三恒磨牙不萌出者。

三、生殖系统发育

参见第十五章内分泌疾病。

第五节　神经心理发育

一、神经系统的发育

在胎儿期，神经系统的发育领先于其他各系统，新生儿脑重已达成人脑重 25% 左右，生后第一年脑的生长发育特别迅速。神经髓鞘的形成和发育约在 4 岁左右完成。脊髓随年龄而增长。在胎儿期，脊髓下端在第 2 腰椎下缘，4 岁时上移至第 1 腰椎，在进行腰椎穿刺时应注意。婴儿肌腱反射较弱，腹壁反射和提睾反射也不易引出，到 1 岁时才稳定。3～4 个月前的婴儿肌张力较高，凯尔尼格征可为阳性，2 岁以下儿童巴宾斯基征阳性亦可为生理现象。

二、感知觉的发育

1. 视感知发育　见表 2-9。

表 2-9　视感知发育规律

年龄	视感知发育程度
1 个月	短暂注视物体，只能看清 15～20cm 内的事物
2 个月	协调地注视物体，开始有头眼协调
3～4 个月	喜看自己的手，头眼协调较好
6～7 个月	目光可垂直方向转动
8～9 个月	出现视深度感觉，能看到小物体
18 个月	区别各种形状
2 岁	区别垂直线与横线
5 岁	区别各种颜色
6 岁	视深度充分发育

2. 听感知发育　见表 2-10。听力障碍如果不能在语言发育的关键期内（6 个月内）或之前得到确诊和干预，则可因聋致哑。

表 2-10　听感知发育规律

年龄	听感知发育程度
出生时	听力差
3～7 日	听觉相当良好
3～4 个月	头可转向声源
7～9 个月	确定声源，区别语言的意义
13～16 个月	寻找不同响度的声源，听懂自己的名字
4 岁	听觉发育完善

3. 味觉和嗅觉发育

（1）味觉 出生时味觉发育已很完善；4～5 个月甚至对食物轻微的味道改变已很敏感，为味觉发育关键期，此期应适时添加各类转乳期食物。

（2）嗅觉 出生时嗅觉中枢与神经末梢已发育成熟；3～4 个月时能区别愉快与不愉快的气味；7～8 个月开始对芳香气味有反应。

4. 皮肤感觉的发育 新生儿眼、口周、手掌、足底等部位的触觉已很灵敏，而前臂、大腿、躯干的触觉则较迟钝。新生儿已有痛觉，但较迟钝；第 2 个月起才逐渐改善。出生时温度觉就很灵敏。

★**三、运动的发育**

运动发育可分为大运动（包括平衡）和细运动两大类。

1. 平衡与大运动 见表 2-11。

表 2-11　平衡与大运动发育规律

大动作	年龄
抬头	3～4 个月
坐	6 个月撑坐，8 个月坐稳
翻身	7 个月
爬	8～9 个月
站、走、跳	11 个月独站，15 个月独走，24 个月双足跳，30 个月单足跳

2. 细动作 见表 2-12。

表 2-12　细动作发育规律

年龄	细动作
3～4 个月	手指活动
6～7 个月	换手、捏、敲
9～10 个月	拇、食指拾物，喜撕纸
12～15 个月	学会用匙，乱涂画
18 个月	叠 2～3 块方积木
2 岁	叠 6～7 块方积木，会翻书

★**四、语言的发育**

见表 2-13。

表 2-13　语言发育规律

年龄	语言的发育
新生儿	会哭叫
3～4 个月	咿呀发音
6～7 个月	听懂自己的名字
12 个月	说简单的单词
18 个月	指认并说出家庭主要成员的称谓
24 个月	指出简单的人、物名和图片
3 岁	指认许多物品名，说短句
4 岁	讲简单的故事

五、心理活动的发展

1. 早期社会行为　见表 2-14。

表 2-14　早期社会行为

年龄	早期社会行为
2～3 个月	以笑、停止啼哭等行为，以眼神和发音表示认识父母
3～4 个月	社会反应性的大笑
7～8 个月	认生、对发声玩具感兴趣
9～12 个月	认生的高峰
12～13 个月	喜欢玩变戏法和躲猫猫游戏
18 个月	有自我控制能力，可独玩
2 岁	不再认生
3 岁后	与小朋友做游戏

2. 注意的发展　婴儿期以无意注意为主，随着年龄的增长逐渐出现有意注意。5～6 岁后儿童能较好控制自己的注意力。

3. 记忆的发展　记忆可分为感觉、短暂记忆和长久记忆。长久记忆又分为再认和重现两种，1 岁内婴儿只有再认而无重现。幼年儿童只按事物的表面特性记忆信息，以机械记忆为主。

4. 思维的发展　见表 2-15。

表 2-15　思维的发展

年龄	思维的发展
1 岁后	开始产生思维
1～3 岁	最初级的形象思维
3 岁以后	初步抽象思维
6～11 岁以后	抽象思维，独立思考

5. 想象的发展　见表 2-16。

表 2-16　想象的发展

年龄	想象的发展
新生儿	无想象能力
1～2 岁	有想象的萌芽
学龄前期	以无意想象为主
学龄期后	有意想象和创造性想象

6. 情绪、情感的发展　见表 2-17。

表 2-17　情绪、情感的发展

年龄	情绪、情感的发展
新生儿	消极情绪
婴幼儿	时间短暂、反应强烈、容易变化、外显而真实
儿童	趋向稳定

7. 个性和性格的发展　见表 2-18。

表 2-18　个性和性格的发展

年龄	个性和性格的发展
婴儿期	对亲人的依赖性和信任感
幼儿期	自主感，违拗言行与依赖行为相交替
学龄前期	主动性增强，失败时易出现失望和内疚
学龄期	重视自我成就，易产生自卑
青春期	心理适应能力增强但容易波动

第六节　儿童神经心理发育的评价

评价儿童在感知、运动、语言和心理等过程中的各种能力称为心理测试。心理测试仅能判断儿童神经心理发育的水平，没有诊断疾病的意义，不可滥用。

第七节　发育行为与心理异常

一、儿童行为问题

儿童的行为问题一般可分为：①生物功能行为问题；②运动行为问题；③社会行为问题；④性格行为问题；⑤语言问题。男孩的行为问题常多于女孩，男孩多表现运动与社会行为问题；女孩多性格行为问题。多数儿童的行为问题可在发育过程中自行消失。

1. 屏气发作　表现为呼吸运动暂停的一种异常性格行为问题，多发于 6～18 个月婴幼儿，5 岁前会逐渐自然消失。这种婴儿性格多暴躁、任性、好发脾气。对此类儿童应加强家庭教养。

2. 吮拇指癖、咬指甲癖　3～4 个月后的婴儿常自吮手指尤其是拇指以安定自己。这种行为常发生在饥饿时和睡前，多随年龄增长而消失。但有时婴儿因心理上得不到满足，孤独时便吮拇指自娱，渐成习惯，直至年长时尚不能戒除。咬指甲癖的形成过程与吮拇指癖相似，也系情绪紧张、感情需求得不到满足而产生的不良行为，多见于学龄前期和学龄期儿童。

3. 遗尿症　正常幼儿在 2～3 岁时已能控制排尿，如在 5 岁后仍发生不随意排尿即为遗尿症，大多数发生在夜间熟睡时，称夜间遗尿症。遗尿症可分为原发性和继发性两类。

4. 儿童擦腿综合征　是儿童通过擦腿引起兴奋的一种运动行为障碍。在儿童中并不少见，女孩与幼儿更多见。发生擦腿综合征的儿童智力正常，发作时神志清醒，多在入睡前、醒后或玩耍时发作，可被分散注意力而终止。儿童擦腿综合征多随年龄增长而逐渐自行缓解。

5. 注意力缺陷多动障碍　为学龄儿童中常见的行为问题，主要表现为注意力不集中、多动、冲动行为，常伴有学习困难，但智能正常或接近正常。男孩发生率明显高于女孩，病因尚不肯定。

6. 孤独症谱系障碍　是以孤独症为代表的一组异质性疾病的总称。典型孤独症的主要表现为不同程度的社会交往障碍、语言障碍、兴趣狭窄及刻板行为方式。病因至今不明确，也没特效药物治疗，早期筛查，早期干预效果较好，主要采用综合性教育和行为训练，使孤独症症状得到不同程度的改善。

7. 睡眠障碍　儿童睡眠障碍是遗传、疾病、围生因素及儿童性格、家庭环境和教养方式等多因素作用的结果，对儿童神经心理和认知的影响明显，表现为注意缺陷、多动、记忆力下降、行为障碍、情绪问题等，包括睡眠失调、异态睡眠、病态睡眠 3 种类型。

8. 学习障碍　学习障碍属特殊发育障碍，是指在获得和运用听、说、读、写、计算、推理等特殊技能上有明显困难，并表现出相应的多种障碍综合征。

二、青春期常见行为问题

1. 青春期综合征　是青少年特有的生理失衡和由此引发的心理失衡病症。青春期生理与心理发育不同步，心理发育相对滞后，过度用脑和不良习惯是形成青春期综合征的重要原因，主要表现为脑神经功能失衡、性神经功能失衡、心理功能失衡。

2. 青春期焦虑症　是由一组情绪反应组成的综合征，患者以焦虑情绪反应为主要症状，同时伴有明显的自主神经系统功能紊乱。青春期是焦虑症的易发期，这个时期个体的发育加快，身心变化处于一个转折点。出现恐惧、紧张、羞涩、孤独、自卑和烦恼，伴发头晕、头痛、失眠、多梦、眩晕、乏力、口干、厌食、心慌、气促、神经过敏、情绪不稳、体重下降和焦虑不安等症状。

3. 青春期抑郁症　抑郁是指情绪低落、思维迟钝、动作和语言减少，伴有焦虑、躯体不适和睡眠障碍。情绪抑郁如果每周发生 3 次，每次持续至少 3h 或更长时间则被认为是持续性抑郁。青春期抑郁症的发病率为 $0.4\% \sim 8.3\%$，女性是男性的 $2 \sim 3$ 倍。主要表现：①自暴自弃：自责、自怨自艾；认为自己笨拙、愚蠢、丑陋和无价值。②多动：男性多见，表面淡漠，但内心孤独和空虚。有的则动、挑衅斗殴、逃学、破坏公物等方式发泄情感郁闷。③冷漠：整天心情不畅、郁郁寡欢，感觉周围的一切都是灰暗的。

三、其他

1. 网瘾　指上网者由于长时间、习惯性地沉浸在网络时空当中，对互联网产生强烈的依赖，达到了痴迷的程度而难以自我摆脱的行为状态和心理状态。判断基本标准：①行为和心理上的依赖感；②行为的自我约束和自我控制能力基本丧失；③工作和生活的正常秩序被打乱；④身心健康受到较严重的损害。

2. 物质滥用　指反复、大量地使用与医疗目的无关且有依赖性的一类有害物质，包括烟、酒、某些药物，如镇静药、镇痛药、鸦片类、大麻、可卡因、幻觉剂、有同化作用的激素类药物等。物质滥用造成青少年身心损伤已经成为全世界一大公害。预防青春期物质滥用的有效方法是加强青春期抵制滥用物质的宣传和教育，积极努力地对青少年进行心理疏导和精神帮助。

同步练习

一、选择题

1. 1 岁时头围、身高是（　　）。
　A. 头围 34cm，身高 50cm　　　　B. 头围 46cm，身高 75cm　　　　C. 头围 48cm，身高 85cm
　D. 头围 50cm，身高 105cm　　　E. 头围 35cm，身高 140cm

2. 小儿体重在 1～12 岁时每年增长约（　　）。
　A. 1kg　　　　　　　　　　　B. 2kg　　　　　　　　　　　C. 4kg
　D. 6kg　　　　　　　　　　　E. 8kg

3. 3 个月内小儿体重每月平均增长（　　）。
　A. 200～300g　　　　　　　　B. 300～400g　　　　　　　　C. 400～500g

D. 500～600g   E. 700～800g

4. 1岁内小儿体重前半年每月平均增长（ ）。

 A. 200～300g   B. 300～400g   C. 400～500g

 D. 500～600g   E. 600～700g

5. 出生时新生儿的身长、头围平均是（ ）。

 A. 身长46cm，头围32cm B. 身长50cm，头围34cm C. 身长40cm，头围30cm

 D. 身长42cm，头围31cm E. 身长50cm，头围32cm

6. 正常4个月小儿按体重公式计算，标准体重应是（ ）。

 A. 5.5kg   B. 5.6kg   C. 5.7kg

 D. 5.8kg   E. 6.0kg

7. 小儿生长发育的一般规律，不正确的是（ ）。

 A. 由下到上   B. 由近到远   C. 由粗到细

 D. 由低级到高级   E. 由简单到复杂

8. 小儿体格发育的两个高峰期是（ ）。

 A. 学龄期、青春期   B. 学龄前期、学龄期   C. 幼儿期、青春期

 D. 婴儿期、青春期   E. 新生儿期、学龄期

9. 恒牙骨化开始于（ ）。

 A. 新生儿   B. 1岁   C. 2岁

 D. 3岁   E. 4岁

10. 小儿语言发育三个阶段的顺序是（ ）。

 A. 发音、理解、表达   B. 理解、表达、发音   C. 表达、理解、发音

 D. 听觉、发音、理解   E. 模仿、表达、理解

二、问答题

1. 生长发育的规律有哪些特点？

2. 青春期的体格生长规律是什么？

3. 体格生长常用的指标有哪些？

4. 儿童行为问题有哪些？

参考答案

一、选择题

1. B 2. B 3. E 4. E 5. B 6. D 7. A 8. D

9. A 10. A

二、问答题

1. 答：①生长发育是连续的、有阶段性的过程：体重和身长在生长发育过程中有两个高峰，即生后的第1年以及青春期。

②各系统、器官生长发育不平衡。

③生长发育的个体差异：生长发育在一定范围内受遗传、环境的影响，存在着相当大的个体差异，每个人生长的"轨道"不会完全相同。

④生长发育的一般规律：由上到下、由近到远、由粗到细、由简单到复杂、由低级到高级。

2. 答：青春期的体格生长出现生后的第二个高峰，有明显的性别差异。男孩的身高增长高峰约晚于女孩2年，且每年身高的增长值大于女孩，因此最终的身高一般来说男孩比女孩高。一般男孩骨龄15岁、女孩骨龄13岁时，身高长度达最终身高的95%。青春期体重的增长与身高平行，同时内脏器官增长。

3. 答：一般常用的形态指标有体重、身高（长）、坐高（顶臀长）、头围、胸围、上臂围、皮下脂肪等。

4. 答：儿童的行为问题一般可分为：①生物功

能行为问题；②运动行为问题；③社会行为问题；④性格行为问题；⑤语言问题。男孩的行为问题常多于女孩，男孩多表现运动与社会行为问题；女孩多性格行为问题。多数儿童的行为问题可在发育过程中自行消失。

（刘小生）

第三章 儿童保健

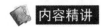 学习目的

1. **掌握** 儿童的预防接种。
2. **熟悉** 各年龄期儿童保健重点。

内容精讲

第一节 各年龄期儿童的保健重点

一、胎儿期及围生期

胎儿期保健主要通过对孕母的保健来实现：①预防遗传性疾病与先天畸形；②保证充足营养；③给予良好的生活环境，注意劳逸结合，减少精神负担和心理压力；④尽可能避免妊娠期合并症，预防流产、早产、异常产的发生；⑤预防产时感染，对高危新生儿应予以特殊监护和积极处理。

二、新生儿期

新生儿期，特别是生后1周内的新生儿发病率和死亡率极高，新生儿保健是儿童保健的重点，尤其是生后1周内新生儿的保健是重中之重。注意做好：出生时的护理以及新生儿居家保健。

三、婴儿期

保健包括：①应预防消化紊乱和营养不良；②应提倡纯母乳喂养至4～6个月；③部分母乳喂养或人工喂养婴儿则应选择配方奶粉；④4～6个月应开始逐渐添加辅食；⑤应按计划免疫程序完成基础免疫。

四、幼儿期

保健包括：①促进幼儿语言发育与大运动能力的发展；②应培养幼儿的独立生活能力，养成良好的生活习惯；③每3～6个月应进行一次体格检查，预防龋齿；④还应注意预防意外伤害。

五、学龄前期

保健包括：①应加强学龄前期儿童的教育，注意培养学习习惯、想象与思维能力，使之具有良好的心理素质；②每年应进行1～2次体格检查，预防近视、龋齿及缺铁性贫血；③预防意外伤害。

六、学龄期与青春期

保健包括：①提供良好的学习条件，培养良好的学习习惯，加强素质教育；②合理安排生活，供给充足营养；③加强体育锻炼，培养毅力和意志力；④预防屈光不正、龋齿、缺铁性贫血

等常见病，预防意外伤害；⑤进行法制教育和性教育。

第二节　儿童保健的具体措施

一、护理

①居室应阳光充足、通气良好；②衣着（尿布）应选择浅色、柔软的纯棉织物，宽松而少接缝。

二、营养

营养是保证儿童生长发育及健康的先决条件，家长必须学习相关知识。

三、计划免疫

计划免疫是根据儿童的免疫特点和传染病发生的情况制定的免疫程序，通过有计划地使用生物制品进行预防接种，以提高人群的免疫水平、达到控制和消灭传染病的目的。

基础免疫：按照我国卫健委的规定，婴儿必须在 1 岁内完成卡介苗、脊髓灰质炎三型混合疫苗、百日咳、白喉、破伤风类毒素混合制剂和麻疹减毒疫苗及乙型肝炎病毒疫苗的接种。儿童计划免疫程序见表 3-1。

★ 表 3-1　我国卫健委规定的儿童计划免疫程序

年龄	接种疫苗
出生	卡介苗、乙肝疫苗
1 个月	乙肝疫苗
2 个月	脊髓灰质炎三价混合疫苗
3 个月	脊髓灰质炎三价混合疫苗、百白破混合制剂
4 个月	脊髓灰质炎三价混合疫苗、百白破混合制剂
5 个月	百白破混合制剂
6 个月	乙肝疫苗
8 个月	麻疹疫苗
1.5～2 岁	百白破混合制剂复种
4 岁	脊髓灰质炎三价混合疫苗复种
6 岁	麻疹疫苗复种、百白破混合制剂复种

四、儿童心理卫生

1. 习惯的培养　从小培养儿童良好的睡眠习惯、进食习惯、排便习惯和卫生习惯。

2. 社会适应性的培养　从小培养儿童良好地适应社会的能力是促进儿童健康成长的重要内容之一。包括：①独立能力；②控制情绪的能力；③自觉、坚持、果断和自制的意志力；④良好的社交能力；⑤培养想象力和创造能力。

3. 父母和家庭对儿童心理健康的作用　父母应以鼓励的正面语言教育为主，对儿童的不良行为应及时说服抑制。同时提高自身的素质，言行一致，以身作则教育儿童。

五、定期健康检查

1. 新生儿访视　于新生儿出生 28 天内家访 3～4 次，高危儿应适当增加家访次数，主要由社区卫生服务中心的妇幼保健人员实施。如在访视中发现严重问题应立即转医院诊治。

2.儿童保健门诊 定期到固定的社区卫生服务中心（或街道医院、乡镇卫生院）儿童保健科进行健康检查。

六、体格锻炼

1.户外活动 一年四季均可进行户外活动。户外活动可增加儿童对冷空气的适应能力，提高机体免疫力，接受日光直接照射还能预防佝偻病。

2.皮肤锻炼 有婴儿皮肤按摩、温水浴、擦浴、淋浴等。

3.体育运动 包括婴儿被动操、婴儿主动操、幼儿体操、儿童体操、游戏、田径与球类。

七、预防儿童意外伤害

①窒息与异物吸入；②中毒；③外伤；④溺水与交通事故；同时教会孩子自救及求救。

同步练习

一、选择题

1. 测量小儿身长、头围时，读数应精确至（ ）cm。
   A.0.1　　　　　　　　　B.0.5　　　　　　　　　C.1.0
   D.1.5　　　　　　　　　E.2.0

2. 测量小儿身长时，读数应取（ ）。
   A.量床两侧读数的平均值　　　　　　　　　　B.量床两侧读数较大一侧的值
   C.量床两侧读数较小一侧的值　　　　　　　　D.使量床两侧的读数一致
   E.以上都不是

3. 下列（ ）项不是初次访视新生儿时的必查内容。
   A.脐部感染　　　　　　B.黄疸消退　　　　　　C.肝脾肿大
   D.体表外观畸形　　　　E.觅食、握持反射

4. 新生儿疾病筛查项目CH、PKU，指的是（ ）。
   A.先天性甲状腺功能减退症、半乳糖血症
   B.先天性甲状腺功能减退症、苯丙酮尿症
   C.半乳糖血症、苯丙酮尿症
   D.甲基丙二酸尿症、苯丙酮尿症
   E.枫糖尿症、半乳糖血症

二、问答题

1. 试述儿童各年龄期保健原则。
2. 儿童要进行的计划免疫有哪些？
3. 儿童体格锻炼有哪些方式？

参考答案

一、选择题
　　1.A　2.D　3.B　4.B

二、问答题
　　1.答：（1）胎儿期及围生期　胎儿期保健主要通过对孕母的保健来实现：①预防遗传性疾病与先天畸形；②保证充足营养；③给予良好的生活环境，注意劳逸结合，减少精神负担和心理压力；④尽可能避免妊娠期合并症，预防流产、早产、异常产的

发生；⑤预防产时感染，对高危新生儿应予以特殊监护和积极处理。

（2）新生儿期 新生儿期，特别是生后1周内的新生儿发病率和死亡率极高，新生儿保健是儿童保健的重点，尤其是生后1周内新生儿的保健是重中之重。注意做好出生时的护理以及新生儿居家保健。

（3）婴儿期 保健包括：①应预防消化紊乱和营养不良；②应提倡纯母乳喂养至4～6个月；③部分母乳喂养或人工喂养婴儿则应选择配方奶粉；④4～6个月应开始逐渐添加辅食；⑤应按计划免疫程序完成基础免疫。

（4）幼儿期 保健包括：①促进幼儿语言发育与大运动能力的发展；②应培养幼儿的独立生活能力，养成良好的生活习惯；③每3～6个月应进行一次体格检查，预防龋齿；④还应注意预防意外伤害。

（5）学龄前期 保健包括：①应加强学龄前期儿童的教育，注意培养学习习惯、想象与思维能力，使之具有良好的心理素质；②每年应进行1～2次体格检查，预防近视、龋齿及缺铁性贫血；③预防意外伤害。

（6）学龄期与青春期 保健包括：①应提供良好的学习条件，培养良好的学习习惯，加强素质教育；②合理安排生活，供给充足营养；③加强体育锻炼，培养毅力和意志力；④预防屈光不正、龋齿、缺铁性贫血等常见病，预防意外伤害；⑤进行法制教育和性教育。

2.答：我国卫健委规定的儿童计划免疫程序见下表。

年龄	接种疫苗
出生	卡介苗、乙肝疫苗
1个月	乙肝疫苗
2个月	脊髓灰质炎三价混合疫苗
3个月	脊髓灰质炎三价混合疫苗、百白破混合制剂
4个月	脊髓灰质炎三价混合疫苗、百白破混合制剂
5个月	百白破混合制剂
6个月	乙肝疫苗
8个月	麻疹疫苗
1.5～2岁	百白破混合制剂复种
4岁	脊髓灰质炎三价混合疫苗复种
6岁	麻疹疫苗复种、百白破混合制剂复种

3.答：体格锻炼的方式：①户外活动；②皮肤锻炼，包括婴儿皮肤按摩、温水浴、擦浴、淋浴等；③体育运动，包括婴儿被动操、婴儿主动操、幼儿体操、儿童体操、游戏、田径与球类。

（罗娟娟）

第四章　儿科疾病诊治原则

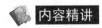

学习目的

1. **掌握** 小儿体液平衡的特点及液体疗法。
2. **熟悉** 儿科病史采集、体格检查及儿科疾病治疗原则。

内容精讲

第一节　儿科病史采集和体格检查

一、病史采集和记录

1. 一般内容 正确记录患儿的姓名、性别、年龄（注意新生儿、婴儿、1岁以上儿童的记录方法）、种族、父母或抚养人情况，病史叙述者与患儿的关系以及可靠程度。

2. 主诉 用病史提供者的语言概括主要症状、体征、时间。

3. 现病史 ①仔细询问主要症状，注意其特征；②有鉴别意义的症状，包括阴性症状、询问并记录；③病后小儿一般情况；④已做的检查及结果；⑤已进行的治疗（名称、剂量、服用方法、时间、效果等）。

4. 个人史 ①出生史：新生儿或小婴儿需详细了解围生期情况，孕母的情况、胎次、出生体重、足月否、生产方式，出生时有无窒息或产伤、Apgar评分等；②喂养史：母乳喂养/人工喂养/混合喂养（配置情况、喂哺次数及量、断奶时间等），添加辅食的时间、品种及数量，进食及大小便情况；年长儿记录挑食、偏食等习惯；③生长发育史：体格生长情况，年长儿需详细询问神经心理发育方面。

5. 既往史 ①既往患病史、传染病史、药物食物过敏史等；年长儿需行系统回顾记录；②预防接种史：重点询问常规接种疫苗。

6. 家族史 家族中的遗传性、过敏性或急慢性传染病患者及患儿接触情况；父母、同胞的健康情况（死亡者应了解原因和死亡年龄）。

7. 传染病接触史 疑为传染性疾病者，应详细了解可疑的接触史。

二、体格检查

(一)体格检查的注意事项

（1）与患儿建立良好关系，争取取得合作。询问时同时观察患儿精神状态、反应及智力情况。

（2）检查时应尽量让孩子与亲人在一起，顺应孩子体位，以增加安全感。

（3）体格检查时特别记住以下要点：安静时先检查心肺听诊、心率、呼吸次数和腹部触诊等易受哭闹影响的项目；容易观察的部位随时查；对患儿有刺激而患儿不易接受的部位或有疼痛的部位应放在最后检查（如口、咽等）。

（4）既要动作轻柔、全面仔细，又要注意保暖，不过多暴露。

（5）对急症或危重抢救病例，应先重点检查生命体征或与疾病有关的部位，病情稍稳定可再进行全面体检，也可边抢救边检查。

（6）注意手卫生，尽量采用一次性物品，听诊器和工作服勤消毒。

（二）检查方法

1. 一般状况　询问时观察小儿营养发育、神志、表情、反应、肤色、体位、行走姿势、语言能力等。

2. 一般测量　包括体温、呼吸、脉搏、血压、身长、体重、头围、胸围等。

（1）**体温**　可根据年龄和病情选用测温方法。①腋下测温法：36～37℃为正常；②口腔测温法：37℃为正常；③肛门内测温法：36.5～37.5℃为正常；④耳内测温法。

（2）**呼吸、脉搏**　应在安静时进行，各年龄组小儿呼吸、脉搏正常值见表 4-1。

表 4-1　各年龄组小儿呼吸、脉搏

年龄	呼吸/（次/分）	脉搏/（次/分）	呼吸：脉搏
新生儿	40～45	120～140	1：3
<1 岁	30～40	110～130	(1：3)～(1：4)
1～3 岁	25～30	100～120	(1：3)～(1：4)
4～7 岁	20～25	80～100	1：4
8～14 岁	18～20	70～90	1：4

（3）**血压**　注意袖带宽度（上臂长度的 1/2～2/3）。不同年龄血压的正常值可公式推算：收缩压(mmHg)＝80＋(年龄×2)；舒张压应该为收缩压的 2/3。mmHg 与 kPa 的换算公式：mmHg 测定值÷7.5＝kPa 值。

3. 皮肤和皮下组织　自然光线下仔细观察身体各部位皮肤颜色。

4. 淋巴结　包括淋巴结大小、数目、活动度、质地、有无粘连和（或）压痛等。正常人可触及单个、质软、黄豆大小淋巴结，活动、无压痛。

5. 头部

（1）**头颅**　头围、前囟、颅缝情况；小婴儿需观察枕秃、血肿、颅骨缺损等。

（2）**面部**　注意特殊面容、眼距增宽、鼻梁高低、双耳位置等。

（3）**眼、耳、鼻**　眼部（眼睑水肿、下垂、眼球突出、斜视、结膜充血、分泌物、角膜、瞳孔等）；耳（外耳道分泌物、局部红肿、外耳牵拉痛、骨膜等）；鼻（鼻翼扇动、鼻腔分泌物、通气情况等）。

（4）**口腔**　注意检查口唇色泽、口腔黏膜、牙龈、腮腺导管、牙齿、舌质、舌苔等。咽部检查最后进行。

6. 颈部　颈部有无斜颈、短颈或颈蹼等畸形；颈椎活动；甲状腺有无肿大，气管位置；颈静脉充盈及搏动情况等。

7. 胸部

（1）**胸廓**　注意有无胸廓畸形；胸廓两侧是否对称、心前区有无隆起。触诊有无肋间隙饱满、凹陷、增宽、肋骨串珠等。

（2）**肺**　视诊观察呼吸频率和节律，有无呼吸困难和呼吸深浅改变；触诊在年幼儿可利用啼哭或说话时进行。叩诊反响比成人轻，故叩诊时用力要轻或用直接叩诊法；听诊时正常小儿呼吸音较成人响，呈支气管肺泡呼吸音，注意听腋下、肩胛间区及肩胛下区有无异常。

（3）心　视诊心前区是否隆起，心尖搏动强弱和搏动范围，正常小儿搏动范围在 $2\sim3cm^2$ 之内。触诊检查心尖搏动的位置及有无震颤。通过叩心界可估计心脏大小，3 岁以内婴幼儿一般只叩心脏左右界。各年龄小儿心界见表 4-2。小儿心脏听诊应在安静环境下进行，听诊器胸件要小。

表 4-2　各年龄小儿心界

年龄	左界	右界
＜1 岁	左乳线外 1～2cm	沿右胸骨旁线
1～4 岁	左乳线外 1cm	右胸骨旁线与右胸骨线之间
5～12 岁	左乳线上或乳线内 0.5～1cm	接近右胸骨线
＞12 岁	左乳线内 0.5～1cm	右胸骨线

8. 腹部　视诊观察有无肠型或肠蠕动波，新生儿应注意脐部有无分泌物、出血、炎症，脐疝大小。触诊检查有无压痛主要观察小儿表情反应，不能完全依靠小儿回答。正常婴幼儿肝脏可在肋缘下扪及 1～2cm，柔软无压痛，6～7 岁后在肋下不可触及。叩诊检查内容与成人相同，可采用直接或间接叩诊法。腹部听诊有时可闻及肠鸣音亢进。

9. 脊柱和四肢　注意有无畸形、躯干与四肢比例和佝偻病体征。

10. 会阴、肛门和外生殖器　观察有无畸形（无肛、尿道下裂、两性畸形）、肛裂；女孩有无阴道分泌物、畸形；男孩有无隐睾、包皮过长、过紧、鞘膜积液和腹股沟疝等。

11. 神经系统

（1）一般检查　观察小儿神志、精神状态、面部表情、反应灵敏度、动作语言能力、有无异常行为等。

（2）神经反射　新生儿期特有的原始反射，如吸吮反射、拥抱反射、握持反射是否存在；新生儿和小婴儿期提睾反射、腹壁反射较弱或不能引出。2 岁以下的小儿 Babinski 征可呈阳性，但只一侧阳性，则有临床意义。

（3）脑膜刺激征　如颈部有无抵抗、Kernig 征和 Brudzinski 征是否阳性，检查方法同成人。正常小婴儿生后头几个月 Kernig 征和 Brudzinski 征也可阳性。

(三)体格检查记录方法

体格检查项目虽然在检查时无一定顺序，但结果记录应按上述顺序书写。不仅阳性体征应记录，重要的阴性体征结果也要记录。

第二节　儿科疾病治疗原则

一、护理的原则

在疾病治疗过程中，儿科护理极为重要，护理的原则为：①细致的临床观察；②合理的病室安排；③规律的病房生活；④预防医源性疾病等。

二、饮食治疗原则

母乳是婴儿最佳食品，疾病发生时不应中断。具体参见第五章"营养和营养障碍疾病"，母乳以外的食品有：

1. 乳品　①各种婴儿或早产儿配方奶；②脱脂奶；③酸奶；④豆奶；⑤无乳糖奶粉；⑥低苯丙氨酸奶粉；⑦氨基酸配方奶或深度水解奶。

2. 一般膳食　①普通饮食；②软食；③半流质饮食；④流质饮食。

3. 特殊膳食　①少渣饮食；②无盐及少盐饮食；③贫血饮食；④高蛋白膳食；⑤低脂肪饮食；⑥低蛋白饮食；⑦低热能饮食；⑧代谢病专用饮食。

4. 检查前饮食　在进行某些化验检查前对饮食有特别的要求，如潜血膳食、胆囊造影膳食、干膳食等。

5. 禁食　因消化道出血或术后等原因不能进食小儿，应注意静脉供给热量并注意水、电解质平衡。

6. 肠内营养支持　指经口或以管饲方法将特殊的配方直接注入胃、十二指肠或空肠。

7. 肠外营养支持　用于经口进食或肠内营养不能提供足够营养的患儿，其目的是预防和纠正营养不良、维持正常的生长发育，是维持生命的重要措施。分为全肠道外营养和部分肠道外营养。

三、药物治疗原则

(一)儿科药物治疗的特点

(1) 药物在组织内的分布因年龄而异。

(2) 小儿对药物的反应因年龄而异。

(3) 肝脏解毒功能不足。

(4) 肾脏排泄功能不足。

(5) 先天遗传因素。

(二)药物选择

1. 抗生素　儿科工作者既要掌握抗生素的药理作用和用药指征，更要重视其毒副作用。

2. 肾上腺皮质激素　短疗程常用于过敏性疾病、重症感染性疾病等；长疗程则用于治疗肾病综合征、血液病、自身免疫性疾病等。哮喘、某些皮肤病则提倡局部用药。使用过程中需重视其副作用：①短期大量使用掩盖病情；②较长期使用抑制骨骼生长，产生库欣综合征；③长期使用可至肾上腺皮质萎缩，降低免疫力；④水痘患儿禁用糖皮质激素。

3. 退热药　一般使用对乙酰氨基酚和布洛芬，剂量不宜过大，可反复使用。婴儿不宜使用阿司匹林，以免发生 Reye 综合征。

4. 镇静止惊药　在患儿高热、烦躁不安等情况下可考虑给予，可用苯巴比妥、水合氯醛、地西泮等。

5. 镇咳止喘药　婴幼儿一般不用镇咳药，多用祛痰药口服或雾化吸入。

6. 止泻药与泻药　腹泻患儿慎用止泻药，除口服补液疗法防止脱水外，可适当使用保护肠黏膜或辅以微生态调节剂。小儿便秘一般不用泻药，多采用调整饮食或松软大便的通便法。

7. 乳母用药　阿托品、苯巴比妥、水杨酸盐、抗心律失常药、抗癫痫药、抗凝血药等可经母乳影响哺乳婴儿，应慎用。

8. 新生儿、早产儿用药　如磺胺、维生素 K_3、氯霉素等药物，应慎重。

(三)给药方法

1. 口服法　最常用给药方法。小婴儿喂药时最好将小儿抱起或头略抬高。病情需要时可采取鼻饲给药。

2. 注射法　肌内注射次数过多可造成臀肌挛缩，故非病情必需不宜采用。静脉推注多在抢救时应用；静脉滴注应根据年龄大小、病情严重程度控制滴速。

3. 外用药 要防止小儿用手抓摸药物，误入眼、口引起意外。

4. 其他方法 肺表面活性剂采用气管内给药。雾化吸入常用，灌肠法少用，年长儿可采用含剂、漱剂。

(四)药物剂量计算

1. 按体重计算 最常用、最基本，计算方法：每日(次)剂量＝患儿体重(kg)×每日(次)每千克体重所需药量。年长儿按体重计算如已超过成人量，则以成人量为上限。

2. 按体表面积计算 更为准确。小儿体表面积计算公式为：体重≤30kg，小儿的体表面积(m²)＝体重(kg)×0.035＋0.1；体重＞30kg，小儿体表面积(m²)＝[体重(kg)－30]×0.02＋1.05。

3. 按年龄计算 用于不需十分精确的药物，如营养类药物等可按年龄计算。

4. 从成人剂量折算 小儿剂量＝成人剂量×小儿体重(kg)/50，不常用。

四、心理治疗原则

儿童心理治疗是指根据传统的和现代的心理分析与治疗理论而建立的系统治疗儿童精神问题的方法。可分为个体心理治疗、群体治疗和家庭治疗等。随着医学模式的转变，对小儿的心理治疗应该贯穿于疾病的诊治过程中。常用的心理治疗包括支持治疗、行为治疗、疏泄法等。

五、伦理学原则

病人应当享有治疗权、知情权、不受伤害权、自主权和隐私权，保护和实现这些权利是医学道德和伦理学基本要求。包括：①自主原则与知情同意；②体检的伦理学问题。

第三节　小儿液体平衡的特点和液体疗法

一、小儿液体平衡的特点

(一)体液的总量与分布

体液的总量分布于血浆、组织间质及细胞内，前两者合称为细胞外液。年龄越小，体液总量相对越多。在新生儿早期，常有体液迅速丢失，即所谓的生理性体重下降。

(二)体液的电解质组成

细胞内液和细胞外液的电解质组成有显著的差别。正常血浆阳离子主要为 Na^+，对维持细胞外液的渗透压起主导作用。血浆主要阴离子为 Cl^-、HCO_3^- 和蛋白质。细胞内液阳离子以 K^+ 为主，阴离子以蛋白质、HCO_3^-、HPO_4^{2-} 和 Cl^- 等离子为主。组织间液的电解质组成除 Ca^{2+} 含量较血浆低一半外，其余电解质组成和血浆相同。

(三)小儿水的代谢特点

1. 水的生理需要量 不同年龄小儿每日所需水量见表4-3。

表4-3　小儿每日水的需要量

年龄	需水量/（ml/kg）
＜1 岁	120～160
1～3 岁	100～140

年龄	需水量/（ml/kg）
4～9 岁	70～110
10～14 岁	50～90

2.水的排出　分为显性失水和不显性失水。小婴儿尤其是新生儿和早产儿要特别重视不显性失水量，小儿不同年龄的不显性失水量见表 4-4。

表 4-4　不同年龄儿童的不显性失水量

不同年龄或体重	不显性失水量/［ml/(kg·d)］
早产儿或足月新生儿	
750～1000g	82
1001～1250g	56
1251～1500g	46
>1500g	26
婴儿	19～24
幼儿	14～17
儿童	12～14

小儿排泄水的速度较成人快，年龄越小，出入量相对越多。婴儿对缺水的耐受力差，如进水不足同时又有水分继续丢失时将比成人更易脱水。

3.水平衡的调节　小儿的体液调节功能相对不成熟，当入水量不足或失水量增加时易出现代谢产物滞留和高渗性脱水。新生儿摄入水量过多易致水肿和低钠血症。年龄越小越容易发生高钠血症和酸中毒。

二、水与电解质平衡失调

(一)脱水

脱水是指水分摄入不足或丢失过多所引起的体液总量尤其是细胞外液量的减少，伴有钠、钾和其他电解质的丢失。

1.脱水的程度　常以丢失液体量占体重的百分比来表示，常将脱水分为三度，见表 4-5。

表 4-5　脱水的症状和体征

症状和体征	轻度（体重的 3%～5%）	中度（体重的 5%～10%）	重度（>体重的 10%）
心率增快	无	有	有
脉搏	可触及	可触及（减弱）	明显减弱
血压	正常	直立性低血压	低血压
皮肤灌注	正常	正常	减少，出现花纹
皮肤弹性	正常	轻度降低	降低
前囟	正常	轻度凹陷	凹陷
黏膜	湿润	干燥	非常干燥
眼泪	有	有或无	无

续表

症状和体征	轻度（体重的 3%～5%）	中度（体重的 5%～10%）	重度（＞体重的 10%）
呼吸	正常	深，也可快	深和快
尿量	正常	少尿	无尿或严重少尿

(1) 轻度脱水　表示有 3%～5% 体重或相当于 30～50ml/kg 体液丢失。

(2) 中度脱水　表示有 5%～10% 体重减少或相当于体液丢失 50～100ml/kg。

(3) 重度脱水　表示有 10% 以上体重减少或相当于体液丢失 100～120ml/kg。

2. 脱水的性质　常常反映了水和电解质的相对丢失量，临床常根据血清钠及血浆渗透压水平进行分类。低渗性脱水时 Na^+＜130mmol/L；等渗性脱水时 Na^+ 在 130～150mmol/L；高渗性脱水时 Na^+＞150mmol/L。临床上等渗性脱水最为常见，其次为低渗性脱水，高渗性脱水少见。

3. 临床表现　等渗性脱水，细胞内外无渗透压梯度，细胞容量保持原状，临床表现视脱水的轻重而异，很大程度上取决于细胞外液的丢失量。应注意在严重营养不良儿往往对脱水程度估计过重。眼窝凹陷常被家长发现，其恢复往往是补液后最早改善的体征之一。低渗性脱水时水从细胞外进入细胞内，细胞外液的减少程度相对较其他两种脱水明显，故临床表现多较严重，初期可无口渴症状，除一般脱水症状外，多由四肢厥冷、皮肤花斑、血压下降、尿量减少等休克症状。在高渗性脱水，水从细胞内转移至细胞外，使细胞外液减少并不严重，故循环衰竭和肾小球滤过率减少都较其他两种脱水轻。患儿常有剧烈口渴、高热、烦躁不安、肌张力增高等表现，甚至发生惊厥。如脱水加重，终将出现氮质血症。

(二) 钾代谢异常

正常血清钾维持在 3.5～5.0mmol/L。

1. 低钾血症　当血清钾浓度＜3.5mmol/L 时称为低钾血症。

(1) 病因　①钾的摄入量不足；②由消化道丢失过多；③肾脏排出过多；④钾在体内分布异常；⑤各种原因的碱中毒。

(2) 临床表现　血清钾低于 3mmol/L 时即出现症状。包括：①神经、肌肉：神经肌肉兴奋性降低，如肌肉软弱无力，重者出现呼吸肌麻痹或麻痹性肠梗阻、胃扩张；膝反射、腹壁反射减弱或消失；②心血管：出现心律失常、心肌收缩力降低、血压降低、甚至发生心力衰竭；心电图表现为 T 波低宽、出现 U 波、QT 间期延长，T 波倒置以及 ST 段下降等；③肾损害：低钾使肾脏浓缩功能下降，出现多尿，重者有碱中毒症状。长期低钾可致肾单位硬化、间质纤维化、生长激素分泌减少。

(3) 治疗　主要为补钾。一般每天可给钾 3mmol/kg，严重低钾者可给 4～6mmol/kg。补钾常以静脉输入，口服缓慢补钾更安全。应见尿补钾。一般补钾输注速度应小于每小时 0.3mmol/kg，浓度＜40mmol/L（0.3%）。补钾时注意监测心电监护，评估血钾水平。

2. 高钾血症　血清钾浓度≥5.5mmol/L 时称为高钾血症。

(1) 病因　常见病因：①肾脏病变使排钾减少；②休克、重度溶血及严重挤压伤等使钾分布异常；③输入含钾溶液速度过快或浓度过高等。

(2) 临床表现　①心电图异常与心律失常：高钾血症时心率减慢而不规则，可出现室性期前收缩和心室颤动，甚至心搏停止。心电图可出现高耸的 T 波、P 波消失或 QRS 波群增宽、心室颤动及心脏停搏等。②神经、肌肉症状：精神萎靡，嗜睡，手足感觉异常，腱反射减弱或消失，严重者出现弛缓性瘫痪、尿潴留甚至呼吸麻痹。

(3) 治疗　高钾时停止所有补钾和其他隐性的钾来源（抗生素、肠外营养等），当血清钾＞

6～6.5mmol/L 时，必须检测心电图评估心律失常情况；高血钾治疗的两个基本目标：①防止致死性心律失常；②去除体内过多的钾。快速降低血钾的措施包括：快速静脉应用 5% 碳酸氢钠 3～5mmol/kg；葡萄糖加胰岛素（0.5～1g 葡萄糖/kg，每 3～4g 葡萄糖加 1U 胰岛素），促使钾进入细胞内，使血清钾降低；β_2 肾上腺素能激动剂如沙丁胺醇 5μg/kg，经 15min 静脉应用或以 2.5～5mg 雾化吸入常能有效地降低血钾，并能持续 2～4h；10% 葡萄糖酸钙 0.5ml/kg 在数分钟内缓慢静脉应用，可对抗高钾的心脏毒性作用，但同时必须监测心电图；其他清除钾的措施包括：采用离子交换树脂、血液透析或腹膜透析、连续血液净化等；对于假性醛固酮增多症，应用氢氯噻嗪常有效。

(三)酸碱平衡紊乱

常见的酸碱失衡为单纯型（呼吸性酸中毒、呼吸性碱中毒、代谢性酸中毒、代谢性碱中毒），有时亦出现混合型。

1.代谢性酸中毒 所有代谢性酸中毒都有下列两种可能之一：①细胞外液酸的产生过多；②细胞外液碳酸氢盐的丢失。

代谢性酸中毒的治疗：①积极治疗缺氧、组织低灌注、腹泻等原发病；②采用碳酸氢钠或乳酸钠等碱性药物增加碱储备、中和［H^+］。当血气分析的 pH 值<7.30 时用碱性药物。所需补充的碱性溶液 mmol 数=剩余碱(BE)负值×0.3×体重(kg)，所需 5% 碳酸氢钠量(ml)=(−BE)× 0.5×体重(kg)。一般将碳酸氢钠稀释成 1.4% 的溶液输入；先给以计算量的 1/2，复查血气后调整剂量。纠酸后应注意补钾、补钙。

2.阴离子间隙 阴离子间隙=［Na^+］−(［Cl^-］+［HCO_3^-］)，正常为 12mmol/L（范围 8～16mmol/L）。增高见于代谢性酸中毒伴有常规不测定的阴离子如乳酸、酮体等增加。阴离子间隙降低在临床较少见。

3.代谢性碱中毒 原发因素是细胞外液强碱或碳酸氢盐的增加。主要原因有：①多度的氢离子丢失；②摄入或输入过多的碳酸氢盐；③由于血钾降低，肾脏碳酸氢盐重吸收增加，原发性醛固酮增多症、库欣综合征等；④代偿导致代谢性碱中毒；⑤细胞外液减少或肾小管 HCO_3^- 重吸收增加。临床上常同时存在低血钾和低血容量时，除非予以纠正，碱中毒常较难治疗。代谢性碱中毒无特殊性临床表现。

代谢性碱中毒的治疗包括：①去除病因；②停用碱性药物，纠正水、电解质平衡失调；③静脉滴注生理盐水；④重症者给以氯化铵静脉滴注；⑤碱中毒时如同时存在低钠、低钾和低氯血症常阻碍其纠正，必须同时纠正这些离子紊乱。

4.呼吸性酸中毒 是原发于呼吸系统紊乱，引起肺泡 $PaCO_2$ 增加所致，包括呼吸系统本身疾病、胸部疾病所致呼吸受限、神经-肌肉疾病、中枢神经系统疾病、麻醉药中毒或呼吸机使用不当等。在血 $PaCO_2$<60mmHg 时常可代偿使 pH 维持正常。呼吸性酸中毒时常伴低氧血症和呼吸困难，高碳酸血症可引起血管扩张，颅内出血增加，致头痛及颅内高压，严重高碳酸血症可出现中枢抑制，血 pH 降低。其治疗主要应针对原发病，必要是应用人工辅助通气。

5.呼吸性碱中毒 其原发病因可为心理因素所致的呼吸过度、机械通气时每分通气量太大，也可见于水杨酸中毒所致的呼吸中枢过度刺激、对 CO_2 的敏感性太高导致的呼吸增加。急性低碳酸血症可使神经-肌肉兴奋性增加和因低钙所致的肢体感觉异常。其治疗主要针对原发病。

6.混合性酸碱平衡紊乱 当有两种或以上的酸碱紊乱分别同时作用于呼吸或代谢系统称为混合性酸碱平衡紊乱。当代偿能力在预计范围之外时，就应考虑存在混合性酸碱平衡紊乱。其治疗包括：①积极治疗原发病；②对高阴离子间隙性代谢性酸中毒，以纠正缺氧、控制感染和改善循环为主。碱性药物应在保证通气前提下使用。pH 值明显低下时应立即用碱性药物。

7.临床酸碱平衡状态的评估　临床上酸碱平衡状态常通过血 pH、$PaCO_2$ 及 HCO_3^- 三项指标来评估。在临床判断时，首先应确定是酸中毒还是碱中毒；其次是引起的原发因素是代谢性还是呼吸性；第三，如是代谢性酸中毒，其阴离子间隙是高还是低；第四，分析呼吸或代谢代偿是否充分。酸碱紊乱的分析方法见表 4-6。

表 4-6　酸碱紊乱的分析方法

动脉血气测定			
酸中毒（pH<7.40）		碱中毒（pH>7.40）	
↓[HCO_3^-]	↑$PaCO_2$	↑[HCO_3^-]	↓$PaCO_2$
代谢性酸中毒	呼吸性酸中毒	代谢性碱中毒	呼吸性碱中毒
↓$PaCO_2$ 代偿	↑[HCO_3^-]代偿	↑$PaCO_2$ 代偿	↓[HCO_3^-]代偿
呼吸代偿	肾脏代偿	呼吸代偿	肾脏代偿
临床举例：酮症酸中毒；乳酸中毒；腹泻、肠液丢失；肾小管性酸中毒等	临床举例：中枢呼吸抑制；神经-肌肉疾病；肺实质性疾病等	临床举例：呕吐引起 H^+、Cl^- 丢失；外源性 HCO_3^- 摄入或输入过多	临床举例：由于精神因素或药物（如水杨酸）中毒所致的呼吸增快等
代偿效果：每↓$PaCO_2$ 1.2mmHg 可代偿 1mmol/L[HCO_3^-]↓	代偿效果：每↑[HCO_3^-] 3.5mmol/L 可代偿 10mmHg 的 $PaCO_2$ ↑	代偿效果：每↑$PaCO_2$ 0.7mmHg 可代偿 1mmol/L 的[HCO_3^-]↑	代偿效果：每↓[HCO_3^-] 5mmol/L 可代偿 10mmHg 的 $PaCO_2$ ↑

三、液体疗法时常用补液溶液

常用液体包括非电解质和电解质溶液。其中非电解质溶液常用 5% 或 10% 葡萄糖液，属无张力溶液。电解质溶液包括氯化钠、氯化钾、乳酸钠、碳酸氢钠和氯化铵等，以及它们的不同配制液，详见表 4-7。

表 4-7　常用溶液成分

溶液	每 100ml 含溶质或液量	Na^+/mmol/L	渗透压或相对于血浆的张力
血浆		142	300mOsm/L
①0.9%氯化钠	0.9g	154	等张
②5% 或 10% 葡萄糖	5g 或 10g		
③5%碳酸氢钠	5g	595	3.5 张
④1.4%碳酸氢钠	1.4g	167	等张
⑤11.2%乳酸钠	11.2g	1000	6 张
⑥1.87%乳酸钠	1.87g	167	等张
1:1 含钠液	①50ml，②50ml	77	1/2 张
1:2 含钠液	①35ml，②65ml	54	1/3 张
1:4 含钠液	①20ml，②80ml	30	1/5 张
2:1 等张含钠液	①65ml，④或⑥35ml	158	等张
2:3:1 含钠液	①33ml，②50ml，④或⑥17ml	79	1/2 张
4:3:2 含钠液	①45ml，②33ml，④或⑥22ml	106	1/3 张

[附]　口服补液盐（oral rehydration salts，ORS）

ORS 是世界卫生组织推荐用以治疗急性腹泻合并脱水的一种溶液，目前有多种 ORS 配方。

WHO 2002 年推荐的低渗透压口服补液盐配方有效，更为安全。可用 NaCl 2.6g，柠檬酸钠 2.9g，氯化钾 1.5g，葡萄糖 13.5g，加水到 1000ml 配成，总渗透压为 245mOsm/L。具体用法：轻度脱水 50ml/kg、中度脱水 100ml/kg，在 4h 内用完；继续补充量根据腹泻的继续丢失量而定，一般每次大便后给 10ml/kg。用于补充继续损失量和生理需要量时，需适当稀释。

四、液体疗法

液体疗法是儿科医学的重要组成部分，其目的是维持和恢复正常的液体容量和成分，包括补充生理需要量、累积损失量及继续丢失量。

(一)补充生理需要量

生理需要量直接与代谢率相关，正常生理需要量的估计可按能量需求计算，一般按每代谢 100kcal 能量需 100～150ml 水，年龄越小需水量越多。生理需要量应尽量口服，注意补钾，可参考简易计算表计算（见表 4-8。）

表 4-8　生理需要量四种计算方法

体表面积法：	
1500ml/BSA（m²）/d	
100/50/20 法：	液体量
体重（kg）	
0～10	100ml/（kg·d）
11～20	1000ml＋超过 10kg 体重数×50ml/（kg·d）
>20	1500ml＋超过 20kg 体重数×20ml/（kg·d）
4/2/1 法：	
体重（kg）	液体量
0～10	4ml/（kg·h）
11～20	40ml/h＋超过 10kg 体重数×2ml/h
>20	60ml/h＋超过 20kg 体重数×1ml/h
不显性失水＋测量损失法：	
400～600ml/（m²·d）＋尿量（ml）	
＋其他测得的损失量（ml）	

(二)补充累积损失量

轻度脱水约 30～50ml/kg；中度为 50～100ml/kg；重度为 100～120ml/kg。低渗性脱水补 2/3 张含钠液；等渗性脱水补 1/2 张含钠液；高渗性脱水补 1/3～1/5 张含钠液。若临床上判断脱水性质有困难，可先按等渗性脱水处理。补液的速度取决于脱水程度，原则上应先快后慢。对伴有循环不良和休克的重度脱水患儿，开始应快速输入等渗含钠液（生理盐水或 2∶1 液）按 20ml/kg 于 30min～1h 输入。其余累积损失量补充常在 8～12h 内完成。在循环改善出现排尿后应及时补钾。

(三)补充继续丢失量

此种丢失量依原发病而异，且每日可有变化，对此必须进行评估。

同步练习

一、选择题

1. 测量小儿血压时，袖带宽度应为（　　　）。

　A. 上臂长度的 4/5 　　　　B. 上臂长度的 2/3 　　　　C. 上臂长度的 1/2

　D. 上臂长度的 1/3 　　　　E. 上臂长度的 1/4

2. 绝大多数正常 3 岁儿童的肝脏为（　　　）。

　A. 肋下 0.5cm 内 　　　　B. 肋下 1cm 内 　　　　C. 肋下 1.5cm 内

　D. 肋下 2cm 内 　　　　E. 不能扪及

3. 用腋表测量体温，低热的标准是（　　　）。

　A. 36.5～37.0℃ 　　　　B. 37.1～37.4℃ 　　　　C. 37.5～38.0℃

　D. 38.1～39.0℃ 　　　　E. 39.1～40.0℃

4. 小儿，女，体重 9kg，身高 75cm，头围 46cm，此小儿的年龄是（　　　）。

　A. 10 月 　　　　B. 1 岁 　　　　C. 2 岁

　D. 2 岁半 　　　　E. 3 岁

5. 5 岁小儿的正常呼吸、心率、血压是（　　　）。

　A. 呼吸 25 次/分，心率 92 次/分，血压 90/60mmHg

　B. 呼吸 45 次/分，心率 94 次/分，血压 80/50mmHg

　C. 呼吸 35 次/分，心率 120 次/分，血压 70/50mmHg

　D. 呼吸 22 次/分，心率 80 次/分，血压 100/70mmHg

　E. 呼吸 19 次/分，心率 76 次/分，血压 110/75mmHg

6. 小儿腹泻合并脱水，在未能明确脱水性质时，一般可补给下列哪种混合液？（　　　）

　A. 等张含钠液 　　　　B. 2/3 张含钠液 　　　　C. 1/2 张含钠液

　D. 1/3 张含钠液 　　　　E. 1/5 张含钠液

7. 婴幼儿腹泻轻型和重型最主要的鉴别点是（　　　）。

　A. 体温 　　　　B. 病因 　　　　C. 有无呕吐

　D. 大便性状 　　　　E. 有无脱水及电解质紊乱

8. 下列哪项不是低钾血症的主要临床表现？（　　　）

　A. 心音低钝 　　　　B. 腹胀、肠鸣音减弱

　C. 腱反射迟钝或消失 　　　　D. ECG 示 ST 段降低、T 波低平

　E. ECG 示 T 波高尖

9. 11 月女婴，腹泻 3 天，精神萎靡、皮肤弹性差，四肢微凉，尿量明显减少，测得 HCO_3^- 12mmol/L，血钠 136mmol/L，第 1 天输液应选用下列哪种混合液（按生理盐水∶5% 或 10% 葡萄糖∶1.4% 碳酸氢钠配置)？（　　　）

　A. 2∶2∶1 液 　　　　B. 2∶3∶1 液 　　　　C. 2∶6∶1 液

　D. 3∶3∶1 液 　　　　E. 4∶3∶2 液

10. 口服补液盐的张力相当于（　　　）。

　A. 1/5 张 　　　　B. 1/4 张 　　　　C. 1/3 张

　D. 2/3 张 　　　　E. 3/4 张

二、问答题

1. 什么是低钾血症？低钾血症的表现有哪些？

2.试述低钾血症的治疗原则。

三、病例分析题

患儿，男，1岁5月，因呕吐、腹泻3天入院，尿量明显减少，查体：呼吸38次/分，脉搏120次/分，烦躁不安，皮肤弹性较差，口唇黏膜干燥，四肢稍凉。双肺呼吸音粗，未及明显干湿性啰音，心音有力，律齐，腹软平坦，肠鸣音活跃。电解质：血钠136mmol/L，血钾2.8mmol/L。

1.该患儿的主要诊断有哪些？脱水的程度及性质怎样？

2.针对该病例，纠正电解质紊乱的主要处理方法是什么？

参考答案

一、选择题

1.B　2.E　3.C　4.B　5.A　6.C　7.E　8.E
9.B　10.D

二、问答题

1.当血清钾浓度<3.5mmol/L时称为低钾血症。低钾血症时的表现主要有：①神经、肌肉：神经肌肉兴奋性降低，如肌肉软弱无力，重者出现呼吸肌麻痹或麻痹性肠梗阻、胃扩张、膝反射、腹壁反射减弱或消失；②心血管：出现心律失常、心肌收缩力降低、血压降低、甚至发生心力衰竭；心电图表现为T波低宽、出现U波、QT间期延长、T波倒置以及ST段下降等；③肾损害：低钾使肾脏浓缩功能下降，出现多尿，重者有碱中毒症状。长期低钾可致肾单位硬化、间质纤维化、生长激素分泌减少。

2.主要为补钾。一般每天可给钾3mmol/kg，严重低钾者可给4～6mmol/kg。补钾常以静脉输入，口服缓慢补钾更安全。注意见尿补钾。一般补钾输注速度应小于每小时0.3mmol/kg，浓度<40mmol/L（0.3%）。补钾时注意监测心电监护，评估血钾水平。当低钾伴有碱中毒时，常伴有低氯，故采用氯化钾补充是最佳策略。

三、病例分析题

1.答：诊断：①急性腹泻病；②中度脱水；③低钾血症。脱水程度系中度脱水，等渗性。

2.①积极治疗原发病；②补钾：每天可给钾3mmol/kg，严重者可给4～6mmol/kg，以静脉输入为主，患儿情况许可，口服补钾更安全；③补钾速度应低于每小时0.3mmol/kg；④治疗期间密切观察临床症状、体征，监测血清钾，有条件可进行心电监护，随时调整输入含钾溶液的浓度和速度；⑤严重脱水时，首先扩容，见尿后方可补钾。

（洪虹）

第五章　营养和营养障碍疾病

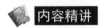 学习目的

1.掌握　辅助食品引入的原则；蛋白质-能量营养不良的临床表现、诊断及治疗；维生素 A 缺乏症的临床表现及治疗；营养性维生素 D 缺乏性佝偻病的临床表现及治疗。

2.熟悉　儿童能量代谢，营养素参考摄入量；人乳的优点；蛋白质-能量营养不良的病因；儿童单纯性肥胖的临床表现及诊断；营养性维生素 D 缺乏性佝偻病的病因及预防；维生素 D 缺乏性手足搐搦症的临床表现及治疗；锌、碘缺乏的临床表现及治疗。

内容精讲

第一节　儿童营养基础

一、营养素参考摄入量

包括 4 项内容：

（1）平均需要量（EAR）　是某一特定性别、年龄及生理状况群体中对某营养素需要量的平均值，摄入量达到 EAR 水平时可以满足群体中 50％个体的需要。

（2）推荐摄入量（RNI）　可以满足某一特定性别、年龄及生理状况群体中绝大多数（97％～98％）个体对某种营养素的需要。

（3）适宜摄入量（AI）　是通过观察或实验获得的健康人群某种营养素的摄入量。

（4）可耐受最高摄入量（UL）　是平均每日可以摄入该营养素的最高量。

二、儿童能量代谢

（1）基础代谢　小儿的基础代谢的能量需要量较成人高，随年龄增长逐渐减少。

（2）食物特殊动力作用　蛋白质、脂肪和碳水化合物，可分别使代谢增加 30％、4％和 6％。婴儿此项能量所需占总能量 7％～8％。

（3）活动所需　与身体大小、活动强度、活动持续时间、活动类型有关。当能量摄入不足时，儿童首先表现为活动减少。

（4）排泄消耗　正常情况下未经消化吸收的食物的损失约占总能量的 10％，腹泻时增加。

（5）生长所需　组织生长合成消耗能量为儿童特有，生长所需能量与生长速度成正比。

三、宏量营养素

（1）蛋白质　构成人体蛋白质的氨基酸有 20 种，其中 9 种是必需氨基酸。蛋白质的主要功能是构成机体组织和器官的重要组成部分，其次是供能，占总能量的 8％～15％。

（2）脂类　包括甘油三酯和类脂，是机体的第二供能营养素。

（3）糖类　为供能的主要来源。2 岁以上儿童膳食中，糖类所产生的能量应占总能量的

55%～65%。

四、微量营养素

（1）常见元素　为供能的主要来源。占总能量的55%～65%。

（2）维生素与矿物质　脂溶性（维生素A、维生素D、维生素E、维生素K）及水溶性（B族维生素和维生素C）。

五、其他膳食成分

（1）膳食纤维。

（2）水。

第二节　婴儿喂养

一、母乳喂养

★（一）人乳的特点

1.营养丰富　人乳易于消化吸收，白蛋白多，不饱和脂肪酸多，乳糖多，微量元素较多，铁吸收率高，钙磷比例适宜。

2.生物作用

（1）缓冲力小　对酸碱的缓冲力小，不影响胃液酸度，有利于酶发挥作用。

（2）含不可替代的免疫成分（营养性被动免疫）　初乳含丰富的SIgA；人乳含大量免疫活性细胞，含较多乳铁蛋白；人乳中溶菌酶能水解革兰氏阴性细胞壁中的乙酰基多糖，使之破坏并增强抗体的杀菌效能；低聚糖是人乳所特有。

（3）生长调节因子　一组对细胞增殖、发育有重要作用的因子。

3.其他　母乳经济、方便、温度适宜，有利于婴儿心理健康。母乳喂养可加快乳母产后子宫复原，减少再受孕机会。

（二）人乳的成分变化

1.各期人乳成分

（1）初乳　一般指孕后期与分娩4～5日以内的乳汁。含球蛋白多。含脂肪较少。

（2）过渡乳　是产后5～14天的乳汁。含脂肪最高。

（3）成熟乳　为第14天以后的乳汁。

2.哺乳过程的乳汁成分变化　分为三部分。

（1）第一部分　乳汁脂肪低而蛋白质高。

（2）第二部分　乳汁脂肪含量逐渐增加而蛋白质含量逐渐降低。

（3）第三部分　乳汁中脂肪含量最高。

3.乳量　正常乳母平均每天泌乳量随时间而逐渐增加。

（三）建立良好的母乳喂养方法

（1）产前准备。

（2）乳头保健。

（3）尽早开奶、按需哺乳。

（4）促进乳房分泌。

（5）正确的喂哺技巧。

（四）不宜哺乳的情况

凡是母亲感染 HIV、患有严重疾病，如慢性肾炎、糖尿病、恶性肿瘤、精神病、癫痫或心功能不全等应停止哺乳。乳母患急性传染病时，可将乳汁挤出，经消毒后喂哺。乙型肝炎的母婴传播主要发生在临产或分娩时，通过胎盘或血液传递的，因此乙型肝炎病毒携带者并非哺乳的禁忌证。母乳感染结核，经治疗，无临床症状时可继续哺乳。

二、部分母乳喂养

1. 补授法 母乳不足时，每次母乳喂养将双侧乳房吸空后，用配方奶或兽乳补充母乳不足部分，为补授法，适宜 6 个月内的婴儿。

2. 代授法 用配方奶或兽乳替代一次母乳量，为代授法。母乳喂养婴儿准备断离母乳开始引入配方奶或兽乳时宜采用代授法。

三、人工喂养

1. 定义 由于各种原因不能进行母乳喂养时，完全采用配方奶或其他兽乳，如牛乳、羊乳、马乳等喂哺婴儿，称为人工喂养。

2. 正确的哺乳技巧 包括正确的喂哺姿势、婴儿完全醒觉状态、适宜的奶嘴和奶瓶、奶液的温度、喂哺时奶瓶的位置等。

★3. 摄入量估计 婴儿体重、推荐摄入量以及配方制品规格是估计婴儿配方摄入量的必备资料，应按照配方奶的说明进行正确的配制。

四、婴儿食物转换

1. 不同喂养方式婴儿的食物转换 母乳喂养婴儿的食物转化是帮助婴儿逐渐用配方奶或兽乳完全替代母乳，同时引入其他食物；部分母乳喂养和人乳喂养婴儿的食物转换是逐渐引入其他食物。

2. 转乳期食物（也称辅助食品） 转乳期食物指除母乳或配方奶（兽乳）外，为过渡到成人固体食物所添加的富含能量和各种营养素的半固体食物（泥状食物）和固体食物。

辅助食品引入的原则：
① 从少到多。
② 从一种到多种。
③ 从细到粗。
④ 从软到硬。
⑤ 注意进食技巧培养。

第三节　幼儿营养

一、营养特点

（1）体格生长速度减慢，仍处于快速生长发育时期，需保证充足的能量和优质蛋白质的摄入。

（2）咀嚼和胃肠消化吸收能力尚未健全，喂养不当易发生消化紊乱。

（3）心理上逐渐向个性化发展。

二、膳食安排及进食技能培养

（1）幼儿进食中各种营养素和能量的摄入需满足该年龄阶段的生理需要。

（2）蛋白质每日 40g 左右，优质蛋白应占总蛋白的 1/2。

（3）蛋白质、脂肪和糖类产能之比约为：（10％～15％）：（30％～35％）：（50％～60％）。

（4）餐次以 4～5 餐（奶 2～3 餐，主食 2 餐）为宜。

（5）培养儿童自我进食技能的发展。

第四节　学龄前儿童营养

一、营养特点

（1）生长发育平稳发展，仍需充足营养素。

（2）口腔功能较成熟，消化功能逐渐接近成人，可进食家庭成人食物。

（3）食物的分量随之增加，引导孩子养成良好而又卫生的饮食习惯。

（4）功能性便秘、营养性缺铁性贫血、肥胖等发病率高。

二、膳食建议

（1）谷类所含有的丰富碳水化合物为能量的主要来源。

（2）蛋白质每天 30～35g 左右，建议一半来源于动物性食物蛋白质。

（3）足量的乳制品、豆制品摄入以维持充足的钙营养。

第五节　学龄儿童和青少年营养

一、营养特点

（1）口腔咀嚼吞咽功能发育成熟，消化吸收能力基本达成人水平。

（2）能量摄入量需满足生长速度、体育活动需要。

（3）青少年时期生长发育为第二高峰，骨骼快速生长，矿物质、各种维生素需要量增加。

二、膳食安排与营养知识教育

（1）需保证足够的能量和蛋白质摄入。

（2）教育学龄儿童、青少年有关预防营养性疾病的科普知识，使其学会选择有益健康的食物。

第六节　儿童营养状况评价

儿童营养状况评价包括临床表现、体格发育评价、膳食调查以及实验室检查四方面。

第七节　蛋白质-能量营养不良

由于各种原因引起的蛋白质和（或）热能摄入不足或消耗增多引起的营养缺乏病，又称蛋白质-能量营养不良（protein-energy malnutrition，PEM），多见 3 岁以下婴幼儿。

一、病因

1. 原发性　因食物中蛋白质和能量摄入量长期不能满足机体生理需要和生长发育所致。

2. 继发性　由某些疾病因素致分解代谢增加、食物摄入减少及代谢障碍。

二、病理生理

1. 新陈代谢异常

(1) 蛋白质 由于蛋白质摄入不足或蛋白质丢失过多，使体内蛋白质代谢处于负平衡。当血清总蛋白浓度<40g/L、白蛋白<20g/L时，便可发生低蛋白性水肿。

(2) 脂肪 能量摄入不足时，体内脂肪大量消耗以维持生命活动的需要，故血清胆固醇浓度下降。肝脏是脂肪代谢的主要器官，当体内脂肪消耗过多，超过肝脏的代谢能力时可造成肝脏脂肪浸润及变性。

(3) 糖类 由于摄入不足和消耗增多，故糖原不足和血糖偏低，轻症时症状并不明显，重者可引起低血糖昏迷甚至猝死。

(4) 水、盐代谢 由于脂肪大量消耗，故细胞外液容量增加，低蛋白血症可进一步加剧而呈现水肿；PEM时ATP合成减少可影响细胞膜上钠-钾-ATP酶的运转，钠在细胞内潴留，细胞外液一般为低渗状态，易出现低渗性脱水、酸中毒、低钾血症、低钠血症、低钙血症和低镁血症。

(5) 体温调节能力下降 营养不良儿体温偏低，可能与热能摄入不足；皮下脂肪菲薄，散热快；血糖降低；氧耗量低、脉率和周围血循环量减少等有关。

2. 各系统功能低下

(1) 消化系统 由于消化液和酶的分泌减少、酶活力降低，肠蠕动减弱，菌群失调，致消化功能低下，易发生腹泻。

(2) 循环系统 心脏收缩力减弱，心搏出量减少，血压偏低，脉细弱。

(3) 泌尿系统 肾小管重吸收功能减低，尿量增多而尿比重下降。

(4) 神经系统 精神抑郁，但时有烦躁不安、表情淡漠、反应迟钝、记忆力减退、条件反射不易建立。

(5) 免疫功能 非特异性（如皮肤黏膜屏障功能、白细胞吞噬功能、补体功能）和特异性免疫功能均明显降低。结核菌素等迟发性皮肤反应可呈阴性；常伴IgG亚类缺陷和T细胞亚群比例失调等。由于免疫功能全面低下，极易并发各种感染。

★三、临床表现

(1) 营养不良的早期表现是活动减少、精神较差、体重生长速度不增。

(2) 皮下脂肪消失 皮下脂肪层消耗的顺序首先是腹部，其次为躯干、臀部、四肢、最后为面颊。

(3) 常见的并发症 ①营养性贫血；②多种维生素缺乏；③微量元素缺乏；④反复感染；⑤自发性低血糖。

四、实验室检查

(1) 营养不良的早期缺乏特异、敏感的诊断指标。

(2) 血浆白蛋白浓度降低为其特征性改变，但其半衰期较长而不够灵敏。

(3) 胰岛素样生长因子不受肝功能影响，被认为是早期诊断的灵敏、可靠的指标。

★五、诊断

根据小儿年龄及喂养史，体重下降、皮下脂肪减少、全身各系统功能紊乱及其他营养素缺乏的临床症状和体征，典型病例的诊断并不困难。诊断营养不良的基本测量指标为身高（长）和体重。5岁以下儿童营养不良的分型和分度如下。

1. 体重低下 体重低于同年龄、同性别参照人群值的均值减2SD以下为体重低下，反映慢性或急性营养不良。如在均值减2SD～3SD为中度；低于均值减3SD为重度。

2. 生长迟缓　身高（长）低于同年龄、同性别参照人群值的均值减 2SD 为生长迟缓，反映慢性长期营养不良。如在均值减 2SD～3SD 为中度；低于均值减 3SD 为重度。

3. 消瘦　体重低于同性别、同身高参照人群值的均数减 2SD 为消瘦，反映近期、急性营养不良。如在均值减 2SD～3SD 为中度；低于均值减 3SD 为重度。

★六、治疗

1. 一般治疗

（1）去除病因、治疗原发病　大力提倡母乳喂养，及时添加辅食，保证优质蛋白质的摄入量。及早纠正先天畸形，控制感染性疾病，根治各种消耗性疾病等。

（2）调整饮食、补充营养　强调个体化，勿操之过急。

2. 基本药物治疗

（1）给予各种消化酶以助消化。

（2）口服各种维生素及微量元素，必要时肌内注射或静脉滴注补充。

（3）补充锌剂可促进食欲、改善代谢。

（4）必要时刻肌内注射蛋白质同化类固醇制剂。

（5）对进食极少或拒绝进食者，可应用普通胰岛素。

3. 其他治疗

（1）针灸、推拿、捏脊等疗法可起一定促进食欲的作用。健脾补气等中药可以帮助消化，促进吸收。

（2）病情严重者，可给予要素饮食或进行胃肠道外全营养。

（3）进行对症治疗。

（4）加强护理。

第八节　儿童单纯性肥胖

一、定义

儿童单纯性肥胖是由于长期能量摄入超过人体的消耗，使体内脂肪过度积聚、体重超过参考范围的一种营养障碍性疾病。

二、病因

①能量摄入过多；②活动量过少；③遗传因素；④其他因素。

三、临床表现

（1）可发生于任何年龄，最常见于婴儿期、5～6 岁和青春期，男童多于女童。

（2）肥胖-换氧不良综合征　由于脂肪的过度堆积限制了胸廓和膈肌运动，使肺通气量不足、呼吸浅快，故肺泡换气量减少，造成低氧血症、气急、发绀、红细胞增多、心脏扩大或出现充血性心力衰竭甚至死亡。

（3）体格检查　皮下脂肪丰满，但分布均匀，腹部膨隆下垂；肥胖小儿性发育常较早，故最终身高常略低于正常小儿。

（4）实验室检查　常规检查血压、糖耐量、血糖、腰围、高密度脂蛋白、低密度脂蛋白、甘油三酯、胆固醇等指标。

四、诊断

儿童肥胖诊断标准有两种：一种是年龄的体质指数（body mass index，BMI）：指体重（kg）/

身高的平方（m^2），当儿童的 BMI 在 $P_{85}\sim P_{95}$ 为超重，超过 P_{95} 为肥胖；另一种方法是用身高（长）的体重评价肥胖，当身高（长）的体重在 $P_{85}\sim P_{97}$ 为超重，$>P_{97}$ 为肥胖。

五、治疗

（1）饮食治疗　推荐低脂肪、低碳水化合物和高蛋白食谱；多吃体积大而热能低的蔬菜类食品；良好的饮食习惯对减肥具有重要作用。

（2）运动疗法　适度运动对控制肥胖有利。

（3）心理治疗。

（4）药物治疗　儿童一般不用药物治疗，必要时可选用苯丙胺类和马吲哚类等食欲抑制剂。

第九节　维生素营养障碍

一、维生素 A 缺乏症

1. 概述　维生素 A 缺乏症是指机体所有形式和任何程度的维生素 A 不足的表现，包括临床型维生素 A 缺乏、亚临床型维生素 A 缺乏及可疑亚临床型维生素 A 缺乏（或边缘型维生素 A 缺乏）。

★2. 临床表现

（1）眼部表现　夜盲或暗光中视物不清最早出现，持续数周后，开始出现眼干燥症的表现。

（2）皮肤表现　皮肤干燥、易脱屑，有痒感，毛囊角化，指甲变脆等。

（3）生长发育障碍　身高落后，牙齿釉质易剥落，发生龋齿。

（4）感染易感性增高　维生素 A 亚临床或可疑亚临床缺乏阶段，免疫功能低下就已存在。主要表现为反复呼吸道和消化道感染，并迁延不愈。

（5）贫血　类似于缺铁性贫血的小细胞低色素性贫血。

3. 诊断

（1）临床诊断　长期动物性食物摄入不足，有各种消化道疾病或慢性消耗性疾病史、传染病史等情况下应高度警惕维生素 A 缺乏症。出现夜盲或眼干燥症等眼部特异性表现以及皮肤的症状和体征，即可临床诊断。

（2）实验室诊断

① 血浆视黄醇：是血浆维生素 A 的主要形式，是维生素 A 缺乏分型的重要依据。血浆维生素 A$<0.7\mu mol/L$ 可诊断为维生素 A 缺乏，如伴特异的眼干燥症为临床型维生素 A 缺乏，如无眼干燥症则为亚临床型，血浆维生素 A 介于 $0.7\sim1.05\mu mol/L$ 诊断为可疑亚临床维生素 A 缺乏。

② 相对剂量反应：间接测定体内视黄醇贮存量，结果更敏感和可靠。

③ 血浆视黄醇结合蛋白测定：血浆视黄醇结合蛋白水平能比较敏感地反映体内维生素 A 的营养状态，低于正常范围有维生素 A 缺乏的可能。

④ 尿液脱落细胞检查：加 1% 龙胆紫于新鲜中段尿中，摇匀计数尿中上皮细胞，如无泌尿道感染，超过 3 个/mm^3 为异常，有助于维生素 A 缺乏诊断，找到角化上皮细胞具有诊断意义。

⑤ 暗适应检查：用暗适应计和视网膜电流变化检查，如发现暗光视觉异常，有助诊断。

4. 治疗

（1）调整饮食、去除病因　提供富含维生素 A 的动物性食物、含胡萝卜素较多的深色蔬菜，重视原发病的治疗。

（2）维生素 A 制剂治疗。

（3）眼局部治疗　抗生素眼药水或眼膏预防眼部继发感染。

二、营养性维生素 D 缺乏

(一)营养性维生素 D 缺乏性佝偻病

1. 概述　营养性维生素 D 缺乏性佝偻病是引起佝偻病的最主要的原因，是由于儿童体内维生素 D 不足导致钙和磷代谢紊乱、生长着的长骨干骺端生长板和骨基质矿化不全，表现为生长板变宽和长骨的远端周长增大，在腕、踝部扩大及软骨关节处呈串珠样隆起、软化的骨干受重力作用及肌肉牵拉出现畸形等。

2. 病因　常见的病因有：①围生期维生素 D 贮存不足；②日照不足；③生长速度快，需要增加；④食物中补充维生素 D 不足；⑤疾病影响。

★3. 临床表现　本病在临床上可分为 4 期，见表 5-1。

表 5-1　营养性维生素 D 缺乏性佝偻病临床 4 期特点

项目	初期	活动期	恢复期	后遗症期
发病年龄	3 个月左右	＞3 个月		多＞2 岁
症状	非特异性神经精神症状	骨骼改变和运动功能发育迟缓	症状减轻或接近消失	症状消失
体征	枕秃	生长发育最快部位骨骼改变，肌肉松弛	一般无	一般无
血钙	正常或稍低	稍降低	数天内恢复正常	正常
血磷	降低	明显降低	降低或正常	正常
AKP	升高或正常	明显升高	1～2 个月后逐渐正常	正常
25-(OH)D$_3$	下降	＜12ng/ml，可诊断	数天内恢复正常	正常
骨 X 线	多正常	骨骺端钙化带消失，呈杯口状、毛刷状改变，骨骺软骨带增宽（＞2mm），骨质疏松，骨皮质变薄	长骨干骺端临时钙化带重现、增宽、密度增加，骨骺软骨盘增宽＜2mm	干骺端病变消失

（1）初期（早期）　多见 6 个月以内，特别是 3 个月以内的小婴儿。主要表现为神经兴奋性增高，如易激惹、烦闹、夜惊、多汗、枕秃等。血钙正常或稍低，血磷降低，碱性磷酸酶正常或稍高，骨骼 X 线可正常，或钙化带稍模糊。

（2）活动期（激期）　骨骼改变。

① 头部：颅骨软化，多见于 6 月龄以内婴儿；"方盒样"头型，多见于 7～8 个月小儿。

② 胸廓：1 岁左右的小儿可见到胸骨和邻近的软骨向前突起，形成佝偻病串珠、"鸡胸样"畸形、肋膈沟或郝氏沟。

③ 四肢：手镯、足镯、"O"形腿、"X"形腿、"K"形样下肢畸形。

④ 脊柱畸形。

严重低血磷致肌肉糖代谢障碍，使全身肌肉松弛，肌张力降低，肌力减弱。

血生化及骨骼 X 线改变：除血清钙稍低外，其余指标改变更加显著。X 线显示长骨钙化带消失，干骺端呈毛刷样、杯口状改变；骨骺软骨盘增宽；骨质稀疏，骨皮质变薄；可有骨干弯曲畸形或青枝骨折，骨折可无临床症状。

（3）恢复期　临床症状和体征逐渐减轻或消失。血钙、磷数天内恢复正常，碱性磷酸酶约需 1～2 个月降至正常水平。2～3 周后骨骼 X 线改变有所改善。

（4）后遗症期 多见于 2 岁以后的儿童，残留不同程度的骨骼畸形。无任何临床症状，血生化正常，X 线检查骨骼干骺端病变消失，不需治疗。

★4. 诊断

依据维生素 D 缺乏的病因、临床表现、血生化及骨骼 X 线检查。注意早期的神经兴奋性增高的症状无特异性，仅依据临床表现的诊断准确率较低；骨骼的改变可靠；血清 25-(OH)D$_3$ 水平为最可靠的诊断标准。血生化与骨骼 X 线的检查为诊断的可靠指标。

5. 鉴别诊断

（1）与佝偻病体征的鉴别 如黏多糖病、软骨营养不良、脑积水。

（2）与佝偻病体征相同但病因不同的鉴别 如低血磷抗维生素 D 佝偻病、远端肾小管性酸中毒、维生素 D 依赖性佝偻病、肾性佝偻病、肝性佝偻病。

★6. 治疗

（1）一般疗法 加强护理，合理营养，坚持经常晒太阳。

（2）药物疗法 应以口服为主，每日 50～100μg（2000～4000IU），持续 1 个月后，改为 400～800IU/d。

（3）其他治疗 钙剂补充；微量营养素补充；矫形治疗。

7. 预防 预防的关键在日光浴与适量维生素 D 的补充。

（1）婴儿期预防 孕妇应经常到户外活动，多晒太阳；饮食应含有丰富的维生素 D、钙、磷和蛋白质等营养物质；防治妊娠并发症，对患有低钙血症或骨软化症的孕妇应积极治疗；可于妊娠后 3 个月补充维生素 D 800～1000IU/d，同时服用钙剂。

（2）0～18 岁健康儿童的预防 户外活动；维生素 D 补充。

（3）早产儿的预防 对于早产儿，尤其是出生体重<1800～2000g 的小早产儿，推荐使用母乳强化剂或者早产儿专用配方奶的使用；当患儿体重>1500g 并且能够耐受全肠道喂养，经口补充维生素 D 400IU/d，最大量 1000IU/d，3 个月后改为维生素 D 400～800IU/d。

（二）维生素 D 缺乏性手足搐搦症

1. 概述 维生素 D 缺乏性手足搐搦症是维生素 D 缺乏性佝偻病的伴发症状之一，多见于 6 个月以内的小婴儿。

★2. 临床表现 主要为惊厥、喉痉挛和手足搐搦，并有程度不等的活动期佝偻病表现。

（1）隐匿型 可通过刺激神经肌肉引出下列体征：①面神经征；②腓反射；③陶瑟征。

（2）典型发作 血清钙<1.75mmol/L 时可出现：①惊厥；②手足搐搦；③喉痉挛。

3. 诊断和鉴别诊断

突发无热惊厥，且反复发作，发作后神志清醒而无神经系统体征，同时有佝偻病存在，总血钙<1.75mmol/L，离子钙<1.0mmol/L。应与下列疾病鉴别。

（1）其他无热惊厥性疾病 ①低血糖症：血糖常<2.2mmol/L；②低镁血症：血镁常<0.58mmol/L；③婴儿痉挛症：伴智能异常，脑电图有特征性的高幅异常节律波出现；④原发性甲状旁腺功能减退症。

（2）中枢神经系统感染。

（3）急性喉炎。

★4. 治疗

（1）急救处理 包括：①氧气吸入；②迅速控制惊厥或喉痉挛：地西泮每次 0.1～0.3mg/kg 肌内或缓慢静脉注射；或 10%水合氯醛每次 40～50mg/kg，保留灌肠。

（2）钙剂治疗 10%葡萄糖酸钙 5～10ml 加入 10%葡萄糖液 5～20ml 中，缓慢静脉注射或滴注。不可皮下或肌内注射钙剂以免造成局部坏死。

（3）维生素 D 治疗。

第十节　微量元素缺乏

一、锌缺乏

1. 概述　锌缺乏是由于锌摄入不足或代谢障碍导致体内锌缺乏，引起食欲减退、生长发育迟缓、皮炎和异食癖等临床表现的营养素缺乏性疾病。

2. 病因

（1）摄入不足　素食者容易缺锌，全胃肠外营养如未加锌也可致锌缺乏，动物性食物、坚果类含锌不低。

（2）吸收障碍　腹泻、肠病性肢端皮炎妨碍锌的吸收。谷类食物妨碍锌的吸收。长期纯牛乳喂养也可致缺锌。

（3）需要量增加。

（4）丢失过多　如反复出血、溶血、大面积烧伤等。

3. 临床表现

（1）消化功能减退　味觉敏感度下降，发生食欲不振、厌食和异食癖。

（2）生长发育落后。

（3）免疫功能降低。

（4）智能发育延迟。

（5）其他　如脱发、皮肤粗糙、皮炎、地图舌、反复口腔溃疡、伤口愈合延迟等。

4. 实验室检查　血清锌是比较可靠也被广泛采用的实验室指标，但缺乏敏感性。目前建议 <10 岁儿童血清锌的下限为 65μg/dL。

5. 诊断　诊断主要依据病史获得高危因素、临床表现，可参考血清锌水平。存在锌缺乏高风险因素的儿童进行试验性锌补充治疗结果有助诊断。如补充锌剂后儿童生长改善，1 个月内相关症状消退。

6. 治疗

（1）针对病因。

（2）饮食治疗。

（3）补充锌剂　常用葡萄糖酸锌，每日剂量为元素锌 0.5~1.0mg/kg，相当于葡萄糖酸锌 3.5~7mg/kg，疗程一般为 2~3 个月。长期静脉输入高能量者，每日锌用量为：早产儿 0.3mg/kg，足月儿至 5 岁 0.1mg/kg，>5 岁 2.5~4mg/d。

7. 预防　提倡母乳喂养，平衡膳食是预防缺锌的主要措施。

二、碘缺乏症

1. 概述　碘缺乏症是由于自然环境碘缺乏造成机体碘营养不良所表现的一组有关联疾病的总称。

2. 临床表现　胎儿期缺碘可致死胎、早产及先天畸形；新生儿期缺碘表现为甲状腺功能减退症；儿童和青春期则引起地方性甲状腺肿、地方性甲状腺功能减退症，主要表现为儿童智力损害和体格发育障碍。儿童长期轻度缺碘则可出现亚临床型甲状腺功能减退症，常伴有体格生长落后。

3. 实验室检查 尿碘浓度是评估人群碘营养状况的很好指标，$<20\mu g/L$ 为重度碘缺乏，$20\sim49\mu g/L$ 为中度碘缺乏，$50\sim99\mu g/L$ 为轻度碘缺乏，$100\sim199\mu g/L$ 为正常，$200\sim299\mu g/L$ 为大于正常值，$\geqslant300\mu g/L$ 为碘过量。全血 TSH 可作为评价碘营养状态的间接指标，并被用于筛查新生儿甲状腺功能减退症。

4. 诊断

（1）必备条件

① 流行病史和个人史。

② 临床表现：有不同程度的精神发育迟滞，主要表现为不同程度的智力障碍。

（2）辅助条件

① 神经系统障碍：运动神经障碍；听力障碍；言语障碍。

② 甲状腺功能障碍：体格发育障碍；克汀病形象；甲状腺功能减退表现。

具备上述必备条件再具备辅助条件中的任何一项或一项以上者，在排除由碘缺乏以外原因所造成的疾病后，可诊断为地方性克汀病或地方性亚临床克汀病。

5. 治疗

（1）碘剂 复方碘溶液每日 $1\sim2$ 滴（约含碘 $3.5mg$），或碘化钾（钠）每日 $10\sim15mg$，连服 2 周为 1 个疗程，两个疗程之间停药 3 个月，反复治疗 1 年。

（2）甲状腺素制剂。

6. 预防 主要措施有：①食盐加碘；②孕妇补碘。

同步练习

一、选择题

1. 下列哪种氨基酸不属于必需氨基酸？（ ）

　　A. 亮氨酸　　　　　　　　　B. 苏氨酸　　　　　　　　　C. 色氨酸

　　D. 赖氨酸　　　　　　　　　E. 谷氨酸

2. 下列哪项不属于常量元素？（ ）

　　A. 钙　　　　　　　　　　　B. 钠　　　　　　　　　　　C. 钾

　　D. 铜　　　　　　　　　　　E. 磷

3. 母乳喂养的禁忌证，下列哪项是正确的？（ ）

　　A. 母亲感染 HIV

　　B. 化疗、放射性药物治疗

　　C. 母亲感染结核病，正规治疗 2 周内不能母乳喂养

　　D. 丙型肝炎感染者母乳喂养不是禁忌证

　　E. 以上均是

4. 下列维生素 D 活性最强的是（ ）。

　　A. 维生素 D_2　　　　　　　B. 维生素 D_3　　　　　　C. 25-(OH)D

　　D. 24,25-$(OH)_2D$　　　　　E. 1,25-$(OH)_2D$

5. 维生素 D 的主要来源是（ ）。

　　A. 蔬菜　　　　　　　　　　B. 牛奶　　　　　　　　　　C. 鸡蛋

　　D. 日光照射皮肤　　　　　　E. 维生素 D 制剂

6. 维生素 D 缺乏性佝偻病的预防措施之一是（ ）。

A. 补钙　　　　　　　　B. 补充维生素 A　　　　　　C. 加强户外活动

D. 母乳喂养　　　　　　E. 多喝牛奶

7. 婴幼儿基础代谢能量需要占总能量的（　　　）。

A. 40%　　　　　　　　B. 32%～35%　　　　　　　C. 50%

D. 60%　　　　　　　　E. 70%

8. 维生素 D 在体内需要羟化几次才具有较强的活性？（　　　）

A. 1 次　　　　　　　　B. 2 次　　　　　　　　　　C. 3 次

D. 4 次　　　　　　　　E. 以上均不是

9. 营养不良的患儿易出现低体温，下列哪项是正确的？（　　　）

A. 热能摄入不足　　　　B. 皮下脂肪菲薄　　　　　　C. 血糖降低

D. 周围血循环量减少　　E. 以上均是

10. 下列哪项是维生素 A 缺乏的最早眼部表现？（　　　）

A. 夜盲或暗光中视物不清　B. 眼干燥症　　　　　　　C. 泪减少

D. 眼结膜充血　　　　　E. 角膜溃疡

11. 营养不良的初期症状是（　　　）。

A. 消瘦　　　　　　　　B. 肌肉张力低下　　　　　　C. 水肿

D. 体重不增　　　　　　E. 智力发育迟缓

12. 2 岁以上儿童膳食中，糖类所产生的能量占总能量的（　　　）。

A. 45%～50%　　　　　B. 50%～60%　　　　　　　C. 55%～65%

D. 8%～15%　　　　　E. 60%～70%

13. 当血钙低于多少时可诱发手足搐搦？（　　　）

A. 1.5mmol/L　　　　　B. 1.0mmol/L　　　　　　　C. 1.4mmol/L

D. 1.75～1.88mmol/L　　E. 2mmol/L

14. 维生素 D 中毒的治疗，下列哪项是正确的？（　　　）

A. 停服维生素 D　　　　B. 口服氢氧化铝加速钙的排泄

C. 口服泼尼松　　　　　D. 可试用降钙素

E. 以上均正确

15. 人体每天所需要的能量大约有多少来自蛋白质？（　　　）

A. 15%～25%　　　　　B. 35%～40%　　　　　　　C. 8%～15%

D. 60%～70%　　　　　E. 40%～50%

16. 蛋白质-能量营养不良多见于多大的小儿？（　　　）

A. 婴儿　　　　　　　　B. 幼儿　　　　　　　　　　C. 3 岁以下的婴幼儿

D. 学龄前儿童　　　　　E. 学龄期儿童

17. 下列哪项是导致儿童肥胖的主要原因？（　　　）

A. 能量摄入过多　　　　B. 活动量少　　　　　　　　C. 遗传因素

D. 进食过快　　　　　　E. 精神创伤

18. 下列哪种维生素参与凝血酶原的合成？（　　　）

A. 维生素 A　　　　　　B. 维生素 C　　　　　　　　C. 维生素 K

D. 维生素 D　　　　　　E. 维生素 B_1

19. 下列哪项不是维生素 D 缺乏性佝偻病初期的特点？（　　　）

A. 多见于 3 个月左右的婴儿　B. 主要症状为骨骼改变　　C. 枕秃

　　　D. 血钙正常或稍低　　　　　　　E. 碱性磷酸酶升高或正常

20. 下列哪项是诊断维生素 D 缺乏性佝偻病最可靠的诊断标准?(　　)
　　A. 临床表现　　　　　　　　B. 病因　　　　　　　　C. 血清 25-(OH)D₃
　　D. 血生化　　　　　　　　E. 骨骼的 X 线检查

21. 维生素 D 缺乏性佝偻病激期主要临床表现为 (　　)。
　　A. 烦躁多哭　　　　　　　　B. 突发抽搐　　　　　　　　C. 多汗
　　D. 骨骼系统改变　　　　　　E. 夜惊

22. 一般在婴儿多大时进行辅食添加?(　　)
　　A. 4～6 个月　　　　　　　　B. 7～9 个月　　　　　　　　C. 10～12 个月
　　D. 1 岁　　　　　　　　　　E. 1.5 岁

23. 下列哪项为维生素 D 缺乏性佝偻病活动期生化指标的改变?(　　)
　　A. 血钙稍降低　　　　　　　　B. 血磷明显降低
　　C. 碱性磷酸酶明显升高　　　　D. 25-(OH)D₃＜8ng/ml
　　E. 以上均是

24. 每 100ml 8% 糖牛乳能提供多少热量?(　　)
　　A. 100kcal　　　　　　　　B. 110kcal　　　　　　　　C. 120kcal
　　D. 150kcal　　　　　　　　E. 180kcal

二、问答题

1. 重度营养不良的临床特点有哪些?
2. 简述辅助食品引入的原则。
3. 维生素 A 缺乏症的临床表现有哪些?
4. 简述蛋白质-能量营养不良的常见病因。
5. 简述维生素 D 缺乏性佝偻病的病因。
6. 维生素 D 缺乏性佝偻病活动期骨骼 X 线的特点是什么?
7. 简述锌缺乏症的临床表现。
8. 如何治疗维生素 D 缺乏性佝偻病?
9. 蛋白质-能量营养不良的治疗原则是什么?
10. 维生素 D 缺乏性佝偻病的骨骼畸形有哪些?
11. 简述维生素 D 缺乏性手足搐搦症的临床表现。
12. 试述维生素 D 缺乏性佝偻病的鉴别诊断。

三、病例分析题

1. 6 个月婴儿,体重 5.5kg,身长 65cm,生后人工喂养,未添加辅食,精神一般,皮肤弹性稍差,可能的诊断为 (　　)。
　　A. 正常儿　　　　　　　　B. 轻度营养不良　　　　　　　　C. 重度营养不良
　　D. 中度营养不良　　　　　E. 营养不良性贫血

2. 4 个月女婴,主要表现为烦躁不安、多汗、枕秃,有颅骨软化。测血钙为 2mmol/L,血磷为 1.0mmol/L,碱性磷酸酶 310U/L。诊断及治疗应为 (　　)。
　　A. 佝偻病初期,维生素 D 治疗　　　　　　　　B. 佝偻病活动期,维生素 D 治疗
　　C. 佝偻病恢复期,维生素 D 治疗　　　　　　　D. 佝偻病初期,维生素 D 预防
　　E. 佝偻病后遗症期,不需治疗

3. 女孩,4 岁,主要表现眼睛干燥,喜眨眼,黄昏时视物不清,为查明原因首先行哪项检查

（ ）。

A. 眼底检查   B. 血锌   C. 血浆维生素 A

D. 视敏度   E. 视觉诱发电位

参考答案

一、选择题

1. E 2. D 3. E 4. E 5. E 6. C 7. C 8. B
9. E 10. A 11. D 12. C 13. D 14. D 15. C
16. C 17. A 18. C 19. B 20. C 21. D 22. A
23. E 24. A

二、问答题

1. 答：体重比正常减轻 40% 以上；皮下脂肪完全消失，面颊部脂肪亦消失，如皮包骨，呈老人样；身长明显低于正常；皮肤苍白、干皱、弹性消失；肌肉萎缩，肌张力低下，运动发育迟缓；呆痴，反应低下，烦躁与抑制交替；其他如低体温、心率缓慢，低蛋白性水肿等。

2. 答：①从少到多；②从一种到多种；③从细到粗；④从软到硬；⑤注意进食技能培养。

3. 答：①眼部表现：夜盲或暗光中视物不清最早出现，持续数周后出现眼干燥症；②皮肤表现：开始时仅有皮肤干燥，易脱屑，渐至上皮角化增生，汗液减少，角化物充塞毛囊形成毛囊丘疹；③生长发育障碍；④感染易感性增高；⑤贫血。

4. 答：摄入不足，如喂养不当、突然断奶而未及时添加辅食、长期以淀粉类食物喂养等；消化吸收不良；需要量增加。

5. 答：①围生期维生素 D 贮存不足；②日照不足；③生长速度快，需要量增加；④食物中补充维生素 D 不足；⑤疾病影响。

6. 答：X 线显示长骨钙化带消失，干骺端呈毛刷状、杯口状改变；骨骺软骨盘（生长板）增宽 >2mm；骨质稀疏，骨皮质变薄；可有骨干弯曲畸形或青枝骨折。

7. 答：①消化功能减退；②生长发育落后；③免疫功能降低；④智能发育迟缓；⑤其他，如脱发、皮肤粗糙、皮炎等。

8. 答：①增加富含维生素 D 的食物；②增加日光照射；③维生素 D 疗法，根据病情采用普通疗法或突击疗法，口服维生素 D 制剂或肌注维生素 D；④钙剂，服葡萄糖酸钙或其他钙剂；⑤对留有严重的上下肢骨骼畸形，在 4 岁后可考虑外科矫形。

9. 答：积极处理各种危及生命的并发症，去除病因，调整饮食，促进消化功能。

10. 答：①头部：如颅骨软化、方颅、出牙延迟、囟门晚闭；②胸部：如肋骨串珠、鸡胸、漏斗胸、肋膈沟表现肋外翻；③四肢：手腕踝部的手镯、脚镯，下肢"O"形或"X"形腿；④其他：如脊柱侧弯、扁平骨盆等。

11. 答：惊厥多突然发生，常见于婴儿期，多表现四肢抽动，面部颤动，大多意识丧失，大小便失禁，持续数秒至数十分钟自然缓解，缓解后一切活动正常；喉痉挛多见于 6 个月以下的婴儿；手足抽搐为本病的特有表现，多见于 2 岁以上小儿。

12. 答：① 与佝偻病体征的鉴别：如黏多糖病、软骨营养不良、脑积水。

② 与佝偻病体征相同但病因不同的鉴别：如低血磷抗维生素 D 佝偻病、远端肾小管性酸中毒、维生素 D 依赖性佝偻病、肾性佝偻病、肝性佝偻病。

三、病例分析题

1. B 2. B 3. C

（饶兴愉）

第六章 新生儿与新生儿疾病

 学习目的

1. 掌握 新生儿的定义；高危儿的定义；新生儿根据胎龄、出生体重分类方法；早产儿和足月儿的生理特点和护理；新生儿窒息的临床表现和治疗；新生儿缺氧缺血性脑病的临床表现、诊断和治疗；新生儿颅内出血病因、临床表现、诊断和治疗；胎粪吸入综合征的临床表现和治疗；新生儿呼吸窘迫综合征的临床表现、鉴别诊断、治疗；新生儿黄疸的胆红素代谢特点、黄疸分类及高胆红素血症的风险评估与管理；新生儿溶血病的临床表现与并发症、辅助检查、治疗；TORCH 感染，新生儿败血症的临床表现、诊断、治疗，新生儿感染性肺炎的分类、临床表现；新生儿坏死性小肠结肠炎的临床和腹部 X 线片表现；新生儿出血症的临床表现。

2. 熟悉 围生期定义；新生儿根据出生体重与胎龄的关系、出生后周龄分类；早产儿和足月儿的外观特点；小于胎龄儿和宫内发育迟缓的定义、并发症、治疗；新生儿窒息的病因、病理生理；新生儿缺氧缺血性脑病的病因、发病机制和辅助检查；新生儿颅内出血的发病机制；胎粪吸入综合征的病因、病理生理、辅助检查；新生儿呼吸窘迫综合征的病因、发病机制、辅助检查；新生儿溶血病的病因、发病机制、诊断；新生儿败血症的病原菌和感染途径，新生儿感染性肺炎的病因和治疗，新生儿破伤风的临床表现、治疗和预防；新生儿坏死性小肠结肠炎的病因与治疗要点；新生儿出血症的预防与治疗；新生儿低血糖和高血糖的诊断标准、临床表现和防治要点；新生儿低钙血症的定义、临床表现和治疗。

3. 了解 本章节其他内容。

内容精讲

第一节 概 述

新生儿是指 0～28 天（从脐带结扎到≤28 天）的婴儿。

新生儿分类见表 6-1。

围生期指产前、产时、产后的一个特定时期。

表 6-1 新生儿分类

分类	名称	标准
按胎龄分类	极早早产儿	胎龄＜28 周
	早产儿	胎龄＜37 周
	足月儿	37 周≤胎龄＜42 周
	过期儿	胎龄≥42 周
按体重分类	超低出生体重儿	出生体重＜1000g
	极低出生体重儿	出生体重＜1500g
	低出生体重儿	出生体重＜2500g
	正常出生体重儿	2500g≤出生体重≤4000g
	巨大儿	出生体重＞4000g

续表

分类	名称	标准
按体重与胎龄的关系分类	小于胎龄儿	＜同胎龄第 10 百分位
	适于胎龄儿	第 10 百分位≤体重≤第 90 百分位
	大于胎龄儿	＞同胎龄第 90 百分位
按出生后周龄分类	早期新生儿	生后 1 周
	晚期新生儿	生后 2～4 周
	高危儿	已发生或可能发生危重疾病的患儿

第二节　早产儿和足月儿的特点与护理

1. 早产儿与足月儿外观特点　有较大差别，参见表 6-2。

表 6-2　足月儿与早产儿外观特点

	足月儿	早产儿
皮肤	红润、皮下脂肪丰满和毳毛少	绛红、水肿和毳毛多
头	头大（占全身比例 1/4）	头更大（占全身比例 1/3）
头发	分条清楚	细而乱
耳壳	软骨发育好、耳舟成形、直挺	软、缺乏软骨、耳舟不清楚
乳腺	结节 ＞4mm，平均 7mm	无结节或结节＜4mm
外生殖器		
男婴	睾丸已降至阴囊	睾丸未降或未全降
女婴	大阴唇遮盖小阴唇	大阴唇不能遮盖小阴唇
指、趾甲	达到或超过指、趾端	未达指、趾端
跖纹	足纹遍及整个足底	足底纹理少

★2. 早产儿与足月儿生理特点

（1）呼吸系统　选择性剖宫产儿由于缺乏自然分娩形成的促进肺液吸收机制和产道的挤压，可致肺液吸收延迟，引起暂时性呼吸困难（新生儿湿肺）。早产儿易出现周期性呼吸和呼吸暂停，呼吸暂停是指呼吸运动停止＞20 秒，伴心率＜100 次/分及发绀。因肺表面活性物质缺乏，可出现呼吸窘迫综合征，后期容易导致支气管肺发育不良（bronchopulmonary dysplasia，BPD）。

（2）循环系统　当严重肺炎、低氧血症、酸中毒时，肺循环压力升高，当压力超过或等于体循环时，可致卵圆孔和动脉导管重新开放，出现右向左分流，称新生儿持续肺动脉高压（persistent pulmonary hypertension of newborn，PPHN）。

（3）消化系统　感染、缺氧或喂养不当等混合因素易引起坏死性小肠结肠炎。

（4）泌尿系统　由于普通牛乳中蛋白质含量和酪蛋白比例均高，喂养时内源性氢离子增加，当超出肾小管排泄能力，引起患儿反应差、面色苍白、体重不增及代谢性酸中毒，称为晚发性代谢性酸中毒。

（5）血液系统　生后 1 周内静脉血血红蛋白≤140g/L 定义为新生儿贫血。

（6）神经系统　新生儿常见的四种原始反射：①觅食反射；②握持反射；③吸吮反射；④拥抱反射。新生儿期原始反射减弱或消失，或数月后仍不消失，提示有神经系统异常。

（7）体温　中性温度或称适中温度是指机体维持正常体温所需的耗氧量和代谢率最低时的环境温度。不同出生体重新生儿的中性温度参见表 6-3。

表 6-3　不同出生体重新生儿的中性温度

出生体重/kg	中性温度			
	35℃	34℃	33℃	32℃
1.0	初生 10 天内	10 天以后	3 周以后	5 周以后
1.5	—	初生 10 天内	10 天以后	4 周以后
2.0	—	初生 2 天内	2 天以后	3 周以后
>2.5	—	—	初生 2 天内	2 天以后

（8）能量及体液代谢　生理性体重下降：生后体内水分排出较多、体重下降，约 1 周末降至最低点（足月儿小于出生体重的 10%，早产儿为 15%～20%），10 天左右恢复到出生体重（早产儿 15 天左右恢复）。

（9）免疫系统　新生儿特异性和非特异性免疫功能均不成熟。

（10）常见的几种特殊生理状态　①生理性黄疸；②乳腺肿大和假月经；③"马牙"和"螳螂嘴"、新生儿齿；④新生儿红斑和粟粒疹。

3. 早产儿及足月儿护理

（1）保暖　生后擦干，采取保暖措施，使新生儿处于中性温度中。

（2）喂养　尽早母乳喂养。小早产儿可喂母乳或早产儿配方奶并辅以静脉营养。

（3）呼吸管理　保持呼吸道通畅，早产儿吸氧应使用空氧混合仪控制氧浓度，以防吸入高浓度氧导致 BPD 和早产儿视网膜病（retinopathy of prematurity，ROP）。呼吸暂停者可经弹足底刺激恢复呼吸，必要时给予枸橼酸咖啡因静脉注入，负荷量为 20mg/（kg·d），以后 5mg/（kg·d）维持。继发性呼吸暂停应给予持续气道正压（continuos positive airway pressure，CPAP）等呼吸支持并针对病因治疗。

（4）预防感染　严格遵守无菌操作、消毒隔离及手卫生制度。

（5）维生素和微量元素补充　足月儿生后应肌内注射维生素 K_1 0.5～1mg 1 次，早产儿连用 3 天。

（6）皮肤黏膜护理　①每天洗澡，勤换尿布；②保持脐残端干燥和清洁；③口腔不宜擦洗；④衣服宜质软，宽松，不用纽扣。

（7）预防接种　①卡介苗；②乙肝疫苗：0 天、1 月、6 月各 1 次，母亲为 HBV-DNA 阳性者，婴儿出生 6h 内肌内注射高效价乙肝免疫球蛋白 100～200IU。

（8）新生儿筛查。

第三节　胎儿宫内生长异常

一、小于胎龄儿和宫内发育迟缓

小于胎龄儿是指出生体重低于平均出生体重的第 10 百分位以下，含宫内生长迟缓及部分健康新生儿。宫内发育迟缓是指各种不利因素导致胎儿在宫内生长模式低于其遗传潜质，即低于生长预期。并发症：①围生期窒息；②低血糖；③红细胞增多症-高黏滞度综合征；④胎粪吸入综合征；⑤先天性畸形。出生后加强监护，有并发症时对症治疗，保证患儿生长发育。

二、大于胎龄儿

大于胎龄儿是指出生体重高于同胎龄平均体重第 90 百分位。易发生难产、窒息、颅内出血或各种产伤。

第四节 新生儿窒息

新生儿窒息是指出生后不能建立正常呼吸而导致高碳酸血症、低氧血症及全身多脏器损伤。

一、病因

凡是影响胎儿及新生儿气体交换的因素均可引起窒息，本质是缺氧。

二、病理生理

（1）窒息时呼吸、循环由胎儿向新生儿转变受阻，无正常呼吸，出现持续性肺动脉高压。

（2）呼吸改变 缺氧时先出现原发性呼吸暂停，经刺激能恢复。若缺氧仍未纠正，则出现几次喘息样深呼吸，继而进入继发性呼吸暂停，需给予正压通气复苏。

（3）血液生化和代谢改变 ①pH↓、混合性酸中毒、PaO_2↓；②糖代谢紊乱：窒息早期血糖增高，继之出现低血糖；③高胆红素血症；④低钠血症和低钙血症。

（4）其他器官缺血缺氧改变。

★三、临床表现

1. 宫内窘迫 早期胎心率≥160 次/分；晚期胎心率＜100 次/分；羊水有胎粪。

2. Apgar 评分评估 参见表 6-4。

表 6-4 新生儿 Apgar 评分标准

体征	评分标准			评分	
	0 分	1 分	2 分	1min	5min
皮肤颜色	青紫或苍白	身体红，四肢青紫	全身红		
心率	无	＜100 次/分	＞100 次/分		
弹足底或插鼻管反应	无反应	有些动作，如皱眉	哭，喷嚏		
肌张力	松弛	四肢略屈曲	四肢活动		
呼吸	无	慢，不规则	正常，哭声响		

3. 多脏器受损症状 其中脑最敏感，其次为心肌、肝和肾上腺。①缺氧缺血性脑病和颅内出血；②吸入综合征、呼吸窘迫综合征或肺出血等；③缺氧缺血性心肌病，持续性肺动脉高压等；④肾功能不全；⑤高血糖或低血糖、酸中毒及低血钙及低钠血症；⑥坏死性小肠结肠炎、应激性溃疡等；⑦血液系统：DIC 等。

四、诊断

① 1min 或 5min Apgar≤7 分，仍无有效呼吸；②脐动脉血 pH＜7.15；③排除其他引起低评分的病因；④产前具有高危因素。①～③为必备指标，④为参考指标。4～7 分为轻度窒息，0～3 分为重度窒息。

五、辅助检查

生后应检测血糖、血气分析、电解质、肝肾功能等生化指标。

★六、治疗

生后应立即进行评估及复苏，而不应等到 1min Apgar 评分后进行。

1. 复苏方案 采用 ABCDE 复苏方案。A：清理呼吸道；B：建立呼吸；C：维持正常循环；D：药物治疗；E：评估。A 是根本，B 是关键，呼吸、血氧饱和度和心率是窒息复苏评估的三大指标。应遵循：评估→决策→措施，不断循环往复，直到复苏完成。

严格遵照 A→B→C→D 步骤进行复苏。

2. 复苏步骤和程序 见图 6-1。

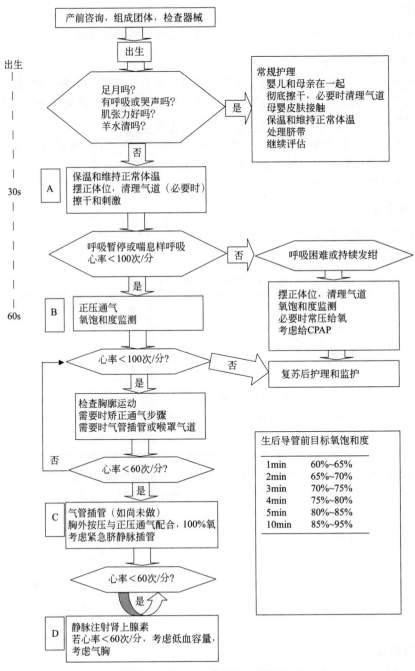

图 6-1 新生儿窒息复苏步骤和程序

（1）快速评估　生后用数秒钟快速评估：①羊水清吗？②是足月儿吗？③有呼吸或哭声吗？④肌张力好吗？以上有任1项为"否"，则进行初步复苏。

（2）初步复苏　要求在出生后30s内完成。①保暖。②摆正体位：鼻吸气位。③清理呼吸道：肩娩出前接生者用手挤出其口、咽、鼻中的分泌物；娩出后立即用吸引，先口，后鼻，吸净黏液，10s内完成。如羊水有胎粪但新生儿有活力，则不进行气管内吸引。如羊水有胎粪，且新生儿无活力（呼吸规则、肌张力好及心率＞100次/分有1项不好），在新生儿呼吸前，有插管条件应使用胎粪吸引管进行气管插管内吸引，将胎粪吸出，无条件直接正压通气复苏。④擦干：用温热毛巾擦干。⑤重新摆正体位。⑥刺激。

（3）评估呼吸、心率　①30s的初步复苏后，评价呼吸和心率。②如呼吸暂停或喘息样呼吸，或心率＜100次/分，则进行正压通气。③如有条件，连接脉搏氧饱和度仪，进行氧饱和度监测。

（4）正压通气　足月儿开始用空气复苏，早产儿开始用浓度为21％～40％氧复苏，使用空氧混合仪调节氧浓度以达到流程图标示的脉搏氧饱和度。通气频率40～60次/分。有效的正压通气可见面色转红、胸壁运动、心率增加和脉搏氧饱和度达标。

（5）再评估　经30s充分正压人工呼吸后，再评估呼吸和心率。呼吸有力、心率＞100次/分，复苏成功。喘息样呼吸或无呼吸，心率＜100次/分，继续复苏囊正压通气，考虑气管插管正压通气。如心率＜60次/分，则同时胸外心脏按压。复苏囊正压通气2min以上应放置胃管。

（6）胸外心脏按压　用拇指法或双指法按压两乳头连线下方胸骨（胸骨体下1/3处）。频率为90次/分（按压3次，接正压通气1次），深度为胸廓前后径的1/3。必须2人配合心脏按压与人工通气，1个周期内（2s）4次动作，120次/分中90次按压，30次呼吸。

（7）再次评估　在按压45～60s后再次评估。①呼吸有力、心率＞100次/分，复苏成功。②如心率＞60次/分，可停止按压，继续正压通气。③心率＜60次/分，则需药物治疗。

（8）药物治疗

① 肾上腺素：经正压通气和按压45～60s后，心率仍＜60次/分，应立刻给予1∶10000肾上腺素0.1～0.3ml/kg，脐静脉导管内注入或静脉注入，或1∶10000肾上腺素0.5～1.0ml/kg，气管导管内注入；5min后可重复。

② 扩容剂：有血容量不足应扩容，生理盐水10ml/kg，静脉缓慢注入＞10min。大量失血者应输同型血。

3. 复苏后转运与监护　复苏后需转运到NICU治疗并加强监护。

七、预后

慢性宫内窒息、重度窒息复苏方法不当者或不及时预后可能不良。

八、预防

加强围生期保健，推广新生儿ABCDE复苏技术。

第五节　新生儿缺氧缺血性脑病

新生儿缺氧缺血性脑病（hypoxic-ischemic encephalopathy，HIE）是指围生期窒息导致的缺氧、脑血流减少甚至暂停而导致新生儿脑损伤。

一、病因

缺氧是HIE发病的核心，围生期窒息是最主要的原因。

二、发病机制

①脑血管自主调节功能障碍；②脑血流改变；③脑组织代谢改变。

三、病理学改变

①脑水肿；②出血；③早产儿有脑室周围白质软化；④选择性神经元死亡。

★四、临床表现

临床上分为轻、中、重三度，详见表6-5。

表 6-5 HIE 临床分度

分度	轻度	中度	重度
意识	激惹	嗜睡	昏迷
肌张力	正常	减低	松软
原始反射			
拥抱反射	活跃	减弱	消失
吸吮反射	正常	减弱	消失
惊厥	可有肌阵挛	常有	有，可呈持续状态
中枢性呼吸衰竭	无	有	明显
瞳孔改变	扩大	缩小	不等大，对光反射迟钝
EEG	正常	低电压，可有痫样放电	爆发抑制，等电位
病程及预后	症状在 72h 内消失，预后好	病程 14d 内消失，可能有后遗症	数天～数周死亡，症状可持续数周，病死率高，存活者多有后遗症

惊厥最常见，表现为轻微发作型或多灶性阵挛型，严重表现为强直型，有前囟隆起等脑水肿症状、体征。可出现中枢性呼吸衰竭、瞳孔扩大或缩小、顽固性惊厥等脑干症状。

五、辅助检查

(1) 血气分析。

(2) 血生化检查　神经元特异性烯醇化酶（NSE）：正常值<6μg/L，神经元受损时血浆中此酶活性升高。

(3) 脑影像学检查　①B超：可动态监测脑水肿和出血；②CT 扫描：生后 4～7 天最适宜；③MRI：对于早产儿和足月儿脑损伤的判断有较强的敏感性。

(4) 脑电生理检查　①振幅整合脑电图连续监测；②脑电图：生后 1 周内检查。

★六、诊断

①有导致胎儿宫内窘迫的产科异常病史，有宫内窘迫表现［羊水Ⅲ度污染和（或）胎心率<100 次/分，持续 5min 以上］，或分娩中有重度窒息史；②Apgar 评分 1min≤3 分，延续至 5min 时仍≤5 分；和出生时脐动脉血气 pH≤7.00；③生后不久出现意识改变、肌张力改变、原始反射异常、惊厥、脑干症状等，并持续 24h 以上；④排除产伤、电解质紊乱和颅内出血等原因引起的抽搐，以及宫内感染、其他先天性疾病和遗传代谢性疾病所引起脑损伤。具备以上 4 条者可确诊，第 4 条暂时不能确定者可作为拟诊病例。

★七、治疗

治疗原则为"三支持，三控制"。

（1）呼吸支持 保持 $PaO_2 > 60\sim80mmHg$、$PaCO_2$ 和 pH 在正常范围。

（2）血压支持 低血压可用多巴胺、多巴酚丁胺。

（3）血糖支持 维持血糖在 $4.16\sim5.55mmol/L$。

（4）控制惊厥 首选苯巴比妥，负荷量 20mg/kg，$15\sim30min$ 静脉滴入，若惊厥不能控制，1h 后再加 10mg/kg，$12\sim24h$ 后给维持量，每日 5mg/kg。

（5）控制脑干症状 可用纳洛酮。

（6）控制脑水肿 每日液体总量不超过 $60\sim80ml/kg$。呋塞米，每次 $0.5\sim1mg/kg$，静注；严重者用 20% 甘露醇，每次 $0.25\sim0.5g/kg$，静注，每 $6\sim12h$ 1 次，连用 $3\sim5$ 天。

（7）亚低温治疗 发病 6h 内治疗，持续 72h。

（8）新生儿后期治疗 病情稳定后尽早康复训练，减少后遗症。

八、预后和预防

惊厥、昏迷、脑干症状持续时间超过 1 周，脑电图持续异常者预后差。积极推广 ABCDE 复苏，防止围生期窒息是预防的主要方法。

第六节　新生儿颅内出血

一、病因与发病机制

①早产；②损伤；③缺血缺氧；④其他。

★二、临床表现

1. 主要症状 ①神志改变：激惹、嗜睡甚至昏迷；②呼吸改变：减慢、增快、不规则或暂停；③颅内高压：前囟隆起、血压增高、脑性尖叫、抽搐、角弓反张；④眼征：斜视、眼球震颤、凝视等；⑤瞳孔：不等大或对光反射消失；⑥肌张力：减弱、增高；⑦其他：贫血、苍白和黄疸。

2. 分类 ①原发性蛛网膜下腔出血；②脑室周围-脑室内出血；③硬膜下出血；④脑实质出血；⑤小脑出血。

★三、诊断

颅内 B 超和 CT、MRI 确诊。

★四、治疗

治疗原则为止血加"三支持，三控制"。

①"三支持，三控制"见本章第五节。②止血：可选择使用血凝酶、维生素 K_1 等。③脑积水：乙酰唑胺；侧脑室内进行性增大者可于生后 2 周左右（病情稳定后）脑室外引流。

五、预后

原发性蛛网膜下腔出血预后较好，其他预后较差，幸存者常留有神经系统后遗症。

六、预防

避免早产，减少产伤和新生儿窒息，避免医源性颅内出血。

第七节　胎粪吸入综合征

胎粪吸入综合征（meconium aspiration syndrome，MAS）是由于胎儿在宫内或产时吸入混有胎粪的羊水，引起呼吸道机械性阻塞及肺化学性炎症，生后出现呼吸窘迫的临床综合征。

一、病因和病理生理

(1) 胎粪吸入　缺氧导致肛门括约肌松弛排出胎粪，同时缺氧诱发呼吸运动导致胎粪吸入。

(2) 不均匀气道阻塞　气道被胎粪机械性阻塞引起肺不张、肺气肿。影响患儿的通换气功能，导致低氧血症，CO_2 潴留。

(3) 化学性炎症　胆盐可引起化学性炎症。可继发细菌感染。

(4) 肺动脉高压　严重缺氧和混合性酸中毒可引起新生儿持续性肺动脉高压（PPHN）。并形成恶性循环。

(5) 其他　胎粪可使肺表面活性物质（PS）灭活，肺顺应性下降。

★二、临床表现

1. 吸入胎粪　是诊断的必备条件：①羊水可见胎粪；②新生儿身上有胎粪污染的痕迹；③口、鼻吸出胎粪；④气管插管下吸引出胎粪（即可确诊）。

2. 呼吸系统　呼吸窘迫进行性加重，出现呼吸急促（>60 次/分）、吸气性三凹征、鼻翼扇动和发绀等，部分患儿可出现呼气性呻吟。如病情恶化，应怀疑气胸的发生。

3. PPHN　表现为持续而严重发绀，发绀程度与肺部体征不平行（发绀重，体征轻）。

严重 MAS 可并发 HIE、肺出血、红细胞增多症、低血糖、低钙血症、多器官功能障碍等。

三、辅助检查

(1) 实验室检查　血气分析；血常规、血生化检查；细菌培养。

(2) X 线检查　仅有弥漫性浸润影，或两肺透亮度增强伴有小叶或节段性肺不张，或并发纵隔气肿、气胸等。

(3) 超声波检查　彩色多普勒可明确 PPHN 的诊断。

★四、治疗

1. 气管内吸引胎粪　条件允许可气管插管用胎粪吸引管吸引。

2. 对症治疗

(1) 氧疗　维持 PaO_2 50～80mmHg 或 $TcSO_2$ 90%～95% 为宜。

(2) 机械通气（见本章第八节）。

(3) 体外膜肺氧合（extracorporeal membrane oxygenation，ECMO）。

(4) 肺表面活性物质（PS）治疗。

(5) 其他　①限制液体入量；②抗生素：先用广谱抗生素，以后根据药敏结果调整抗生素；③维持正常循环：出现休克时，选用生理盐水、血浆等扩容，同时使用多巴胺和（或）多巴酚丁胺等；④镇静治疗；⑤保暖、保证热量需要，维持酸碱平衡、血钙和血糖正常等。

五、预防

积极预防胎儿宫内窘迫和产时窒息；大力推广 ABCDE 复苏和胎粪吸引术预防 MAS。

第八节　呼吸窘迫综合征

新生儿呼吸窘迫综合征（respiratory distress syndrome，RDS）是因肺表面活性物质（pulmonary surfactant，PS）缺乏所致，以生后不久出现呻吟等呼吸窘迫且进行性加重的临床综合征。早产儿胎龄越小，发病率越高。

一、肺表面活性物质的成分与作用

PS 是由 Ⅱ 型肺泡细胞合成并分泌的一种磷脂蛋白复合物，PS 覆盖在肺泡表面，降低其表面张力，防止肺泡萎陷，保持肺泡内压和减少液体渗出。

二、病因

PS 缺乏是根本原因。

（1）早产 胎龄越小，合成和分泌的 PS 越少。

（2）糖尿病母亲的婴儿 高胰岛素拮抗激素对 PS 的促进作用。

（3）选择性剖宫产儿 应激反应弱，影响 PS 的合成和分泌。

（4）其他 低体温、围生期窒息、胎盘早剥、前置胎盘和母亲低血压等所致的新生儿血容量减少，均可诱发 RDS。

三、发病机制

PS 含量减少，肺泡表面张力增加，肺顺应性下降，肺泡趋于萎陷，呼吸末功能残气量降低，气/血比例失调，导致缺氧和代谢性酸中毒及呼吸性酸中毒，肺血管通透性增高，出现肺间质水肿和纤维蛋白渗出形成嗜伊红透明膜，更加重气体弥散障碍，呼吸困难加重，加重缺氧和酸中毒，进一步抑制 PS 产生，形成恶性循环。

★四、临床表现

生后不久（6h 内）出现呼吸窘迫：呼吸急促（＞60 次/分）、吸气性三凹征、鼻扇、呼气呻吟、发绀。呼吸窘迫进行性加重和呻吟是本病特点。严重时呼吸浅表，节律不齐、呼吸暂停和四肢松弛。存活 3 天后病情逐步好转。

五、辅助检查

（1）实验室检查 血气分析：PaO_2 和 pH 降低，$PaCO_2$ 增高，碳酸氢根减少。

（2）X 线检查 是确诊 RDS 的最佳手段。①毛玻璃样改变：两肺弥漫性透亮度降低；②支气管充气征：可见黑色支气管影；③白肺：肺肝和肺心界消失。

（3）超声波检查 彩色多普勒可诊断动脉导管开放。

★六、鉴别诊断

（1）湿肺 生后数小时内出现呼吸增快（＞60 次/分），但反应好、吃奶好、哭声响亮，X 线见毛发线可鉴别。

（2）B 组链球菌（group B streptococcus，GBS）肺炎 是由 GBS 所致的宫内感染性肺炎。其临床表现及 X 线与 RDS 难以鉴别。有感染证据，抗生素治疗效果好。

（3）膈疝 表现为生后阵发性呼吸急促及发绀。X 线可鉴别。

★七、治疗

目的是维持通换气功能正常，待自身 PS 产生增加，RDS 逐步恢复。PS 和机械通气是治疗的重要手段。

1. 一般治疗 ①保温；②监测血气分析和生命体征；③保证营养和液体供应：适当限制液体，前 3 天 70～80ml/(kg·d)，以后根据病情逐渐增加；④抗生素：可选青霉素加第三代头孢菌素。

2. 氧疗和辅助通气

（1）吸氧 维持 PaO_2 50～80mmHg 和 $TcSO_2$ 90％～95％为宜。

（2）持续气道正压（continuous positive airway pressure，CPAP） CPAP 加 PS 治疗，压力 6～8cmH_2O。

（3）常频机械通气（conventional mechanical ventilation，CMV）

① 指征：a. 当 $FiO_2=0.6$，$TcSO_2<85\%$ 或 $PaO_2<50mmHg$；b. $PaCO_2>60\sim70mmHg$ 伴 $pH<7.25$；c. 频繁呼吸暂停。有一项者即可。

② 参数：PIP（吸气峰压）$20\sim25cmH_2O$，PEEP（呼气末正压）$4\sim6cmH_2O$，RR（呼吸频率）$20\sim40$ 次/分，TI（吸气时间）$0.3\sim0.4s$，FiO_2 依据目标 $TcSO_2$ 调整，依据动脉血气调整参数。

（4）高频通气（High frequency ventilation，HFV）可作为首选。

3. PS 替代疗法　可改善通换气功能和肺顺应性。

（1）应用指征　RDS 的预防性应用或已确诊的 RDS 治疗应用。

（2）使用时间　出生后尽早给予 PS，可给予 $2\sim3$ 次。

（3）剂量　根据各产品推荐剂量。

（4）方法　加温溶解后经气管插管注入肺内。可微创技术使用 PS。

4. 关闭动脉导管　①保证肺氧合；②限制入液量，$80\sim100ml/(kg \cdot d)$；③输红细胞，维持红细胞比容$>35\%$；④必要时可利尿；⑤药物：吲哚美辛、布洛芬等。

八、预防

预防早产。有早产迹象，出生前给孕母肌内注射地塞米松或倍他米松促进胎肺成熟，产前转运至危重救治中心。

第九节　新生儿黄疸

★一、新生儿胆红素代谢特点

（1）胆红素生成过多　①胎儿血氧分压低，红细胞代偿性增加，生后血氧分压正常，过多的红细胞大量破坏；②新生儿红细胞寿命较短；③其他组织的血红素等产生的胆红素增加。

（2）白蛋白结合胆红素的能力差　新生儿胎龄越小，白蛋白的量越低，其结合胆红素的量也越少。

（3）肝脏处理胆红素能力不足　各种酶量少且活性差。

（4）肠肝循环增加　新生儿肠腔内 β-葡萄糖醛酸酐酶活性较高，把结合胆红素转变为未结合胆红素再吸收，"肠肝循环"明显增多。

当缺氧、饥饿、出血、酸中毒、脱水时，则更易发生黄疸或使黄疸加重。

★二、新生儿黄疸分类

1. 生理性黄疸　排除病理性黄疸后方可确定。

2. 病理性黄疸　①早：生后 24h 内出现黄疸；②高：血清总胆红素超过日龄标准（见表 6-6）；③长：足月儿>2周，早产儿>4周；④复：退而复现；⑤直：结合胆红素$>34\mu mol/L$（$2mg/dL$）；⑥快：每天上升$>85\mu mol/L$（$5mg/dL$）。有一项者可诊断为病理性黄疸。

表 6-6　足月儿按日龄总胆红素标准

时间	$\sim24h$	$\sim48h$	$\sim72h$	$>72h$
总胆红素值 $\mu mol/L$（mg/dL）	$\leqslant103$（6）	$\leqslant154$（9）	$\leqslant205$（12）	$\leqslant221$（12.9）

病理性黄疸按病因可分为三类。

（1）胆红素生成过多　①同族免疫性溶血；②体内出血；③红细胞增多症；④感染；⑤红细

胞酶缺陷；⑥母乳喂养相关性黄疸；⑦肠肝循环增加；⑧血红蛋白病；⑨红细胞形态异常。

（2）肝脏胆红素代谢障碍　①缺氧和感染、窒息、酸中毒：均可抑制肝脏 UDPGT 的活性；②慢性、良性高非结合胆红素血症；③先天性 UDPGT 缺乏；④药物；⑤家族性暂时性新生儿黄疸；⑥其他：如先天性甲状腺功能低下等。

（3）胆红素排泄障碍　①新生儿肝炎；②先天性非溶血性结合胆红素增高症；③先天性代谢缺陷病；④胆管阻塞。

三、高胆红素血症的风险评估与管理

应该对产科出院前后所有新生儿进行胆红素水平的系统检测和随访，及时干预。

第十节　新生儿溶血病

新生儿溶血病（hemolytic disease of newborn，HDN）系指母、子血型不合导致的新生儿同族免疫性溶血。

一、病因和发病机制

由父遗传而母所不具有的胎儿显性 RBC 血型抗原，通过胎盘进入母体，刺激母亲产生相应的血型抗体（IgG），当此 IgG 进入胎儿血循环后，与胎儿 RBC 的相应抗原结合（致敏 RBC），在单核-巨噬细胞系统被破坏，导致溶血。

（1）ABO 溶血　发生在 O 型母亲而胎儿 A 型或 B 型。

（2）Rh 溶血　发生在 Rh 阴性母亲而胎儿 Rh 阳性，Rh 溶血病一般不发生在第一胎；既往输过 Rh 阳性血的 Rh 阴性孕母，其第一胎可发病。

二、病理生理

ABO 溶血主要引起黄疸。Rh 溶血可引起胎儿严重贫血，甚至心力衰竭，导致胎儿水肿。若未结合胆红素过高可引起胆红素脑病。

★三、临床表现

①黄疸；②贫血；③肝脾大。

★四、并发症

胆红素脑病为 HDN 的最严重并发症，临床将其分为 4 期。

（1）第一期（警告期）　表现为嗜睡、吮吸无力、拥抱反射减弱、反应低下、肌张力减低等，偶有脑性尖叫和呕吐。

（2）第二期（痉挛期）　出现发热、角弓反张和抽搐。抽搐表现有双眼凝视，肌张力增高、双臂伸直内旋、双手紧握，甚至角弓反张。

（3）第三期（恢复期）　吃奶及反应好转，抽搐次数减少，肌张力逐渐恢复，角弓反张逐渐消失。

（4）第四期（后遗症期）　①听觉障碍；②手足徐动；③牙釉质发育不良；④眼球运动障碍，形成落日眼。也可留有脑瘫、癫痫、智能落后、抬头无力和流涎等后遗症。

此外，可出现神经功能障碍或微小核黄疸。

★五、辅助检查

（1）检查母子血型。

（2）检查有无溶血　贫血，网织红细胞增高（＞6％）；血清总胆红素和非结合胆红素明显增

加；呼出气 CO 增高。

（3）血型抗体和致敏红细胞测定　确诊实验有改良 Coombs 试验与抗体释放试验。

（4）其他　脑干听觉诱发电位筛查胆红素脑病的听力损害，头颅 MRI 对胆红素脑病的诊断有重要价值。

六、诊断

新生儿黄疸出现早、进行性加重，母子血型不合，抗体释放试验或改良 Coombs 中有一项阳性者即可确诊。

★七、治疗

1. 蓝光治疗　简称光疗，是治疗高胆红素血症简单而有效的方法。

（1）指征　超过表 6-6 按日龄总胆红素标准；高危儿可放宽指征；极低出生体重儿和超低出生体重儿进行预防性光疗。

（2）原理　非结合胆红素在蓝光的作用下，转变成水溶性构象和结构异构体，经尿液排出。

（3）设备　主要有蓝光箱、光疗灯和光疗毯等。治疗时，婴儿用黑色眼罩保护视网膜，会阴用尿布遮盖。

（4）副作用　发热、腹泻和皮疹常见；结合胆红素＞68μmol/L（4mg/dL）时会出现青铜症。

2. 药物治疗　①肝酶诱导剂：苯巴比妥，每日 5mg/kg，分 2～3 次口服，共 4～5 日；②白蛋白：白蛋白＜25g/L 时可输白蛋白 1g/kg 或输血浆每次 10～20ml/kg，预防胆红素脑病发生；③IVIG（静脉用免疫球蛋白）：可封闭单核-巨噬细胞系统 Fc 受体，阻断吞噬细胞破坏致敏 RBC，用法为 1g/kg，于 2～4h 内静脉滴入，早期应用效果较好；④纠正代谢性酸中毒：输白蛋白前使用，有利于非结合胆红素与白蛋白联结。

3. 换血疗法

（1）作用　换出大量胆红素，防止胆红素脑病发生；换出部分血中致敏 RBC 和游离抗体，减轻溶血；改善携氧，纠正贫血，防止心力衰竭。

（2）指征　符合下列条件之一者即应换血：①产前明确诊断，脐血总胆红素＞76μmol/L（4.5mg/dL），血红蛋白＜110g/L，伴水肿、心力衰竭和肝脾大者；②参见教材换血标准，先光疗 4～6h，总胆红素未下降者或免疫性溶血患儿总胆红素下降幅度＜34～50μmol/L（2～3mg/dL）者；③有胆红素脑病早期表现者。

（3）方法　①血源：ABO 溶血病，最好用 O 型 RBC 和 AB 型血浆的混合血。Rh 溶血病选用 ABO 系统与患儿同型，Rh 系统与母亲同型的血液，找不到血源时也可选用 Rh 阴性的 O 型血。有心力衰竭和明显贫血者，可用血浆减半的浓缩血。②换血量：一般为 150～180ml/kg（2 倍患儿血量）。③途径：外周动、静脉同步换血。

（4）其他治疗　防止低血糖，低体温，纠正贫血、缺氧、电解质紊乱、水肿和心力衰竭等。

第十一节　新生儿感染性疾病

感染性疾病是导致新生儿死亡和残疾的重要因素。病毒和细菌是最常见的病原体。

★感染途径：①出生前感染：病原体经母亲血液通过胎盘或病原体经产道上行感染或有创操作等途径感染胎儿，又称宫内感染。TORCH 感染是 toxoplasma（弓形虫）、other（其他）、RV（风疹病毒）、CMV（巨细胞病毒）和 HSV（单纯疱疹病毒）字头的简称，是常见病原体，可导致死胎、流产、死产、先天性畸形、胎儿宫内发育迟缓及婴儿出生后贫血、肝脾大、血小板减少、黄疸及神经系统受损等多器官损害，称为"宫内感染综合征"。②出生时感染：胎儿经过产道时吸入、接触血液中的病原体或被污染的分泌物所致。③出生后感染：更常见，病原体可通过呼吸道、皮肤黏膜创面、消化道感染新生儿，带菌人员接触传播多见。

一、新生儿败血症

新生儿败血症是指病原体侵入新生儿血液循环，并生长、繁殖、产生毒素而导致的全身性炎症反应。细菌最常见。

(一)病因和发病机制

1. 病原菌 ①国内以葡萄球菌最常见，其次为大肠埃希菌。②院内感染凝固酶阴性葡萄球菌最多见，大肠埃希菌仍占据重要位置。③GBS 和李斯特菌在国内也逐渐增多。

2. 新生儿免疫特点

(1) 非特异性免疫 ①皮肤、黏膜、血-脑屏障等屏障功能差，易患细菌感染；②粒细胞产生及储备少，杀菌力低下；③淋巴结发育欠佳，不能将感染限制在局部淋巴结；④单核细胞功能低下；⑤补体成分含量低，对某些细菌抗原的调理作用差。

(2) 特异性免疫功能 ①新生儿胎龄越小，母体传来的 IgG 含量越低，早产儿更易感染；②母体不能传来 IgM 和 IgA，因此对革兰氏阴性杆菌易感；③T 细胞不能有效辅助其他细胞参与免疫反应。

★ (二)临床表现

1. 分类 根据发病时间分早发型和晚发型，两者区别见表 6-7。

表 6-7 新生儿败血症早发型与晚发型的临床特点

项目	早发型	晚发型
发病时间	7 天内	7 天后
感染时间	出生前或出生时	出生后
感染途径	母亲垂直传播	水平传播
病原体	大肠埃希菌为主	葡萄球菌、机会致病菌为主
临床特点	常伴有肺炎，暴发性起病、多器官受累	常有肺炎、脐炎等局灶性感染
病死率	高	较低

2. 症状 早期症状、体征常无特异性。出现下列情况要高度怀疑败血症：①黄疸；②肝脾大；③出血倾向；④休克：面色苍灰，皮肤大理石花纹，血压下降，毛细血管再充盈时间延长，尿少或无尿；⑤其他：中毒性肠麻痹、呕吐、腹胀、青紫、呼吸窘迫或暂停；⑥合并坏死性小肠结肠炎、肺炎、脑膜炎、骨髓炎和化脓性关节炎等。

(三)辅助检查

1. 细菌学检查

(1) 细菌培养 ①血培养应在抗生素使用之前进行，同时行厌氧菌培养以提高阳性率。②脑脊液涂片找细菌。③尿培养。④其他体液和分泌物等细菌培养，结合临床确诊败血症。

(2) 病原菌抗原及 DNA 检测病原菌。

2. 非特异性检查

(1) 血象 WBC 总数$<5\times10^9$/L 或增多（>3 天者 WBC$>20\times10^9$/L；≤3 天者 WBC>25

$\times 10^9/L$）。

（2）I/T（杆状核细胞/粒细胞数）≥0.16。

（3）PLT 计数＜$100\times 10^9/L$。

（4）CRP（C 反应蛋白）较灵敏，≥8mg/L（末梢血方法）为异常。

（5）PCT（血清降钙素原）具有更高的敏感性和特异性，＞2μg/L 为异常。

（6）IL-6（白细胞介素 6）炎症时增高，反应较 CRP 早。

★（四）诊断

具有临床表现并符合表 6-8 任意一条即可诊断。

表 6-8　新生儿败血症的诊断条件

临床诊断	确诊
1.非特异性检查≥2 条 2.血标本病原菌抗原或 DNA 检测阳性	1.血培养或无菌体腔内培养出致病菌 2.如果血培养出机会致病菌，则必须另一次血或无菌体腔或导管头培养出同种细菌

（五）治疗

★（1）抗生素治疗　用药原则：①早用药；②静脉、联合给药：病原菌不明确，根据所怀疑常见菌用药，明确后可根据药敏试验用药；③疗程足：血培养阴性，病情好转时应继续治疗5～7 天；血培养阳性，疗程≥10～14 天；有并发症者疗程应不少于 3～4 周；④注意药物毒副作用。

（2）处理严重并发症　①休克时应扩容，静滴多巴胺或多巴酚丁胺；②纠正低氧血症和酸中毒；③清除感染灶；④并发化脓性脑膜炎时减轻脑水肿。

（3）支持疗法　供给足够热量，保温，维持液体、血糖和血电解质平衡。

（4）免疫疗法　①IVIG；②重症患儿可交换输血。

（5）清除局部感染灶。

二、新生儿感染性肺炎

（一）分类及病因

1.宫内感染性肺炎（先天性肺炎）　病毒为主（RV、CMV 和 HSV 等），细菌（大肠埃希菌、肺炎克雷伯菌等）、原虫及支原体等也可见。

2.分娩过程中感染性肺炎　常见病原体有大肠埃希菌、肺炎克雷伯菌、肺炎球菌等，也有病毒、支原体。

3.出生后感染性肺炎　感染途径：①血行感染；②呼吸道途径；③医源性途径：消毒不严、手卫生不到位及机械通气。病原体以金黄色葡萄球菌、大肠埃希菌多见，机会致病菌、病毒、真菌等有增加。

（二）临床表现

1.宫内感染性肺炎　多在生后 24h 内发病，常有窒息史，复苏后有呻吟、气促、呼吸困难、体温不稳定，反应差。听诊呼吸音可为粗糙、减低或闻及湿啰音。甚至出现心力衰竭、呼吸衰竭、休克、DIC 或 PPHN，有时可发展为支气管肺发育不良。病毒性肺炎 X 线表现为间质性肺炎的改变，细菌性肺炎则为支气管肺炎表现。

2.分娩过程中感染性肺炎　不同病原体的发病时间也不同，常在数日至数周发病，细菌感染常在生后 3～5 天发病，Ⅱ型疱疹病毒感染多在 5～10 天发病，衣原体感染可在 3～12 周发病。

3.出生后感染性肺炎　表现为体温不升或发热、反应差、吐沫、气促、鼻翼扇动、发绀、三凹征等；肺部体征早期不明显，病程中出现双肺细湿啰音。参见呼吸系统疾病章节。

(三)治疗

（1）呼吸道管理　雾化吸入，定期翻身拍背，及时吸净口鼻分泌物，保持呼吸道通畅。

（2）维持正常血气　供氧或辅助通气。

（3）病原体治疗　HSV肺炎可用阿昔洛韦，CMV肺炎可用更昔洛韦治疗；细菌性肺炎者参照败血症选用抗生素；衣原体肺炎首选红霉素。

（4）支持疗法。

三、新生儿破伤风

新生儿破伤风是由破伤风杆菌侵入脐部，生长繁殖产生痉挛毒素，引起全身肌肉强直性痉挛和牙关紧闭等特征性临床表现的急性感染性疾病。

(一)病因和发病机制

破伤风杆菌是革兰氏阴性厌氧菌，接生器械消毒不严时，细菌在脐部生长繁殖产生痉挛毒素，毒素沿淋巴液和神经束扩散到中枢神经系统，兴奋神经元，引起肌肉强烈收缩，兴奋交感神经，引起血压升高、心动过速、多汗等。

(二)临床表现

（1）潜伏期　多为4～7天。

（2）起病期　早期为哭闹、吃奶困难、张口困难，"压舌板试验"阳性。

（3）痉挛期　随后发展为牙关紧闭、面肌紧张、口角上牵、呈"苦笑"面容，伴有阵发性角弓反张。喉肌和呼吸肌痉挛可引起青紫、窒息。痉挛时神志清楚为本病的特点，任何轻微刺激都可诱发痉挛发作。

（4）恢复期　1～4周后进入恢复期，完全恢复约需2～3个月。

(三)治疗

（1）护理　置于避光安静的环境，减少刺激。痉挛期应禁食，静脉营养，症状减轻后可用胃管喂养。

（2）抗毒素　TAT（破伤风抗毒素）1万～2万U静脉滴注，3000U脐周注射，越早用越好。TIG（破伤风免疫球蛋白）500U肌注。

（3）止痉药　治疗成功的关键是控制痉挛。常用：①地西泮：首选，0.3～0.5mg/kg缓慢静注，4～8h 1次。②苯巴比妥：负荷量为15～20mg/kg，缓慢静注；维持量为每天5mg/kg，每12～24h 1次，静注。③10%水合氯醛：每次0.5ml/kg胃管注入或灌肠，常作为痉挛发作时临时用药。

（4）抗生素　青霉素或甲硝唑，静脉滴注，7～10天。

（5）脐部处理　脐部用3%过氧化氢清洗，涂抹碘酒。

(四)预防

（1）执行新法接生可预防本病。

（2）接生时未严格消毒，须在24h内将脐带远端剪去一段，并重新结扎、消毒，同时肌内注射TAT 1500～3000U，或肌内注射TIG 75～250U。

四、新生儿巨细胞病毒感染

(一)临床表现

1.宫内感染（先天性感染）　①母为原发感染时，30%～50%的胎儿被感染，可引起流产、死胎、死产、早产、宫内生长迟缓，20%～30%于新生儿期死亡，60%～90%遗留有神经系统等后遗症；母为再发感染时，0.5%～3%的胎儿被感染，大部分出生时无症状，其中10%～15%遗留有听力障碍等后遗症。②常见的临床症状有肝功能损害、肝脾大、黄疸、间质性肺炎、心肌炎、呼吸窘迫、皮肤瘀斑、贫血、血小板减少、小头畸形、脑室周围钙化、脑膜脑炎、脑室扩大等。③常见后遗症有神经性耳聋、智力低下、运动发育障碍、脑性瘫痪、癫痫、支气管肺发育不良、视力障碍、牙釉质钙化不全。④新生儿出生2～3周内病毒学检测阳性。

2. 出生时或出生后感染 潜伏期4～12周，多数为亚临床感染。主要表现为间质性肺炎和肝炎，预后一般良好。早产儿还可表现为血液系统损害、单核细胞增多症、心肌炎等，死亡率可达20%。输血传播可引起致命的后果。

(二)实验室检查

(1) 病毒分离，临床少用。

(2) CMV标志物检测 在各种标本中检测出基因、典型的包涵体、病毒抗原等CMV标志物。

(3) 血清CMV-IgM、IgG、IgA抗体 新生儿生后2周内血清中检出CMV-IgM、IgA抗体是宫内感染的标志。若CMV-IgG滴度持续升高达6个月以上，也提示宫内感染。

(三)治疗

更昔洛韦是治疗症状性CMV宫内感染的首选药，每天12mg/kg，分2次静脉注射，疗程6周。副作用主要有粒细胞和血小板减少、肝肾功能损害和胃肠道并发症等。

五、先天性弓形虫感染

孕母原发性弓形虫感染，母大多不发病，但可经胎盘传播引起胎儿先天性弓形虫感染，是导致儿童中枢神经系统先天畸形及精神障碍的重要病因之一。

(一)临床表现

眼症状和中枢神经系统受损最突出，脑积水、视网膜脉络膜炎、脑室周围钙化灶是先天性弓形虫病常见的三联症。幸存者大部分遗留中枢神经系统后遗症。

(二)诊断

确诊依据：①ELISA检测血清弓形虫IgG、IgM；②PCR检测血或胎儿羊水弓形虫DNA。

(三)治疗

①乙胺嘧啶与磺胺嘧啶合用，疗程4～6周，用3～4个疗程，每疗程间隔1个月；②螺旋霉素适用于先天性弓形虫病及弓形虫感染的孕妇；③激素适于脑脊液蛋白≥10g/L者及视网膜脉络膜炎；④孕妇应进行血清学检查，孕20周前感染弓形虫应终止妊娠，中后期感染者应给予治疗。

六、新生儿衣原体感染

新生儿衣原体感染是娩出时通过感染了沙眼衣原体（CT）的产道获得。

新生儿衣原体感染以肺炎、结膜炎最常见。CT结膜炎，生后5～14天起病，结膜水肿、充血，有脓性分泌物。CT肺炎胸部X线表现为两肺气肿、伴间质和肺泡浸润，局灶性肺不张以及支气管周围炎。影像较临床症状重。以下检测可明确诊断：①下睑穹窿或结膜刮片找到胞浆内包涵体；②CT培养阳性；③检测CT抗原阳性；④特异性IgM抗体≥1∶16有诊断意义。

CT肺炎和结膜炎治疗均首选红霉素或阿奇霉素口服。衣原体结膜炎可用0.1%利福平眼药水或10%磺胺醋酰钠眼药水滴眼。

七、先天性梅毒

先天性梅毒是指母体感染梅毒螺旋体并经胎盘进入胎儿血循环所致的胎儿感染。2岁以内发病者为早期梅毒，主要是感染的直接表现；2岁后为晚期梅毒，为早期感染慢性损害或遗留的畸形。

(一)临床表现

大多数新生儿出生时无症状，于2~3周后逐渐出现。

早期先天性梅毒表现：①皮肤黏膜损害：鼻炎、皮疹呈口周、鼻翼和肛周放射状皲裂；掌、跖部见梅毒性天疱疮；②肝脾大、黄疸、肝功能受损；③骨损害：X线表现为对称性多发性骨、软骨骨膜炎改变；④全身淋巴结肿大；⑤血液系统：表现为血小板减少、白细胞增多或减少、贫血及Coombs试验阴性的溶血性贫血；⑥脑膜炎；⑦其他：多为早产、小于胎龄儿。

晚期先天性梅毒：主要为早期感染遗留的畸形或慢性损害，包括楔状齿、马鞍鼻、间质性角膜炎、智力发育迟缓、神经性耳聋等。

(二)诊断

确诊可根据：①取皮损、羊水、胎盘等病变标本，在暗视野显微镜下找到梅毒螺旋体；②性病研究实验室实验（VDRL）：作为筛查试验；③快速血浆反应素（RPR）实验：用于梅毒筛查、诊断及判断疗效；④荧光螺旋体抗体吸附试验（FTA-ABS）：特异性强，常用于确诊；⑤梅毒螺旋体颗粒凝集试验（TPPA）：特异性强，用于确诊。

(三)治疗

首选青霉素，每次5万U/kg，每12h 1次，静脉滴注，7天后改每8h 1次，共14天。青霉素过敏者，用红霉素。疗程结束后应在2个月、4个月、6个月、9个月、12个月时监测VDRL试验，直至其滴度持续下降或阴性。

减少先天性梅毒发病率的最有效措施是预防性病并及时、正规治疗孕妇梅毒。

第十二节　新生儿坏死性小肠结肠炎

新生儿坏死性小肠结肠炎（neonatal necrotizing enterocolitis，NEC）是以便血、呕吐和腹胀为主要临床表现，X线检查以肠壁囊样积气为特征的一种严重胃肠道疾病。90%~95%发生于早产儿。

一、病因和发病机制

病因与发病机制复杂，考虑下列因素共同参与所致：①早产；②肠黏膜缺氧缺血；③感染；④肠道微生态环境失调；⑤其他如肠道喂养高渗奶及和高渗药物使用。

二、病理

好发部位为回肠末端及结肠近端，重者累及全肠道。主要有肠腔充气，黏膜呈斑片状或大片坏死，肠壁程度不等的积气、出血及坏死，甚至肠壁各层均坏死和穿孔。

三、临床表现

起病时间：胎龄越小，起病越晚，一般足月儿1周，早产儿生后2~3周发病。

典型表现：胃潴留、腹胀、呕吐、腹泻及血便；查体见肠型、腹壁发红，部分患儿腹部压痛，右下腹肌紧张，肠鸣音减弱或消失。

全身表现：体温波动、呼吸暂停、呼吸窘迫、嗜睡等全身表现。

并发症：严重者常并发呼吸衰竭、败血症、DIC、休克、肠穿孔和腹膜炎等，甚至死亡。

四、辅助检查

（1）实验室检查　血常规（WBC 增高或降低，核左移，PLT 减少）；PCT 及 CRP 升高；血糖异常；代谢性酸中毒；凝血功能异常；电解质紊乱；大便检查（潜血阳性，镜下可见红细胞、白细胞、细菌培养阳性）；血培养阳性有助于诊断。

（2）腹部 X 线立位片　对诊断 NEC 有重要意义。X 线表现有肠梗阻、肠壁间隔增宽、肠壁囊样积气、门静脉充气征、肠袢固定、气腹和腹水。肠壁囊样积气和门静脉充气征为本病的特征性表现。

（3）腹部超声　高频超声诊断肠壁囊样积气和门静脉充气征更敏感。

五、诊断

①全身中毒表现；②胃肠道表现：胃潴留、血便、呕吐、腹胀、肠鸣音消失；③腹部 X 片表现：肠梗阻和肠壁积气。目前临床多采用修正 Bell-NEC 分级标准。

★六、治疗

（1）禁食及胃肠减压　疑似患儿禁食 72h，确诊病例 7～10 天，重症 14 天或更长。临床情况好转，大便潜血转阴，X 片正常后可逐渐恢复饮食。

（2）抗感染　细菌不明时可用哌拉西林或第三代头孢菌素；细菌明确时可根据细菌培养及药敏试验结果选择抗生素，如是厌氧菌选用甲硝唑，肠球菌选用万古霉素。

（3）支持疗法　维持水电解质平衡，每日液体 120～150ml/kg，禁食 3 天以上给予全静脉营养维持能量。出现休克时抗休克治疗。有凝血功能障碍时可输新鲜冰冻血浆，PLT 明显下降应输 PLT。

（4）外科治疗　严重肠坏死、穿孔时应手术治疗。

第十三节　新生儿出血症

新生儿出血症是由于维生素 K 缺乏导致体内维生素 K 依赖凝血因子活性下降的出血性疾病。

一、病因和发病机制

Ⅱ、Ⅶ、Ⅸ、Ⅹ 等凝血因子前体蛋白必须有维生素 K 依赖的辅酶参与，才能转化为凝血因子。当维生素 K 缺乏时，上述凝血因子不能羧化，无生物活性，不能参与凝血过程而致出血。

本病维生素 K 缺乏与下列因素有关：①肝脏储存量低；②合成少；③摄入少；④吸收少。

★二、临床表现

根据发病时间分为 3 型。

（1）早发型　生后 24h 之内发病，轻者仅有皮肤少许出血或脐残端渗血；严重者可表现为消化道、皮肤、头颅等多部位、多脏器出血。

（2）经典型　生后第 2～7 天发病，早产儿可迟至生后 2 周发病。表现为脐残端渗血、皮肤瘀斑、胃肠道出血等，而一般情况好，出血呈自限性。少数严重者出现失血性休克。

（3）晚发型　生后 1～3 个月发病，多见于纯母乳喂养、营养不良、慢性腹泻、肝胆疾病、长期输注全静脉营养而未补充维生素 K 者。除其他部位出血外，几乎均有颅内出血，死亡率高，幸存者可遗留神经系统后遗症。

三、辅助检查

（1）PT（凝血酶原时间）明显延长是诊断的重要指标，APTT（部分凝血活酶时间）延长，血小板正常。

（2）测定活性Ⅱ因子与Ⅱ因子总量比值＜1时提示维生素 K 缺乏。

（3）PIVKA-Ⅱ（维生素 K 缺乏诱导蛋白）测定无活性凝血酶原，阳性提示维生素 K 缺乏。

四、诊断和鉴别诊断

根据临床表现及实验室检测可诊断。应与咽下综合征、消化道出血、DIC 等鉴别。

五、治疗

给予静脉滴注维生素 K_1 1～2mg，可迅速止血。严重者可输新鲜冰冻血浆 10～20ml/kg。

六、预防

新生儿出生后应立即肌内注射维生素 K_1 0.5～1mg 1 次（早产儿连用 3 天），以预防 HDN。慢性腹泻、早产儿、长期全静脉营养、有肝胆疾病等患儿应每周静脉注射 1 次维生素 K_1 0.5～1mg。

第十四节　新生儿低血糖和高血糖

一、新生儿低血糖

★ （一）定义

新生儿低血糖指新生儿血糖＜2.2mmol/L（40mg/dL）。

（二）病因和发病机制

1. 暂时性低血糖　指低血糖持续时间不超过新生儿期。

（1）脂肪和糖原储备不足。

（2）葡萄糖消耗增加。

（3）高胰岛素血症　主要见于：①糖尿病母亲婴儿；②Rh 溶血病等引起的暂时性胰岛素升高。

2. 持续性低血糖　是指低血糖持续到婴儿或儿童期。

（1）先天性高胰岛素血症。

（2）内分泌缺陷　如先天性肾上腺皮质增生症、先天性垂体功能不全、生长激素缺乏、胰高血糖素缺乏等。

（3）遗传代谢性疾病。

（三）临床表现

（1）无症状性　低血糖时无临床症状。

（2）症状性　可出现反应差表现如嗜睡、食欲缺乏、喂养困难、青紫、呼吸暂停、低体温、昏迷；也可出现高调哭声、震颤、颤抖，甚至惊厥等过度兴奋症状。

（四）辅助检查

（1）血糖测定　床旁血糖分析仪可作为高危儿的筛查和动态监测，确诊需依据化学法测定的血糖值，治疗应在床旁血糖发现低血糖开始。

（2）持续性低血糖者应测血胰高血糖素、胰岛素、甲状腺功能、生长激素，皮质醇、血、尿氨基酸及有机酸等。

（3）高胰岛素血症时可作胰腺 CT 或 B 超检查，明确病因。

★ **（五）治疗**

不管有无症状，低血糖应及时治疗。

（1）无症状性低血糖　能进食者可先进食，监测仍低者可静脉输注葡萄糖，按 6～8mg/（kg·min）速度输注，根据每小时血糖测定结果调节输糖速度，稳定后逐渐停用。

（2）症状性低血糖　先按 1ml/min 静脉注射 10％葡萄糖 2ml/kg（200mg/kg），以后改为 6～8mg/（kg·min）维持，每小时监测血糖，正常 24h 后减慢输糖速度，48～72h 减停。持续时间较长的低血糖可加用氢化可的松或泼尼松治疗。

（3）持续性低血糖　①先天性高胰岛素血症首选二氮嗪，如无效可用奥曲肽。药物无效时需行外科手术治疗。②静脉注射或肌内注射高血糖素。③先天性代谢缺陷患儿选择特殊饮食疗法。

（六）预防

（1）避免高危因素，定期监测血糖。

（2）尽早喂养。

（3）不能经胃肠道喂养者可输注 10％葡萄糖。

二、新生儿高血糖

（一）定义

新生儿高血糖指新生儿全血血糖＞7.0mmol/L（125mg/dL），或血清葡萄糖＞8.4mmol/L（150mg/dL）。

（二）病因和发病机制

（1）血糖调节的功能不成熟　体重越轻、胎龄越小、对糖的耐受性越差。

（2）应激性　严重感染、窒息、创伤等危重状态下，可引起血儿茶酚胺、胰高糖素、皮质醇水平显著升高，导致高血糖。

（3）医源性　过快输注高浓度的葡萄糖或脂肪乳，可引起高血糖。

（4）新生儿糖尿病　多为暂时性，有家族史。

（三）临床表现

轻者可无症状；血糖显著增高者表现为高渗血症如脱水、多尿、烦渴甚至颅内出血。

（四）防治

减慢葡萄糖输注速率，密切监测血糖；纠正脱水及电解质紊乱；治疗原发病；高血糖达 14mmol/L 且不易控制者可给予胰岛素 0.05～0.1U/（kg·h）输注，每 30min 监测血糖，正常后停用。

第十五节　新生儿低钙血症

新生儿低钙血症指血清总钙＜1.75mmol/L（7mg/dL），血清游离钙＜1mmol/L（4mg/dL），是新生儿惊厥的常见原因。

一、病因和发病机制

胎盘能主动转运钙给胎儿，维持胎儿血钙较高水平，因此抑制胎儿甲状旁腺功能，即甲状旁腺素（PTH）低水平，导致新生儿出生后不能有效动员骨钙入血，加之摄入钙不足，引起新生儿低钙血症。

（1）早期低血钙　常见于早产儿、糖尿病及妊娠高血压母亲所生婴儿。

（2）晚期低血钙　常见于：①非母乳喂养新生儿；②暂时性或永久性甲状旁腺功能减退；③其他如碱血症、换血、长期利尿等。

二、临床表现

主要表现为烦躁不安、激惹、呼吸暂停、肌肉抽动及震颤，可有惊跳甚至惊厥等；查体可见腱反射增强，肌张力稍高，踝阵挛阳性。

三、辅助检查

血清游离钙＜1.0mmol/L（4mg/dL），血清总钙＜1.75mmol/L（7mg/dL），血清磷通常＞2.6mmol/L（8mg/dL）。同时检测 PTH 和血清镁水平。

★四、治疗

（1）补充钙剂　①低钙血症致惊厥或心力衰竭时，应立即缓慢（10～15min）静脉推注 10% 葡萄糖酸钙 1～2ml/kg，止惊后可口服补充钙剂 50～60mg/(kg·d)。②无惊厥者，但血清游离钙＜0.8mmol/L（BW＜1500g）或血清游离钙浓度＜1mmol/L（BW＞1500g）时，应静脉持续补充元素钙 40～50mg/(kg·d)。③新生儿患严重 RDS、感染性休克、窒息、PPHN 时，应持续静脉补钙，维持血清游离钙 1～1.4mmol/L（BW＜1500g）或 1.2～1.5mmol/L（BW＞1500g），以防低钙血症。

注意事项：因血钙浓度升高可引起心动过缓，甚至心脏停搏，故静脉推注钙剂时应密切监测心律和心率的变化，保持心率＞80 次/分。同时应防止药液外溢，避免皮下钙化和严重组织坏死。

（2）补充镁剂　使用钙剂后，仍惊厥不能控制，应检测血镁。若血镁＜0.6mmol/L（1.4mg/dL），可每次肌内注射 25% 硫酸镁 0.4ml/kg。

（3）补充维生素 D　PTH 低下者需长期口服钙剂，同时给予口服维生素 D_2 10000～25000U/d 或 1,25-$(OH)_2D_3$ 0.25～0.5μg/d。

（4）调节饮食　尽量母乳喂养或喂哺钙磷比例适当的配方乳。

第十六节　新生儿脐部疾病

一、脐炎

脐炎是指细菌侵入脐残端，并在其中繁殖所引起的急性炎症。金黄色葡萄球菌最常见。轻者每天用碘伏或 3% 过氧化氢清洗脐部 2～3 次；重者需用抗生素静脉注射；如有脓肿，则需切开引流。

二、脐疝

脐疝是由于婴儿脐环薄弱或关闭不全，腹腔脏器从脐环处向外突出到皮下。通常哭闹时脐疝外凸明显。脐疝预后良好，一年多数自然闭合。2 岁以上仍未闭合者可手术。

三、脐肉芽肿

脐肉芽肿是指断脐后创面受感染或异物刺激，局部肉芽组织增生。预后良好，轻度可一天数次用碘伏清洁肉芽组织表面，顽固肉芽组织增生者，可用硝酸银烧灼或搔刮局部。

第十七节　新生儿产伤性疾病

产伤是指分娩过程中由于机械因素对新生儿造成的损伤。常见头颅血肿、锁骨骨折、皮下出血、臂丛神经麻痹、面神经麻痹等。

一、头颅血肿

头颅血肿是由于产伤导致骨膜下血管破裂、血液积聚在骨膜下所致。常由于胎位不正、胎头吸引术或产钳助产引起。

(一)临床表现

血肿部位多为一侧头顶部，常在数小时至数天逐渐增大，血肿不超过骨缝，边界清楚，有波动感。血肿大者常引起黄疸加重及贫血，甚至可发生胆红素脑病。6～8周逐渐吸收或机化。

(二)鉴别诊断

(1) 产瘤　又称先锋头，多发生在头先露部位，由于分娩时头皮受压，循环不畅，血管通透性增加及淋巴回流受阻引起头皮水肿。边界不清、不受骨缝限制，局部头皮柔软、无波动感、压之凹陷，出生时即有，出生2～3天消失。有时与血肿并存。

(2) 帽状腱膜下出血　头颅帽状腱膜与骨膜之间的疏松组织内的出血，出血量较多，头颅呈广泛性肿胀，有波动感，可超过骨缝。眼睑、颈部和耳后皮下可见紫红色瘀斑。可出现高胆红素血症、贫血、休克等。

(三)治疗

血肿小者不需治疗；蓝光治疗高胆红素血症，继发感染抗感染治疗，必要时切开引流。

二、锁骨骨折

锁骨骨折是最常见的产伤性骨折，在胎儿娩出时转位幅度大、右侧巨大儿发生率高。骨折多发生在锁骨中段外1/3处。大部分患儿无明显症状，少数可表现为患侧上臂运动减少或被动运动时哭闹，病侧有压痛、可听到骨摩擦音，患侧拥抱反射减弱或消失。X片可确诊。锁骨青枝骨折一般无需处理，完全离断可绷带固定患肢于胸前，2周可愈合。

三、臂丛神经麻痹

臂丛神经麻痹是最常见的周围神经损伤。由于分娩时臂丛神经过度牵拉受损，巨大儿、足月多见。分为：①上臂型：第5、6颈神经根受损引起；最多见，病侧整个上臂下垂、内收，不能外展和外转；前臂内收，伸直，不能曲肘；腕、指能活动。②中臂型：由第7颈神经根损伤；前臂、腕、指、手伸展动作消失。③下臂型：颈8至胸1神经根损伤引起；腕部、手活动受限。如第1胸神经根的交感神经受损，可引起患侧 Horner 综合征。如果神经损伤轻微，1周后开始按摩和被动运动，治疗后3个月内获得改善和治愈。如为神经撕裂需手术治疗，易留有永久麻痹。

四、面神经麻痹

面神经麻痹是由于胎头在产道下降过程中，母亲骶骨或产钳助产压迫面神经受损所致，表现为损伤一侧周围性面瘫。多数预后良好，1年未恢复者需行神经修复手术治疗。

同步练习

一、选择题

1. 下列哪种不是新生儿的特殊生理状态？（　　　）

　A. 新生儿红斑和粟粒疹　　　B. "马牙""螳螂嘴"　　　C. 假月经

　D. 乳腺肿大　　　E. 新生儿胆红素脑病

2. 新生儿 Apgar 评分内容中下列哪项是无关的？（　　　）

　A. 皮肤颜色　　　B. 心率和呼吸次数　　　C. 胎龄

D. 对刺激反应　　　　　　　E. 肌张力

3. 新生儿复苏的根本措施是（　　　）。
　A. 复苏器加压给氧　　　　B. 清除呼吸道　　　　C. 吸氧
　D. 静脉注入肾上腺素　　　E. 心脏按压

4. 下列哪一点不符合病理性黄疸的特点？（　　　）
　A. 黄疸退而复现或进行性加重　　　　　B. 黄疸在生后24h内出现
　C. 血清胆红素＜221μmol/L（12.9mg/dL）　　D. 黄疸持续时间超过20天
　E. 黄疸伴精神萎靡，反应差

5. 下列哪项不是急性HIE治疗的主要手段？（　　　）
　A. 呼吸支持，血压支持，血糖支持　　　B. 控制惊厥，控制脑干症状
　C. 亚低温治疗　　　　　　　　　　　　D. 康复治疗
　E. 控制脑水肿

6. 新生儿MAS的病理生理不包含哪项？（　　　）
　A. 不均匀气道阻塞　　　　B. 化学性炎症　　　　C. 清亮羊水吸入
　D. 肺表面活性物质灭活　　E. 肺动脉高压

7. 晚发维生素K缺乏致新生儿出血症，常见的表现是（　　　）。
　A. 消化道出血　　　　　　B. 鼻出血　　　　　　C. 血尿
　D. 咯血　　　　　　　　　E. 颅内出血

8. 新生儿NEC临床表现不包含（　　　）。
　A. 腹泻　　　　　　　　　B. 便秘　　　　　　　C. 腹胀
　D. 便血　　　　　　　　　E. 呕吐

9. 控制新生儿破伤风惊厥首选（　　　）。
　A. 苯巴比妥　　　　　　　B. 地西泮　　　　　　C. 水合氯醛
　D. 苯妥英钠　　　　　　　E. 卡马西平

10. 关于RDS描述，错误的是（　　　）。
　A. 早产儿多见　　　　　　B. 可用表面活性物质　　C. 早用CPAP
　D. 生后3天出现呼吸困难　　E. 可有呼吸音低

二、问答题

1. 简述新生儿复苏方案。
2. 病理性黄疸有哪些特点？
3. 症状性低血糖如何处理？

三、病例分析题

　　刘某某，女，19天，因"皮肤黄染17天"入院。患儿系胎龄39^{+6}周顺产娩出，出生体重2.55kg。生后第三天开始出现黄疸，未予重视，皮肤黄染逐渐加重，今于我科门诊就诊。

1. 该患儿应考虑什么原因？（单选或多选）（　　　）
　A. 生理性黄疸　　　　　　B. 病理性黄疸　　　　C. 阻塞性黄疸
　D. 肝炎性黄疸　　　　　　E. 以上都不是

2. 患儿需进一步完善哪些检查？（单选或多选）（　　　）
　A. 肝功能　　　　　　　　B. G-6-PD检测　　　　C. Coombs实验
　D. 血分析　　　　　　　　E. 以上都是

　　入院后辅助检查：胆红素三项：总胆红素246.5μmol/L，非结合胆红素244.2μmol/L，结合

胆红素 $2\mu mol/L$。血分析：白细胞 $6.17\times10^9/L$，红细胞 $5.81\times10^{12}/L$，中性粒细胞比率 27.6，淋巴细胞比率 59.8，血红蛋白 $171g/L$，血小板（仪器法）$451\times10^9/L$。降钙素原 $<0.05ng/ml$。葡萄糖-6-磷酸脱氢酶正常、肝功能正常、其他结果未出。

3. 该患儿有哪些病理性黄疸的表现？（单选或多选）（　　）

    A. 结合胆红素 $>2\mu mol/L$　　　B. 持续时间：足月儿 >2 周

    C. 生后 24h 内出现黄疸　　　　D. 每天上升 $>85\mu mol/L$（5mg/dL）

    E. 总胆红素 $246.5\mu mol/L$，非结合胆红素 $244.2\mu mol/L$

4. 该患儿目前首选哪项治疗？（单选或多选）（　　）

    A. 换血　　　　　　　　　B. 输白蛋白　　　　　　　C. 蓝光治疗

    D. 输丙种球蛋白治疗　　　E. 中药治疗

参考答案

一、选择题

1. E　2. C　3. B　4. C　5. D　6. C　7. E　8. B

9. B　10. D

二、问答题

1. 答：采用 ABCDE 复苏方案。A：清理呼吸道；B：建立呼吸；C：维持正常循环；D：药物治疗；E：评估。A 是根本，B 是关键，呼吸、血氧饱和度和心率是窒息复苏评估的三大指标。应遵循：评估→决策→措施，不断循环往复，直到复苏完成。

2. 答：①早：生后 24h 内出现黄疸；②高：血清总胆红素超过日龄标准；③长：足月儿 >2 周，早产儿 >4 周；④复：退而复现；⑤直：结合胆红素 $>34\mu mol/L$；⑥快：每天上升 $>85\mu mol/L$（5mg/dL）。有一项者可诊断为病理性黄疸。

3. 答：先按 1ml/min 静脉注射 10% 葡萄糖 2ml/kg（200mg/kg），以后改为 $6\sim8mg/(kg\cdot min)$ 维持，每小时监测血糖，正常 24h 后减慢输糖速度，48～72h 减停。持续时间较长的低血糖可加用氢化可的松或泼尼松治疗。

三、病例分析题

1. B　2. E　3. BE　4. C

（廖红群）

第七章 免疫性疾病

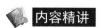 学习目的

1. 掌握 原发性免疫缺陷病的共同临床表现、诊断标准、实验室检查与治疗；风湿热的临床表现、诊断标准、治疗及预防；过敏性紫癜的临床表现、诊断和治疗；川崎病的临床表现、诊断标准和治疗。

2. 熟悉 我国较常见的几种免疫缺陷病；继发性免疫缺陷病病因、临床表现；幼年特发性关节炎的临床表现、诊断和治疗原则。

3. 了解 风湿性疾病概述。

内容精讲

第一节 概 述

免疫是机体的生理性保护机制，其本质为识别自身，排除异己；具体功能包括防御感染，清除衰老、损伤或死亡的细胞，识别和清除突变细胞。免疫功能失调可致异常免疫反应，即变态反应、自身免疫反应、免疫缺陷和发生恶性肿瘤。

第二节 原发性免疫缺陷病

免疫缺陷病（immunodeficiency disease，ID）是指因免疫细胞和免疫分子发生缺陷而引起的机体抗感染免疫功能低下或免疫功能失调的一组临床综合征。由不同基因缺陷如基因突变、缺失导致免疫系统功能损害的疾病，称为原发性免疫缺陷病（primary immunodeficiency disease，PID）；出生后环境因素影响免疫系统，称为继发性免疫缺陷病（secondary immunodeficiency disease，SID）。

一、原发性免疫缺陷病的分类

目前 PID 共分为 8 大类，即 T 细胞和 B 细胞联合免疫缺陷、以抗体为主的免疫缺陷、其他已明确定义（基因表型）的免疫缺陷综合征、免疫调节失衡性疾病、先天性吞噬细胞数量和（或）功能缺陷、天然免疫缺陷、自身炎症反应性疾病和补体缺陷。

我国常见的几种 PID：X 连锁无丙种球蛋白血症；X 连锁高免疫球蛋白 M 血症；湿疹、血小板减少伴免疫缺陷综合征；慢性肉芽肿病；严重联合免疫缺陷病和常见变异型免疫缺陷病。

二、原发性免疫缺陷病的共同临床表现

① 反复和慢性感染。

② 肿瘤和自身免疫性疾病。

③ 其他临床表现。

三、原发性免疫缺陷病的诊断

1. 病史和体检

（1）过去史　脐带延迟脱落是 I 型白细胞黏附分子缺陷（LAD1）的重要线索。严重麻疹或水痘病程提示细胞免疫缺陷。了解有无引起继发性免疫缺陷病的因素、有无输血、血制品和移植物抗宿主反应（GVHR）史。

（2）家族史　患儿家族可能发现因感染致早年死亡的成员。应对患儿家族进行家系调查。

2. 体格检查　严重或反复感染可致体重下降、发育滞后、营养不良、轻中度贫血和肝脾大。

★3. 实验室检查　反复不明原因的感染和阳性家族史提示原发性免疫缺陷病的可能性，确诊该病必须有相应的实验室检查依据，明确免疫缺陷的性质。其中初筛试验在疾病的初期筛查过程中尤其重要。

（1）Ig 测定　包括血清 IgG、IgM、IgA 和 IgE。一般而言，年长儿和成人总 Ig>6g/L 属正常；总 Ig<4g/L 或 IgG<2g/L 提示抗体缺陷；总 Ig 为 4～6g/L 或 IgG 2～4g/L 者为可疑的抗体缺陷。

（2）抗 A 和抗 B 同族凝集素　代表 IgM 类抗体功能，正常情况下，生后 6 个月婴儿抗 A，抗 B 滴度至少为 1：8。

（3）抗链球菌溶血素 O（ASO）和嗜异凝集素滴度　代表 IgG 类抗体，一般人群嗜异凝集素滴度均>1：10。ASO 效价一般较低，若血清 ASO 在 12 岁后仍低于 50 单位可提示 IgG 抗体反应缺陷。

（4）分泌型 IgA 水平　分泌型 IgA 缺乏常伴有选择性 IgA 缺乏症。一般测定唾液、泪、鼻分泌物和胃液中分泌型 IgA。

（5）外周血淋巴细胞绝对计数　外周血淋巴细胞 80% 为 T 细胞，因此外周血淋巴细胞绝对计数可代表 T 细胞数量，正常值为（2～6）×10^9/L；<2×10^9/L 为可疑 T 细胞减少，<1.5×10^9/L 则可确诊。

（6）胸部 X 线片　婴幼儿期缺乏胸腺影者提示 T 细胞功能缺陷。

（7）迟发皮肤过敏试验（DCH）　代表 TH1 细胞功能。抗原皮内注射 24～72h 后局部出现红斑及硬结为阳性结果，提示 TH1 细胞功能正常。

（8）四唑氮蓝染料（NBT）试验　正常人内毒素刺激中性粒细胞后，还原率>90%，慢性肉芽肿病患者<1%。疾病携带者则呈嵌合体。

（9）补体 CH$_{50}$ 活性、C$_3$ 和 C$_4$ 水平。

（10）基因突变分析和产前诊断　多数 PID 为单基因遗传，对疾病编码基因的序列分析可发现突变位点和形式，用于确诊、家系调查及产前诊断。

★四、原发性免疫缺陷病的治疗

1. 一般治疗　T 细胞缺陷患儿，不宜输血或新鲜血制品，以防发生 GVHR。若必须输血或新鲜血制品时，应先将血液进行放射照射。严重免疫缺陷患者禁用活疫苗。

2. 替代治疗

（1）静脉注射丙种球蛋白　仅限用于低 IgG 血症，需终身用药。

（2）高效价免疫血清球蛋白　用于预防高危患儿。

（3）血浆　除有 IgG 外，尚含有 IgM、IgA、补体和其他免疫活性成分。

（4）其他替代治疗　新鲜白细胞、细胞因子治疗、酶替代治疗等。

3. 免疫重建　免疫重建是采用正常细胞或基因片段植入患者体内，使之发挥其功能，以持久地纠正免疫缺陷病。如胸腺组织移植、干细胞移植等。

4.基因治疗　尚处于临床试验阶段。

第三节　继发性免疫缺陷病

1.病因　继发性免疫缺陷病（SID）是出生后因不利的环境因素导致免疫系统暂时性功能障碍，一旦不利因素被纠正，免疫功能即可恢复正常。营养紊乱是儿童时期最常见的SID的原因。

2.临床表现和处理　最常见的SID的临床表现为反复呼吸道感染，亦有胃肠道感染者，一般症状较轻，但反复发作。反复感染尤其是胃肠道感染可引起更严重的营养吸收障碍而加重营养不良，形成“营养不良—免疫功能下降—感染—加重营养不良”的恶性循环。SID的治疗原则是治疗原发性疾病，去除诱发因素。

第四节　风湿性疾病概述

风湿性疾病是一组病因不明的自身免疫性疾病，因主要累及不同脏器的结缔组织，故曾称为结缔组织病。一般认为风湿性疾病的发病机制均为感染原刺激具有遗传学背景的个体，发生异常的自身免疫反应。

第五节　风　湿　热

风湿热（rheumatic fever，RF）是一种由咽喉部感染A组乙型溶血性链球菌后发生的急性或慢性风湿性疾病，可反复发作，临床表现以关节炎和心脏炎为主，可伴有发热、皮疹、皮下结节、舞蹈病等。

一、病因和发病机制

1.病因　风湿热是患A组乙型溶血性链球菌咽峡炎后的晚期并发症。影响本病发生的因素有：①链球菌在咽峡部存在时间愈长，发病的机会愈大；②特殊的致风湿热A组溶血性链球菌菌株；③患儿的遗传学背景。

2.发病机制

（1）分子模拟　A组乙型溶血性链球菌的各种抗原分子结构与机体器官抗原存在同源性，机体的抗链球菌免疫反应可与人体组织产生免疫交叉反应，导致器官损害，是风湿热发病的主要机制。

（2）自身免疫反应。

（3）遗传背景。

（4）毒素。

二、病理

（1）急性渗出期　受累部位如心脏、关节、皮肤等结缔组织变性和水肿，淋巴细胞和浆细胞浸润。

（2）增生期　主要发生于心肌和心内膜（包括心瓣膜），特点为形成风湿小体（Aschoff小体），是诊断风湿热的病理依据，表示风湿活动。

（3）硬化期　风湿小体中央变性和坏死物质被吸收，炎症细胞减少，纤维组织增生和瘢痕形成。

★三、临床表现

急性风湿热发生前 1～6 周有链球菌咽峡炎病史。临床主要表现为心脏炎、游走性多发性关节炎、舞蹈病、皮下小结和环形红斑，发热和关节炎是最常见的主诉。

(1) 一般表现 急性起病者发热在 38～40℃，1～2 周后转为低热。隐匿起病者仅为低热或无发热。

(2) 心脏炎 首次风湿热发作时，一般于起病 1～2 周内出现心脏炎的症状。初次发作时以心肌炎和心内膜炎最多见，同时累及心肌、心内膜和心包膜者，称为全心炎。

(3) 关节炎 典型病例为游走性多发性大关节炎，以膝、踝、肘、腕等大关节为主。表现为关节红、肿、热、痛，活动受限。每个受累关节持续数日后自行消退，愈后不留畸形，但此起彼伏，可延续 3～4 周。

(4) 舞蹈病 表现为全身或部分肌肉的不自主快速运动，病程 1～3 个月，个别病例 1～2 年内反复发作。

(5) 皮肤症状 环形红斑、皮下小结。

四、辅助检查

(1) 链球菌感染证据 ①咽拭培养可发现 A 组乙型溶血性链球菌；②血清抗链球菌溶血素 O (ASO) 滴度升高，同时测定抗脱氧核糖核酸酶 B (Anti-DNase B)、抗链球菌激酶 (ASK)、抗透明质酸酶 (AH) 则阳性率可提高到 95%。

(2) 风湿热活动指标 包括：①白细胞计数和中性粒细胞增高；②血沉增快；③C 反应蛋白阳性、$\alpha 2$ 球蛋白和黏蛋白增高。

五、诊断和鉴别诊断

★1. Jones 诊断标准 见表 7-1，在确定链球菌感染证据的前提下，有两项主要表现或一项主要表现伴两项次要表现即可作出诊断。2002～2003 年 WHO 标准对风湿热进行了分类诊断，并作出了如下改变：①对伴有风湿性心脏病的复发性风湿热的诊断明显放宽，只需具有 2 项次要表现及前驱链球菌感染的证据即可确立诊断；②对隐匿发病的风湿热心脏炎和舞蹈病的诊断也放宽，不需要其他主要表现，即使前驱链球菌感染证据缺如，也可作出诊断；③对多关节炎、多关节痛或单关节炎可能发展为风湿热给予重视，以避免误诊或漏诊。

表 7-1 修订的 Jones 诊断标准

主要表现	次要表现	链球菌感染证据
1. 心脏炎	临床表现	1. 近期患过猩红热
(1) 杂音	(1) 既往风湿热病史	2. 咽拭子培养溶血性链球菌阳性
(2) 心脏增大	(2) 关节痛[①]	3. ASO 或风湿热抗链球菌抗体增高
(3) 心包炎	(3) 发热	
(4) 充血性心力衰竭		
2. 多发性关节性	实验室检查	
3. 舞蹈病	(1) ESR 增快，CRP 阳性，白细胞增多，贫血	
4. 环形红斑	(2) 心电图[②]：PR 间期延长，QT 间期延长	
5. 皮下小节		

①如关节炎已列为主要表现，则关节痛不能作为 1 项次要表现。

②如心脏炎已列为主要表现，则心电图不能作为 1 项次要表现。如有前驱的链球菌感染证据，并有 2 项主要表现或 1 项主要表现加 2 项次要表现者，高度提示可能为急性风湿热。但对以下 3 种情况，又缺乏风湿热病因者，可不必严格遵循上述诊断标准，即：以舞蹈病为唯一临床表现者；隐匿发病或缓慢发生的心脏炎；有风湿热史或现患风湿性心脏病，当再感染 A 组链球菌时，有风湿热复发风险者。

2. 鉴别诊断

（1）与风湿性关节炎的鉴别　如幼年特发性关节炎、急性化脓性关节炎等。

（2）与风湿性心脏病的鉴别　如感染性心内膜炎、病毒性心肌炎。

★六、治疗

1. 休息　急性期无心脏炎患儿卧床休息 2 周，随后逐渐恢复活动，于 2 周后达正常活动水平；心脏炎无心力衰竭患儿卧床休息 4 周，随后于 4 周内逐渐恢复活动；心脏炎伴充血性心力衰竭患儿则需卧床休息至少 8 周，在以后 2～3 个月内逐渐增加活动量。

2. 清除链球菌感染　应用青霉素 80 万单位肌注，每日 2 次，持续 2 周。

3. 抗风湿治疗　心脏炎时宜早期使用糖皮质激素，泼尼松每日 2mg/kg，分次口服，2～4 周后减量，总疗程 8～12 周。无心脏炎的患儿可用阿司匹林，每日 100mg/kg，分次服用，2 周后逐渐减量，疗程 4～8 周。

4. 其他治疗　有充血性心力衰竭时应视为心脏炎复发，及时给予大剂量静脉注射糖皮质激素，应慎用或不用洋地黄制剂，以免发生洋地黄中毒。

七、预防和预后

每 3～4 周肌内注射苄星青霉素 120 万单位，预防注射期限至少 5 年，最好持续至 25 岁；有风湿性心脏病者，宜作终身药物预防。

第六节　幼年特发性关节炎

幼年特发性关节炎（juvenile idiopathic arthritis，JIA）是以慢性关节滑膜炎为主要特征，伴全身多脏器功能损害。近十多年将"儿童时期（16 岁以下）不明原因关节肿胀，疼痛持续 6 周以上者"，命名为幼年特发性关节炎（JIA）。

一、病因和发病机制

病因至今尚不明确，可能与感染因素、遗传因素和免疫学因素有关。

★二、JIA 的分类及临床表现

1. 全身型幼年特发性关节炎　每次发热至少 2 周以上，伴有关节炎，同时伴随以下 1～4 项中的一项或更多症状：①短暂的、非固定的红斑样皮疹；②淋巴结肿大；③肝脾大；④浆膜炎；⑤应排除下列情况：银屑病患者；6 岁以上 HLA-B27 阳性的男性关节炎患儿；家族史中一级亲属有 HLA-B27 相关的疾病；两次类风湿因子阳性，两次间隔时间至少为 3 个月。

2. 多关节型（类风湿因子阴性）　发病最初 6 个月有 5 个及以上关节受累，类风湿因子阴性。

3. 多关节型（类风湿因子阳性）　发病最初 6 个月有 5 个及以上关节受累，类风湿因子阳性。

4. 少关节型关节炎　发病最初 6 个月有 1～4 个关节受累。疾病又分为两个亚型：①持续型少关节型 JIA；②扩展型少关节型 JIA。

5. 与附着点炎症相关的关节炎　关节炎合并附着点炎症或关节炎或附着点炎症，伴有以下情况中至少 2 项：①骶髂关节压痛或炎症性腰骶部及脊柱疼痛，而不局限在颈椎；②HLA-B27 阳性；③6 岁以上的男性患儿；④家族史中一级亲属有 HLA-B27 相关的疾病（强直性脊柱炎、与附着点炎症相关的关节炎、急性前葡萄膜炎或骶髂关节炎）。

6. 银屑病性关节炎　1 个或更多的关节炎合并银屑病，或关节炎合并以下任何 2 项：①指（趾）炎；②指甲凹陷或指甲脱离；③家族史中一级亲属有银屑病。

7. 未定类的幼年特发性关节炎　不符合上述任何一项或符合上述两项以上类别的关节炎。

★三、诊断

1. 辅助诊断 实验室检查的任何项目都不具备确诊价值，但可帮助了解疾病程度和除外其他疾病。

（1）炎症反应的证据 血沉明显加快，但少关节型患者的血沉结果多数正常。在多关节型和全身型患者中急性期反应物（C 反应蛋白、IL-1 和 IL-6 等）增高。

（2）自身抗体 类风湿因子（RF）、抗核抗体（ANA）可阳性。

（3）其他检查 关节液分析和滑膜组织学检查；血常规；X 线检查；其他影像学检查。

2. 诊断依据 JIA 的诊断主要依靠临床表现，采用排除诊断法。

（1）定义 16 岁以下儿童不明原因关节肿胀，持续 6 周以上者，诊断为幼年特发性关节炎。必须除外教材内鉴别诊断中的疾病。

（2）分类 参考上述各型幼年特发性关节炎的分类定义。

（3）注意重型并发症的诊断，即巨噬细胞活化综合征（MAS）。

★四、治疗

JIA 的治疗原则是：控制病变的活动度，减轻或消除关节疼痛和肿胀；预防感染和关节炎症的加重；预防关节功能不全和残废；恢复关节功能及生活与劳动能力。

1. 一般治疗 参加适当的运动，配合心理治疗，定期复查。

2. 药物治疗

（1）非甾体抗炎药。

（2）缓解病情抗风湿药。

（3）肾上腺皮质激素 虽可减轻 JIA 关节炎症状，但不能阻止关节破坏，长期使用不良反应太大，而一旦停药将会严重复发。因此，糖皮质激素不作为首选或单独使用的药物，应严格掌握指征。临床应用适应证：全身型、多关节型、少关节型、虹膜睫状体炎。

（4）免疫抑制剂 环孢素 A、环磷酰胺、雷公藤等。

（5）其他 如大剂量 IVIG、抗肿瘤坏死因子-α 单克隆抗体、中药等。

3. 理疗 对保持关节活动、肌力强度是极为重要的。

第七节　过敏性紫癜

过敏性紫癜（anaphylactoid purpura）是以小血管炎为主要病变的系统性血管炎。临床特点为血小板不减少性紫癜，常伴关节肿痛、腹痛、便血、血尿和蛋白尿。

一、病因

本病的病因尚未明确，食物过敏（蛋类、乳类、豆类等），药物（阿司匹林、抗生素等）、微生物（细菌、病毒、寄生虫等）、疫苗接种、麻醉、恶性病变等与过敏性紫癜发病可能有关，近年研究表明 A 组溶血性链球菌感染是诱发本病的重要原因。

二、发病机制

各种刺激因子，包括感染因素和环境因素作用于具有遗传背景的个体，激发 B 细胞克隆扩增，导致 IgA 介导的系统性血管炎。

三、病理

过敏性紫癜的病理变化为广泛的白细胞碎裂性小血管炎，以毛细血管炎为主。病变主要累及皮肤、肾脏、关节及胃肠道。过敏性紫癜肾炎的病理改变：轻者可为轻度系膜增生、微小病变、局灶性肾炎，重者为弥漫增殖性肾炎伴新月体形成。

★四、临床表现

（1）皮肤紫癜　反复出现皮肤紫癜为本病特征，多见于四肢及臀部，对称分布，伸侧较多，高出皮面，压之不褪色，紫癜容易反复出现。部分病例可伴有荨麻疹和血管神经性水肿。

（2）胃肠道症状　约见于 2/3 病例，以阵发性剧烈腹痛为主，可伴呕吐，部分患儿可有黑便或血便，偶见并发肠套叠、肠梗阻或肠穿孔者。

（3）关节症状　膝、踝、肘、腕等大关节肿痛，活动受限。可在数日内消失，不遗留后遗症。

（4）肾脏症状　约见于 30％～60％病例，患儿出现血尿、蛋白尿和管型尿，伴血压增高及水肿，称为紫癜性肾炎；大多数都能完全恢复，少数发展为慢性肾炎，死于慢性肾功能衰竭。

（5）其他表现　偶可发生颅内出血、心肌炎、心包炎、喉头水肿、哮喘等。

五、辅助检查

无特异性诊断试验。

六、诊断和鉴别诊断

具备典型皮疹紫癜，同时伴有以下四项之一者可以确诊，四项标准包括弥漫性腹痛、关节痛、任何部位活检显示 IgA 免疫复合物沉积、肾损害。鉴别诊断主要是免疫性血小板减少性紫癜。

★七、治疗

1.一般治疗　卧床休息，积极寻找和避免接触过敏原；有荨麻疹或血管神经性水肿时，应用抗组胺药和钙剂；腹痛时应用解痉药，消化道出血时应禁食，可静脉滴注西咪替丁每日 20～40mg/kg，必要时输血。

2.糖皮质激素和免疫抑制剂　糖皮质激素对腹痛和关节痛可予缓解，但不能预防肾脏损害的发生，亦不能影响预后，适用于出现消化道出血、血管性水肿、严重关节炎患儿。重症过敏性紫癜肾炎可加用免疫抑制剂。

3.抗凝治疗　阿司匹林、肝素、尿激酶等。

八、预后

本病预后一般良好，少数发展为慢性肾炎，出现慢性肾功能不全。

第八节　川崎病

川崎病（Kawasaki disease，KD）又称黏膜皮肤淋巴结综合征，约 15％～20％未经治疗的患儿发生冠状动脉损害。

一、病因和发病机制

尚不清楚。

二、病理

本病病理变化为全身性血管炎，易累及冠状动脉。病理过程可分为四期。

★三、临床表现

（1）主要表现　①发热，体温达 39℃以上，抗生素治疗无效；②球结合膜充血；③唇及口腔表现（口唇皲裂、黏膜充血、草莓舌）；④手足症状（急性期掌跖红斑、手足硬性水肿；恢复期指、趾端膜状脱皮）；⑤皮肤表现（多形性红斑、猩红热样皮疹）；⑥颈淋巴结肿大。

（2）心脏表现　可出现心包炎、心肌炎、心内膜炎、心律失常。发生冠状动脉瘤或狭窄者，可无临床表现，少数可有心肌梗死的症状。心肌梗死和冠状动脉瘤破裂可致心源性休克甚至猝死。3岁以下的男孩、红细胞沉降率、血小板、C反应蛋白明显升高是冠状动脉病变的高危因素。

四、辅助检查

（1）血液检查　周围血白细胞增高，以中性粒细胞为主，伴核左移。轻度贫血，血小板早期正常，第2～3周时增多。血沉增快，C反应蛋白升高。

（2）免疫学检查　血清IgG、IgM、IgA、IgE和血循环免疫复合物升高。

（3）心电图　早期示非特异性ST-T变化；心包炎时可有广泛ST段抬高和低电压；心肌梗死时ST段明显抬高、T波倒置及异常Q波。

（4）胸部平片　可示肺部纹理增多、模糊或有片状阴影，心影可扩大。

（5）超声心动图　急性期可见心包积液，左心室内径增大，二尖瓣、主动脉瓣或三尖瓣反流；可有冠状动脉异常，如冠状动脉扩张（直径3～4mm为轻度；4～7mm为中度）、冠状动脉瘤（直径≥8mm）、冠状动脉狭窄。

（6）冠状动脉造影　超声波检查有多发性冠状动脉瘤或心电图有心肌缺血表现者，应进行冠状动脉造影，以观察冠状动脉病变程度，指导治疗。

★五、诊断

1. 诊断标准　见表7-2。

表7-2　川崎病的诊断标准

发热5天以上，伴下列5项临床表现4项者，排除其他疾病后，即可诊断为川崎病：
（1）四肢变化：急性期掌跖红斑，手足硬性水肿；恢复期指趾端膜状脱皮
（2）多形性皮疹
（3）眼结合膜充血，非化脓性
（4）唇充血皲裂，口腔黏膜弥漫充血，舌乳头突起、充血呈草莓舌
（5）颈部淋巴结肿大

注：如5项临床表现中不足4项，但超声心动图有冠状动脉损害，亦可确诊为川崎病。

2. IVIG非敏感型KD　多数认为，KD患儿在发病10天内接受IVIG 2g/kg治疗，无论一次或分次输注48h后体温仍高于38℃，或给药2～7天（甚至2周）后再次发热，并符合至少一项KD诊断标准者，可考虑为IVIG非敏感型KD。

★六、治疗

1. 阿司匹林　每日30～50mg/kg，分2～3次服用，热退后3天逐渐减量至每日3～5mg/kg，维持6～8周。如有冠状动脉病变时，应延长用药时间，直至冠状动脉恢复正常。

2. 静脉注射丙种球蛋白（IVIG）　剂量为1～2g/kg于8～12h静脉缓慢输入，宜于发病早期（10天以内）应用。应同时合用阿司匹林。

3. 糖皮质激素　不宜单独应用。IVIG治疗无效的患儿可考虑使用糖皮质激素，可与阿司匹林和双嘧达莫合并应用。

4. 其他治疗　抗血小板聚集、对症治疗和心脏手术。

5. IVIG非敏感型KD的治疗　继续IVIG治疗或糖皮质激素联用阿司匹林治疗。

同步练习

一、选择题

1. 风湿热持续性损伤的器官是（　　）。
   A. 关节　　　　　　　　　B. 肾　　　　　　　　　C. 冠状动脉
   D. 心脏　　　　　　　　　E. 肺

2. 不属于风湿热的主要表现的是（　　）。
   A. 发热　　　　　　　　　B. 关节炎　　　　　　　C. 心脏炎
   D. 舞蹈病　　　　　　　　E. 环形红斑

3. 川崎病患儿出院 2 个月后猝死在家中，其最可能的死因是（　　）。
   A. 心肌炎　　　　　　　　B. 脑栓塞　　　　　　　C. 脑出血
   D. 心包炎　　　　　　　　E. 冠状动脉瘤破裂

4. 治疗风湿性心肌炎的首选药物是（　　）。
   A. 阿司匹林　　　　　　　B. 双氯芬酸钠　　　　　C. 吲哚美辛
   D. 布洛芬　　　　　　　　E. 肾上腺皮质激素

5. 过敏性紫癜的肾上腺皮质激素应用指征有以下哪些？（　　）
   A. 消化道出血　　　　　　B. 关节肿痛
   C. 血管性水肿　　　　　　D. 急进性肾炎

6. 过敏性紫癜的肾上腺皮质激素的作用有哪些？（　　）
   A. 缓解剧烈腹痛　　　　　B. 缓解关节肿痛
   C. 改善预后　　　　　　　D. 防止出现紫癜性肾炎

7. 明确诊断后需要尽早静脉注射丙种球蛋白（IVIG）的疾病有哪些？（　　）
   A. 过敏性紫癜　　　　　　B. 特发性血小板减少性紫癜
   C. 幼年特发性关节炎　　　D. 川崎病

8. 风湿热活动指标有以下哪些？（　　）
   A. 血沉增快　　　　　　　B. 白细胞计数明显升高　　C. ASO 升高
   D. 黏蛋白升高　　　　　　E. C 反应蛋白升高

9. 原发性免疫缺陷病的共同临床表现有哪些？（　　）
   A. 反复和慢性感染　　　　B. 肿瘤
   C. 自身免疫性疾病　　　　D. 其他临床表现

二、问答题

1. 风湿热的临床表现有哪些？
2. 简述风湿热的诊断标准。
3. 川崎病的临床表现有哪些？

三、病例分析题

患儿男孩，6 岁，因双下肢皮肤紫癜伴关节肿痛 3 天入院。入院时查体：神志清楚，精神可，双下肢皮肤可见紫癜，双侧踝关节肿痛，活动受限，心肺正常。查血常规：RBC 3.5×10^{12}/L，Hb 120g/L，WBC 8.0×10^9/L，BPC 230×10^9/L。

1. 该患儿首先考虑什么诊断？（　　）
   A. 特发性血小板减少性紫癜　　B. 过敏性紫癜

C. 风湿热　　　　　　　　D. 幼年类风湿关节炎

2. 治疗上首选用药是什么？（　　）

A. 抗生素　　　　　　　　B. 肾上腺皮质激素

C. 丙种球蛋白　　　　　　D. 抗组胺药

参考答案

一、选择题

1. D　2. A　3. E　4. E　5. ABCD　6. AB　7. BD

8. ABDE　9. ABCD

二、问答题

1. 答：急性风湿热发生前 1～6 周有链球菌咽峡炎病史。临床主要表现为心脏炎、关节炎、舞蹈病、皮下小结和环形红斑，发热和关节炎是最常见的主诉。

2. 答：Jones 诊断标准，见文中表 7-1。

3. 答：（1）主要表现　①发热；②球结合膜充血；③唇及口腔表现（口唇皲裂、黏膜充血、草莓舌）；④手足症状（急性期掌跖红斑、手足硬性水肿；恢复期指、趾端膜状脱皮）；⑤皮肤表现（多形性红斑、猩红热样皮疹）；⑥颈淋巴结肿大。

（2）心脏表现　可出现心包炎、心肌炎、心内膜炎、心律失常和冠状动脉损害。

三、病例分析题

1. B　2. D

（张小玲）

第八章 感染性疾病

 学习目的

1. 掌握 典型麻疹的临床表现、早期诊断要点及防治原则；水痘的临床表现；传染性单核细胞增多症的临床表现；流行性腮腺炎的并发症；手足口病的临床表现。脓毒性休克的诊断标准及液体复苏治疗。结核菌素试验结果判断标准及其临床意义；结核病的药物治疗；原发型肺结核的临床表现、诊断及治疗；结核性脑膜炎的临床表现、诊断及治疗。

2. 熟悉 麻疹的流行病学特点、常见并发症和常见出疹性疾病的鉴别要点；脊髓灰质炎的临床表现及预防；水痘的治疗及预防；流行性腮腺炎的临床表现、治疗及预防。脓毒症的临床表现及抗菌治疗。急性粟粒性肺结核的诊断。蛔虫病、蛲虫病的临床表现及治疗。

3. 了解 假丝酵母菌病的临床表现；隐球菌病的临床表现；抗真菌治疗。

 内容精讲

第一节 病毒感染

一、麻疹

(一)病原学

麻疹病毒属副黏病毒科。人是唯一宿主。病毒不耐热，对紫外线及消毒剂均敏感，但在低温中能较长时间存活。

★ (二)流行病学

(1) 传染源 麻疹患者。

(2) 传播途径 主要通过喷嚏、咳嗽等由飞沫传播。密切接触者或直接接触患者鼻咽分泌物亦可传播。

(3) 传染期 麻疹病人自出疹前后 5 天均有传染性，如有并发症，传染性可延长至出疹后 10 天。

(4) 易感人群 未患麻疹或免疫接种者，普遍易感。感染后获终身免疫。

★ (三)临床表现

典型麻疹可分为以下四期。

(1) 潜伏期 接触后 6～18 天。

(2) 前驱期 一般为 3～4 天。特点为：①发热。②流涕、结膜充血、眼睑水肿、流泪及畏光等卡他症状。③麻疹黏膜斑（Koplik 斑）：是早期特异性体征。在发疹前 24～48h 出现，开始仅在对着上下磨牙相对应的颊黏膜上，可见直径约 1.0mm 灰白色小点，外有红色晕圈，常在 1～2 天内迅速增多，可累及整个颊黏膜并蔓延至唇部黏膜，于出疹后逐渐消失，可留有暗红色小点。④部分病例可有一些非特异性症状。

（3）出疹期 多在发热后 3～4 天出皮疹，体温可高至 40℃ 以上，咳嗽及全身中毒症状加重，嗜睡或烦躁不安，甚至谵妄、抽搐。皮疹先出现于耳后、发际，自上而下逐渐蔓延至额、面、颈、躯干及四肢。皮疹初为红色斑丘疹，继而颜色加深呈暗红，可融合成片，疹间可见正常皮肤，不伴痒感。此期肺部可闻及干湿性啰音，X 线检查可见肺纹理增多或轻重不等弥漫性肺部浸润。

（4）恢复期 出疹 3～4 天后，发热开始减退，皮疹开始消退，消退顺序与出疹顺序相同。疹退后皮肤有糠麸状脱屑及棕色色素沉着，7～10 天后痊愈。

★（四）并发症

常见并发症有：①呼吸系统：常见喉炎、肺炎等；②心肌炎；③神经系统：麻疹脑炎、亚急性硬化性全脑炎；④结核病恶化；⑤营养不良与维生素 A 缺乏症。

（五）诊断和鉴别诊断

皮疹出现以前，依靠 Koplik 斑可以确诊。退疹后皮肤脱屑及色素沉着等特点，可帮助回顾性诊断。麻疹病毒血清 IgM 抗体阳性或分离到麻疹病毒即可确诊。注意与各种发热、出疹性疾病的鉴别（表 8-1）。

表 8-1　小儿出疹性疾病的鉴别诊断

疾病	病原	全身症状及其他特征	皮疹特点	发热与皮疹关系
麻疹	麻疹病毒	呼吸道卡他性炎症，结膜炎，口腔黏膜斑	红色斑丘疹，自头面部→颈→躯干→四肢，退疹后有色素沉着及细小脱屑	发热 3～4 天，出疹期热更高
风疹	风疹病毒	全身症状轻，耳后、枕部淋巴结肿大并触痛	面颈部→躯干→四肢，斑丘疹，疹间有正常皮肤，退疹后无色素沉着及脱屑	症状出现后 1～2 天出疹
幼儿急疹	人疱疹病毒 6 型	一般情况好，高热时可有惊厥，耳后枕部淋巴结亦可肿大	红色斑丘疹，颈及躯干部多见，一天出齐，次日消退	高热 3～5 天，热退疹出
猩红热	乙型溶血性链球菌	发热，咽痛，头痛，呕吐，杨梅舌，环口苍白圈	皮肤弥漫充血，上有密集针尖大小丘疹，退疹后全身大片脱皮	发热 1～2 天出疹，出疹时高热
肠道病毒感染	埃可病毒，柯萨奇病毒	发热，咽痛，流涕，结膜炎，腹泻，全身或颈、枕后淋巴结肿大	散在斑疹或斑丘疹，很少融合，1～3 天消退，不脱屑，有时可呈紫癜样或水疱样皮疹	发热时或热退后出疹
药物疹		原发病症状，有近期服药史	皮疹痒感，摩擦及受压部位多，与用药有关，斑丘疹、疱疹、猩红热样皮疹、荨麻疹	发热多为原发病引起

（六）治疗

对症治疗，加强护理，预防并发症。WHO 推荐补充维生素 A 20 万～40 万单位，每日 1 次口服，连服 2 剂，有利于疾病的恢复，减少并发症。

★（七）预防

关键是接种麻疹疫苗，提高人群免疫力。

（1）主动免疫 麻疹减毒活疫苗接种，初种年龄为 8 个月。

（2）被动免疫 接触麻疹 5 天内给予免疫球蛋白。

（3）控制传染源早发现、早报告、早隔离、早治疗麻疹患者，隔离至出疹后 5 天，合并肺炎者至出疹后 10 天。接触麻疹的易感者检疫 3 周。

（4）切断传播途径　通风消毒，避免与麻疹患者接触。

（5）加强麻疹的监测管理。

二、脊髓灰质炎

脊髓灰质炎是由脊髓灰质炎病毒引起的小儿急性传染病。临床特征为轻重不等的弛缓性瘫痪。

(一)病原与流行病学

（1）传染源　各型患者及病毒携带者，其中隐性感染者和无瘫痪的患者是最危险的传染源。

（2）传播途径　以粪-口感染为主要传播方式，也可以通过飞沫传播。一般40天为本病的隔离期。

（3）易感人群　人群普遍易感。感染后人体对同型病毒产生持久免疫力。

★ (二)临床表现

潜伏期一般为8~12天。临床表现因轻重程度不等而分为无症状型、顿挫型、无瘫痪型和瘫痪型。瘫痪型为本病之典型表现，可分为以下各期。

（1）前驱期　主要表现为发热、纳差、乏力、多汗、咽痛、咳嗽及流涕等上呼吸道感染症状。

（2）瘫痪前期　出现高热、头痛、颈背四肢疼痛和脑膜刺激征阳性等中枢神经系统感染的症状及体征。小婴儿拒抱，较大患儿体检可见：①三脚架征；②吻膝试验阳性；③头下垂征。

（3）瘫痪期　瘫痪大多于起病后的第2~7天或第二次发热1~2天出现。可分为以下几型。

① 脊髓型：最常见，瘫痪的特点是两侧不对称的弛缓性瘫痪，多见单侧下肢。近端大肌群常较远端小肌群瘫痪出现早且重。如累及颈背肌、膈肌、肋间肌时，可出现竖头及坐起困难、呼吸运动障碍、矛盾呼吸等表现。腹肌或肠肌瘫痪则可发生顽固性便秘；膀胱肌瘫痪时出现尿潴留或尿失禁。

② 延髓型：病毒侵犯延髓呼吸中枢、循环中枢及脑神经核，可见颅神经麻痹及呼吸、循环受损的表现。

③ 脑型：可有上神经元瘫痪。

④ 混合型：兼有上述两型或两型以上的表现。

（4）恢复期　瘫痪后1~2周，瘫痪肢体功能逐渐恢复，一般从肢体远端开始。

（5）后遗症期　如果运动神经元损伤严重，某些肌群的功能不能恢复，就会出现持久性瘫痪。

(三)实验室检查

（1）脑脊液　瘫痪前期始出现异常，细胞数增多，以淋巴细胞为主，蛋白增加不明显，呈细胞-蛋白分离现象。至瘫痪第3周，细胞数多已恢复正常，而蛋白质继续增高，呈蛋白-细胞分离现象。

（2）血清学检查　检测血中特异性抗体，病程中双份血清抗体滴度4倍以上增高有诊断意义。用ELISA法检测血及脑脊液中特异性IgM抗体，可作早期诊断。

（3）病毒分离　粪便病毒分离是最重要的确诊性试验。

(四)治疗

目前尚无可控制瘫痪的发生和发展，主要是对症处理的支持治疗。

(五)预防

(1) 主动免疫　除 HIV 感染儿童外，均应进行接种疫苗。

(2) 被动免疫　未接种疫苗而与患者有密切接触的 5 岁以内小儿或有先天性免疫缺陷的儿童应及早注射丙种球蛋白。

三、水痘

水痘是由水痘-带状疱疹病毒引起，具有高度传染性的儿童期出疹性疾病。

(一)病原及流行病学

(1) 传染源　主要传染源是水痘患者。

(2) 传播途径　主要通过空气飞沫经呼吸道传播。也可通过接触传播。

(3) 传染期　出疹前 1~2 天至病损结痂，约 7~8 天。

(4) 易感人群　人群普遍易感，2~6 岁儿童多见。感染后可获终身免疫。

★ (二)临床表现

(1) 典型水痘　皮疹特点：①初起于头、面及躯干，继而扩展至四肢，末端稀少，呈向心性分布；②开始为红色斑丘疹或斑疹，继之变为水疱，约 24h 后水疱内容物变为混浊并中央凹陷，水疱易破溃，2~3 天左右迅速结痂；③皮疹陆续分批出现，瘙痒感较重，高峰期可见斑疹、丘疹、疱疹、结痂同时存在；④黏膜皮疹可出现在口腔、结膜、生殖器等处，易破溃形成溃疡。

(2) 重症水痘　多发生在恶性病或免疫功能受损患儿。持续高热及全身中毒症状。常继发感染或血小板减少而发生暴发性紫癜。

(3) 先天性水痘　母亲在妊娠早期患水痘可导致胎儿多发性畸形。若母亲发生水痘后分娩可致新生儿水痘，病死率 25%~30%。

(三)并发症

皮肤感染最常见，亦可见水痘肺炎、脑炎及心肌炎等。

(四)治疗

无并发症时以一般治疗和对症处理为主。水痘肺炎或免疫低下者用阿昔洛韦。

(五)预防

隔离患儿至皮疹全部结痂为止。

四、传染性单核细胞增多症

传染性单核细胞增多症是由 EB 病毒感染所致的急性感染性疾病。主要侵犯儿童及青少年，临床上以发热、咽喉痛、淋巴结肿大及肝脾大、外周血中淋巴细胞增加并出现异型淋巴细胞等为特征。传播途径主要经口密切接触而传播（口-口传播），飞沫传播虽有可能，但并不重要。偶可经输血及粪便传播。6 岁以下儿童多呈隐性或轻型感染，15 岁以上感染后多出现典型症状。发病后可获得持久免疫力。主要临床表现为：发热，咽峡炎，淋巴结肿大，肝、脾大，皮疹。血象改变是本病的重要特征。早期白细胞总数多在正常范围或稍低，以后逐渐升高，一般为 $(10~20)×10^9/L$，高者可达 $(30~50)×10^9/L$。淋巴细胞比例可占 60% 以上。异型淋巴细胞增多达 10% 以上或其绝对值超过 $1.0×10^9/L$ 时具有诊断意义。部分患儿血小板计数减少。血清嗜异凝集试验效价高于 1:64，具有诊断意义。EBV 抗体检测：VCA-IgM 是新近 EBV 感染的标志，EA-IgG 是近期感染或 EBV 复制活跃的标志，均具有诊断价值。聚合酶链反应可敏感、快速、特异地检出标本中的 EBV-DNA。

临床上无特效治疗方法，主要对症治疗。有明显脾大者应严禁参加与腹部有接触的运动，以防脾破裂。抗病毒治疗可用阿昔洛韦、更昔洛韦、泛昔洛韦、α-干扰素等药物。静脉注射丙种球蛋白可减轻症状，缩短病程。重型患者应用短疗程糖皮质激素可明显减轻症状。

五、流行性腮腺炎

流行性腮腺炎是由腮腺炎病毒引起的急性呼吸道传染病。以腮腺非化脓性炎症、腮腺肿痛为特征，唾液腺体及其他腺体组织、神经系统均可受累。其病原体为腮腺炎病毒，系 RNA 病毒，属副黏病毒类。腮腺炎患者及健康带病毒者是本病的传染源。主要通过呼吸道飞沫传播或直接接触感染。人群对本病普遍易感，感染后具持久免疫。最初的症状通常是非特异性的；腮腺肿痛也可为首发症状，常先见一侧，然后另一侧也相继肿大，肿大以耳垂为中心，向前、后、下发展，边缘不清，表面发热不红，触之有弹性感，并有触痛，咀嚼食物时疼痛加重。腮腺管口可见红肿，腮腺肿大可持续 5 天左右，以后逐渐消退。颌下腺和舌下腺也可同时受累。可有不同程度发热。病毒有嗜腺体和嗜神经性，故病毒常侵入中枢神经系统、其他腺体或器官而产生脑膜脑炎（儿童期最常见的并发症）、睾丸炎（男孩最常见的并发症）、卵巢炎、胰腺炎、耳聋、心肌炎等并发症。90％患者发病早期有血清和尿淀粉酶增高。检测血清中腮腺炎病毒特异性 IgM 抗体可作为近期感染的诊断。应用 PCR 技术检测腮腺炎病毒 RNA，可提高可疑患者的诊断。目前尚无特异性抗病毒治疗，主要是对症处理。发病早期可使用利巴韦林治疗。应隔离病人直至腮腺肿胀完全消退为止。主动免疫有腮腺炎减毒活疫苗或麻疹-风疹-腮腺炎三联疫苗应用于预防，取得了良好保护作用。

六、手足口病

由肠道病毒［以柯萨奇 A 组 16 型（CoxA16）、肠道病毒 71 型（EV71）多见］引起的急性发热出疹性疾病，多发生于 5 岁以下儿童。手足口病患者和隐性感染者均为传染源。主要通过粪-口途径传播，也可经接触传播，流行季节医源性传播也不容忽视。儿童普遍易感，传染性很强，常在托幼机构流行。普通病例临床主要表现为发热、手足和口腔、臀部的斑丘疹、疱疹；重症病例可累及神经系统（脑膜炎、脑炎、脑干脑炎、脑脊髓炎、急性弛缓性麻痹）、呼吸系统（肺水肿、肺出血、肺功能衰竭）和循环系统障碍等，可致死亡。有以下表现者，有可能短期内发展为危重病例：①持续高热不退；②精神差、呕吐、易惊、肢体抖动、无力；③呼吸、心率增快；④出冷汗、末梢循环不良；⑤高血压；⑥外周血白细胞计数、血小板计数明显升高；⑦高血糖。在鼻咽拭子、气道分泌物、疱疹液或粪便标本中 CoxA16、EV71 等肠道病毒特异性核酸阳性或分离到肠道病毒，或急性期与恢复期血清 CoxA16、EV71 等肠道病毒中和抗体有 4 倍以上的升高，即可确诊。无特效治疗，主要是对症处理，重视重症病例的救治，注意隔离。

第二节　细菌感染

一、脓毒症

脓毒症是指明确或可疑的感染所引起的全身炎症反应综合征（systemic inflammatory response syndrome，SIRS）。严重脓毒症是指脓毒症导致的器官功能障碍和（或）出现组织低灌注。

（一）病因

革兰氏阳性球菌主要为葡萄球菌、肠球菌和链球菌；革兰氏阴性细菌主要为大肠埃希菌、肺炎克雷伯杆菌、假单胞菌属、变形杆菌、克雷伯菌属等；厌氧菌以脆弱类杆菌、梭状芽胞杆菌及消化道链状菌为多见。

(二)临床表现

①原发感染灶：特点为所在部位红、肿、热、痛及功能障碍。②感染中毒症状：发热，体弱、重度营养不良和小婴儿可表现低体温。精神萎靡或烦躁不安、面色苍白或青灰、头痛、肌肉、关节酸痛、软弱无力、食欲差、气急、脉速，甚至呼吸困难。可有恶心、呕吐、腹痛、腹泻等胃肠道症状。重者可出现中毒性脑病、中毒性心肌炎、肝炎、肠麻痹、脓毒性休克、弥散性血管内凝血（DIC）等。③皮疹：可有出血点、斑疹、丘疹或荨麻疹等。④肝脾大：一般为轻度肿大。⑤迁徙性病灶。

(三)实验室检查

（1）血常规　白细胞总数及中性粒细胞增加，红细胞以及血红蛋白常降低，重者血小板减少。

（2）病原学检查　微生物血培养是临床诊断脓毒症的重要手段。

★ (四)治疗

（1）一般治疗。

（2）抗菌治疗　常选用二联或三联杀菌性抗生素联合静脉给药，疗程一般为7～10天。

针对革兰氏阳性球菌，可用青霉素加氨基糖苷类（阿米卡星或庆大霉素）；金黄色葡萄球菌耐药菌株可用万古霉素。耐药性革兰氏阴性菌可用第三代头孢菌素或含酶抑制剂的第三代头孢菌素。抗生素宜用足量或大剂量静脉给药，无尿或少尿者不宜选用对肾脏有毒副作用的药物。

（3）并发症的防治。

二、脓毒性休克

脓毒性休克是指脓毒症伴由其所致的低血压，虽经液体治疗后仍无法逆转。常发生在严重感染的基础上，由致病微生物及其产物所引起的急性循环障碍，有效循环血容量减少，组织血流灌注不足而致的复杂综合病征。

(一)病因

各种病原微生物感染均可伴发脓毒性休克，革兰氏阴性菌所致者最多见。常见病原菌为：痢疾杆菌、脑膜炎球菌、铜绿假单胞菌、大肠埃希菌、克雷伯杆菌、沙门菌属及变形杆菌等。

(二)发病机制

①微循环障碍；②免疫炎症反应失控；③神经体液、内分泌机制和其他体液介质。

(三)临床表现

脓毒性休克的临床分期如下。

（1）休克代偿期　以脏器低灌注为主要表现。患者神志尚清，但烦躁焦虑、面色和皮肤苍白、口唇和甲床有轻度发绀、肢端湿冷，呼吸、心率增快，血压正常或略低。

（2）休克失代偿期　随着脏器低灌注进展，患者烦躁或意识不清，面色青灰，四肢厥冷，唇、指（趾）端明显发绀，皮肤毛细血管再充盈时>3s，心音低钝，血压下降。

（3）休克不可逆期　表现为血压明显下降，心音极度低钝，常合并肺水肿或 ARDS、DIC、肾衰竭、脑水肿和胃肠功能衰竭等多脏器功能衰竭。

(四)实验室检查

（1）血常规　白细胞计数及中性粒细胞增多伴核左移现象。血细胞压积和血红蛋白增高为血液浓缩的标志。

（2）病原学检查　在抗菌药物治疗前常规行血（或其他体液、渗出液）的培养和脓液培养（包括厌氧菌培养）。

（3）尿常规和肾功能检查　发生肾功能衰竭时，尿比重由初期的偏高转为低而固定；尿钠排泄量＞40mmol/L。

（4）血液生化及血气分析。

（5）血液流变学和有关 DIC 的检查。

★（五）诊断

我国 2006 年制定了推荐诊疗方案。

1.脓毒性休克代偿期（早期）　临床表现符合以下 6 项中的 3 项。

① 意识改变：烦躁不安或萎靡、表情淡漠、意识模糊，甚至昏迷、惊厥。

② 皮肤改变：面色苍白发灰，唇周、甲床发绀，四肢凉。如有面色潮红、四肢温暖、皮肤干燥为暖休克。

③ 心率、脉搏：外周动脉搏动细弱，心率、脉搏增快。

④ 毛细血管再充盈时≥3s（需除外环境因素影响）。

⑤ 尿量＜1ml/(kg·h)。

⑥ 代谢性酸中毒（除外其他缺血缺氧及代谢因素）。

2.脓毒性休克失代偿期　代偿期临床表现加重，血压下降，收缩压小于该年龄组第 5 百分位，或小于该年龄组平均值减 2 个标准差，即 1～12 个月＜70mmHg，1～10 岁＜70mmHg＋[2×年龄（岁）]，≥10 岁＜90mmHg。

3.临床表现分型　暖休克和冷休克。

★（六）治疗

（1）液体复苏　充分的液体复苏是关键措施。

① 第 1h 快速输液：常用 0.9％氯化钠，首剂 20ml/kg，10～20min 静脉推注。然后评估循环与组织灌注情况。若循环无明显改善，可再予第 2 剂、第 3 剂，每次均为 10～20ml/kg。总量最多可达 40～60ml/kg。

② 继续和维持输液：继续输液可用 1/2～2/3 张液体，可根据血电解质测定结果进行调整，6～8h 内输液速度 5～10ml/(kg·h)。维持输液用 1/3 张液体。24h 内输液速度 2～4ml/(kg·h)，24h 后根据情况进行调整。

（2）血管活性药物　常用多巴胺 5～10μg/(kg·min) 持续静脉泵注，根据血压监测调整剂量，最大不宜超过 20μg/(kg·min)。肾上腺素是冷休克或有多巴胺抵抗时首选；去甲肾上腺素是暖休克或有多巴胺抵抗时首选。

（3）控制感染和清除病灶。

（4）肾上腺皮质激素　对液体复苏无效、儿茶酚胺抵抗型休克，或有暴发性紫癜、长期使用肾上腺皮质激素治疗、垂体或肾上腺功能异常的患儿应及时使用激素治疗。

（5）纠正凝血障碍　早期可给予小剂量肝素 5～10μg/kg 皮下或静脉输注，每 6h 1 次。若已明确有 DIC，则应按 DIC 常规治疗。

（6）其他治疗。

（七）效果评价

以下表现为治疗有效指标：①毛细血管再充盈时间＜2s；②外周及中央动脉搏动均正常；

③四肢温暖；④意识状态良好；⑤血压正常；⑥尿量＞1ml/（kg·h）。

第三节 结核病

一、概述

结核病是由结核杆菌引起的慢性感染性疾病。全身各个脏器均可受累，但以肺结核最常见。

(一)病因及流行病学

对人致病的多为人型结核分枝杆菌，具抗酸性，为需氧菌，革兰氏染色阳性，抗酸染色呈红色。开放性肺结核患者为主要传染源。呼吸道为主要传染途径。新生儿对结核分枝杆菌非常易感。

(二)诊断

1. 病史　询问病史须注意以下方面。①中毒症状：有无长期低热、轻咳、盗汗、乏力、食欲减退、消瘦等；②结核病接触史：应特别注意家庭病史，肯定的开放性结核病接触史对诊断有重要意义，年龄愈小，意义愈大；③接种史：卡介苗接种后瘢痕；④有无急性传染病史：特别是麻疹、百日咳等可使机体免疫功能暂时降低；⑤有无结核过敏表现。

★2. 结核菌素试验　小儿受结核感染4～8周后，结核菌素试验即呈阳性反应。结素反应属于迟发型变态反应。结核菌素皮内试验48～72h后测定局部硬结的直径，取纵、横两者的平均直径来判断其反应强度，详见表8-2。

表8-2　小儿结核菌素试验结果判定

硬结直径	反应强度
＜5mm	阴性
≥5mm	阳性（＋）
10～19mm	中度阳性（＋＋）
≥20mm	强阳性（＋＋＋）
局部除硬结外，还有水疱、破溃、淋巴管炎及双圈反应	极强阳性反应（＋＋＋＋）

阳性反应见于：①接种卡介苗后；②年长儿无明显临床症状仅呈一般阳性反应，表示曾感染过结核杆菌；③婴幼儿尤其是未接种卡介苗者，阳性反应多表示体内有新的结核病灶，年龄愈小，活动性结核可能性愈大；④强阳性反应者，示体内有活动性结核病；⑤由阴性反应转为阳性反应，或反应强度由原来小于10mm增至大于10mm，且增幅超过6mm时，示新近有感染。

接种卡介苗后与自然感染阳性反应的主要区别见表8-3。

表8-3　接种卡介苗与自然感染阳性反应的主要区别

区别点	接种卡介苗后	自然感染
硬结直径	多为5～9mm	多为10～15mm
硬结颜色	浅红	深红
硬结质地	较软、边缘不整	较硬、边缘清楚
阳性反应持续时间	较短，2～3天即消失	较长，可达7～10天以上
阳性反应的变化	有较明显的逐年减弱倾向，一般于3～5年内逐渐消失	短时间内反应无减弱倾向，可持续若干年，甚至终身

阴性反应见于：①未感染过结核杆菌；②结核迟发性变态反应前期（初次感染后 4～8 周内）；③假阴性反应，由于机体免疫功能低下或受抑制所致；急性传染病如麻疹、水痘、风疹、百日咳等；体质极度衰弱者如重度营养不良、重度脱水、重度水肿等，应用糖皮质激素或其他免疫抑制剂治疗时；原发或继发免疫缺陷病；④技术误差或结核菌素失效。

3. 实验室检查

（1）结核杆菌检查 从痰、胃液（婴幼儿可抽取空腹胃液）、脑脊液、浆膜腔液中找结核杆菌是重要的确诊手段。

（2）免疫学诊断及分子生物学诊断。

（3）血沉 多增快，结合临床表现及 X 线检查可协助判断结核病的活动性。

4. 结核病影像学诊断

（1）X 线检查 胸部 X 线检查同时摄正侧位片。

（2）CT 胸部 CT 检查对肺结核的诊断及鉴别诊断很有意义。

5. 其他辅助检查

（1）纤维支气管镜检查 有助于支气管内膜结核及支气管淋巴结结核的诊断。

（2）周围淋巴结穿刺液涂片检查 可发现特异性结核改变。

（3）肺穿刺活体组织检查或胸腔镜取肺活体组织检查。

★（三）治疗

1. 一般治疗 如注意营养，选用富含蛋白质和维生素的食物；有明显结核中毒症状及高度衰弱者应卧床休息。居住环境应阳光充足，空气流通。

2. 抗结核药物 治疗目的是：①杀灭病灶中的结核菌；②防止血行播散。治疗原则为：①早期治疗；②适宜剂量；③联合用药；④规律用药；⑤坚持全程；⑥分段治疗。

（1）常用的抗结核药物 可分为两类。

① 杀菌药物

a. 全杀菌药：如异烟肼（isoniazid，INH）、利福平（rifampin，RFP）。

b. 半杀菌药：如链霉素（streptomycin，SM）和吡嗪酰胺（pyrazinamide，PZA）。

② 抑菌药物：常用者有乙胺丁醇（ethambutol，EMB）及乙硫异烟胺（ethionamide，ETH）。

（2）抗结核药的使用 见表 8-4。

（3）抗结核治疗方案

① 标准疗法：一般用于无明显自觉症状的原发型肺结核。每日服用 INH、RFP 和（或）EMB，疗程 9～12 个月。

② 两阶段疗法：用于活动性原发型肺结核、急性粟粒性结核病及结核性脑膜炎。

a. 强化治疗阶段：联用 3～4 种杀菌药物。目的在于迅速杀灭敏感菌及生长繁殖活跃的细菌与代谢低下的细菌，防止或减少耐药菌株的产生，为化疗的关键阶段。长程化疗时，此阶段一般需 3～4 个月。短程疗法时一般为 2 个月。

b. 巩固治疗阶段：联用 2 种抗结核药物，目的在于杀灭持续存在的细菌以巩固疗效，防止复发，长程疗法时，此阶段可达 12～18 个月；短程疗法时，一般为 4 个月。

③ 短程疗法：直接监督下服药与短程化疗是 WHO 治愈结核病患者的重要策略。可选用以下几种 6 个月短程化疗方案：a. 2HRZ/4HR；b. 2SHRZ/4HR；c. 2EHRZ/4HR。若无 PZA 则将疗程延长至 9 个月。

表 8-4 小儿抗结核药物

药物	剂量/(kg/d)	给药途径	主要副作用
异烟肼（INH 或 H）	10mg（≤300mg/d）	口服（可肌内注射，静脉滴注）	肝毒性、末梢神经炎、过敏、皮疹和发热
利福平（RFP 或 R）	10mg（≤450mg/d）	口服	肝毒性、恶心、呕吐和流感样症状
链霉素（SM 或 S）	20～30mg（≤0.75g/d）	肌内注射	第Ⅷ对颅神经损害、肾毒性、过敏、皮疹和发热
吡嗪酰胺（PZA 或 Z）	20～30mg（≤0.75g/d）	口服	肝毒性、高尿酸血症、关节痛、过敏和发热
乙胺丁醇（EMB 或 E）	15～25mg	口服	皮疹、视神经炎
乙硫异烟胺（ETH）、丙硫异烟胺	10～15mg	口服	胃肠道反应、肝毒性、末梢神经炎、过敏、皮疹、发热
卡那霉素	15～20mg	口服	肌内注射肾毒性、第Ⅷ对颅神经损害
对氨柳酸	150～200mg		胃肠道反应、肝毒性、过敏、皮疹和发热

(四)预防

1. 控制传染源 结核菌涂片阳性患者是小儿结核病的主要传染源，早期发现及合理治疗结核菌涂片阳性患者，是预防小儿结核病的根本措施。

2. 普及卡介菌接种 卡介苗接种是预防小儿结核病的有效措施。下列情况禁止接种卡介苗：①先天性胸腺发育不全症或严重联合免疫缺陷病患者；②急性传染病恢复期；③注射局部有湿疹或患全身性皮肤病；④结核菌素试验阳性。

3. 预防性抗结核治疗

(1) 目的 ①预防儿童活动性肺结核；②预防肺外结核病发生；③预防青春期结核病复燃。

(2) 适应证 ①密切接触家庭内开放性肺结核者；②3 岁以下婴幼儿未接种卡介苗而结核菌素试验阳性者；③结核菌素试验新近由阴性转为阳性者；④结核菌素试验阳性伴结核中毒症状者；⑤结核菌素试验阳性，新患麻疹或百日咳小儿；⑥结核菌素试验阳性小儿需较长期使用糖皮质激素或其他免疫抑制剂者。

(3) 方法 INH 每日 10mg/kg（≤300mg/d），疗程 6～9 个月；或 INH 每日 10mg/kg（≤300mg/d）联合 RFP 每日 10mg/kg（≤300mg/d），疗程 3 个月。

二、原发型肺结核

原发型肺结核包括原发综合征和支气管淋巴结结核。前者由肺原发病灶、局部淋巴结病变和两者相连的淋巴管炎组成"双极"病变；后者以胸腔内肿大淋巴结为主。

(一)病理

肺部原发病灶多位于右侧肺上叶底部和下叶的上部，近胸膜处。

★ (二)临床表现

①结核中毒症状：低热、食欲差、消瘦、疲乏、盗汗、咳嗽、轻度呼吸困难；②结核过敏反应：眼疱疹性结膜炎，皮肤结节性红斑及（或）多发性一过性关节炎；③胸腔内淋巴结肿大产生的压迫症状：压迫气管分叉处可有类似百日咳样痉挛性咳嗽，压迫支气管使其部分阻塞时可引起喘鸣，压迫喉返神经可致声嘶，压迫静脉可致胸部一侧或双侧静脉怒张；④体征：周围淋巴结有不同程度的肿大。肺部体征可不明显，与肺内病变不一致。婴儿可伴肝大。

(三)诊断与鉴别诊断

结合病史、临床表现、实验室检查、结核菌素试验及肺部影像学进行综合分析。与原发综合征、支气管淋巴结结核相鉴别。

(四)检查

(1) CT扫描　在显示小的原发灶、淋巴结肿大、空洞及胸膜改变方面优于胸片。

(2) 纤维支气管镜检查。

(五)治疗

(1) 无明显症状的原发型肺结核　选用标准疗法（详见结核病概述部分）。

(2) 活动性原发型肺结核　宜采用直接督导下短程疗法。常用方案为2HRZ/4HR。

三、急性粟粒性肺结核

急性粟粒性肺结核或称急性血行播散性肺结核，是结核杆菌经血行播散而引起的肺结核，常为原发综合征发展的后果，主要见于小儿时期，尤其婴幼儿。婴幼儿和儿童常并发结核性脑膜炎。

(一)临床表现

起病多急骤，婴幼儿多突然高热，呈稽留热或弛张热，多伴有寒战、盗汗、食欲不振、咳嗽、面色苍白、气促和发绀等。肺部可听到细湿啰音而被误诊为肺炎。约50%以上的患儿在起病时就出现脑膜炎征象。

6个月以下婴儿粟粒性结核的特点为发病急、症状重而不典型，累及器官多，特别是伴发结核性脑膜炎者居多，病程进展快，病死率高。

全身性粟粒性结核患者的眼底检查可发现脉络膜结核结节。

(二)诊断

胸部X线摄片常对诊断起决定性作用，早期因粟粒阴影细小而不易查出。至少在起病后2～3周后胸部摄片方可发现大小一致、分布均匀的粟粒状阴影，密布于两侧肺野。

(三)治疗

早期抗结核治疗很重要。①抗结核药物：分两个阶段进行，见结核病概述部分；②糖皮质激素：有严重中毒症状及呼吸困难者，在应用足量抗结核药物的同时，可用泼尼松1～2mg/(kg·d)，疗程1～2个月。

四、结核性脑膜炎

结核性脑膜炎是小儿结核病中最严重的一型。常在结核原发感染后1年以内发生，尤其初染结核3～6个月最易发生。多见于3岁以内婴幼儿。

(一)病理

结核菌使软脑膜弥漫充血、水肿、炎性渗出，并形成许多结核结节。常见面神经、舌下神经、动眼神经、展神经障碍，可有脑部血管病变、脑实质病变、脑室管膜炎、脑积水及脊髓病变。

★ (二)临床表现

起病多较缓慢，可分为3期。

1. 早期（前驱期）　1～2周。性格改变、结核中毒症状及轻微头痛。

2. 中期（脑膜刺激期）　1～2周。①颅内压增高：表现剧烈头痛、喷射性呕吐、前囟膨隆、颅缝裂开、嗜睡、惊厥；②脑膜刺激征；③颅神经障碍：最常见为面神经瘫痪；④脑炎症状及体征；⑤眼底检查：可见视盘水肿、视神经炎或脉络膜粟粒状结核结节。

3. 晚期（昏迷期） 1～3周。症状逐渐加重，继而昏迷，惊厥频繁发作。常出现水、盐代谢紊乱。最终因颅内压急剧增高导致脑疝而死亡。

★（三）诊断

（1）病史 结核接触史，卡介苗接种史，既往结核病史，近期急性传染病史。

（2）临床表现 性格改变，结核中毒症状，颅压高表现。

（3）脑脊液检查 压力增高，外观毛玻璃样，网膜涂片抗酸染色可找到结核菌。白细胞 $50～500×10^6/L$，分类淋巴细胞为主，糖、氯化物降低是典型改变，蛋白增高。

（4）其他检查 ①结核菌抗原检测：是敏感、快速诊断结脑的辅助方法；②抗结核抗体测定；③腺苷脱氨酶（ADA）活性测定：结脑患者脑脊液 ADA 增高（>9U/L），是简单可靠的早期诊断方法；④结核菌素试验：阳性对诊断有帮助，但 50%患儿呈阴性反应；⑤脑脊液结核菌培养：是诊断结脑可靠的依据；⑥聚合酶链反应（PCR）：其灵敏度和特异性超过目前使用的各种实验手段。

（5）X线、脑CT或MRI 基底节阴影增强，脑池密度增高、模糊、钙化、脑室扩大、脑积水或早期局灶性梗死。

（四）并发症

最常见的并发症为脑积水、脑实质损害、脑出血及脑神经障碍。

★（五）治疗

重点为抗结核治疗和降低颅高压。

（1）一般疗法 休息、护理、合理营养。

（2）抗结核治疗 联合应用易透过血-脑屏障的抗结核杀菌药物，长程疗法，分阶段治疗。

① 强化治疗阶段：异烟肼、利福平、吡嗪酰胺及链霉素应用 3～4 个月。

② 巩固治疗阶段：异烟肼、利福平或乙胺丁醇。总疗程>12 个月或脑脊液正常后 6 个月。

（3）降低颅内高压 ①脱水剂：20%甘露醇；②利尿药：乙酰唑胺；③侧脑室穿刺引流；④腰穿减压和鞘内注药；⑤分流手术治疗。

（4）糖皮质激素 常用泼尼松，疗程 8～12 周。

（5）对症治疗 控制惊厥、维持电解质平衡。

五、潜伏结核感染

由结核杆菌感染引起结核菌素试验阳性，并排除卡介苗接种后反应，临床或 X 线胸片无活动性结核病表现者，称潜伏结核感染。

第四节　深部真菌病

深部真菌病是各种真菌除侵犯皮肤、黏膜和皮下组织外，还累及组织及器官，甚至引起播散性感染，又称侵袭性真菌病。深部真菌病的常见病原菌为假丝酵母菌、曲霉菌属以及新型隐球菌。

一、概述

（一）病因和发病机制

酵母菌常见的致病菌有假丝酵母属和隐球菌，丝状真菌中主要有曲霉菌、根霉菌及皮肤真菌。

(二)治疗原则

(1) 一般治疗。

(2) 抗真菌治疗 针对病原菌选择抗真菌药物。

二、假丝酵母菌病

假丝酵母菌病是由假丝酵母菌属引起的皮肤、黏膜、脏器的急性、亚急性或慢性炎症，少数可导致脓毒症。最常引起人类疾病的假丝酵母菌是白色假丝酵母菌。本病分为皮肤黏膜型和内脏型，可呈急性、亚急性或慢性。

★ (一)临床表现

1. 皮肤黏膜型 好发于新生儿及小婴儿，尤其是肥胖多汗者。肛周、臀部、会阴、腹股沟等最易受损，其次为腋窝、颈部及下颌。以擦伤最常见，皮肤皱褶处可见皮肤潮红、糜烂，边界清楚，上有灰白色脱屑，周围见散在的红色丘疹、小水疱或脓疱。黏膜受损以鹅口疮最多见。

2. 内脏型

(1) 消化道假丝酵母菌病 最常见为假丝酵母菌肠炎，常伴低热，发生在腹泻病基础上，大便为稀便、水样便或豆腐渣样便，多泡沫，有发酵气味，每日3～10余次不等。严重者形成肠黏膜溃疡而出现便血。假丝酵母菌食管炎的主要症状为恶心、呕吐、拒食、吞咽困难、流涎。年长儿诉胸骨下疼痛、烧灼感和吞咽痛。食管镜检可见白色厚膜。

(2) 呼吸道假丝酵母菌病 以假丝酵母菌性肺炎多见。起病缓慢，临床表现为支气管肺炎的症状体征，常咳出无色胶冻样痰，有时带血丝。

(3) 泌尿道假丝酵母菌病 全身性假丝酵母菌病患者常见肾内病灶。

(4) 播散性假丝酵母菌病综合征和假丝酵母菌菌血症 主要表现为长期发热，在原发病（白血病、恶性肿瘤等）的基础上体温增高，症状加重，全身状况恶化。

(二)诊断

(1) 真菌检查 ①病灶组织或假膜、渗液等标本镜检，可见厚膜孢子及假菌丝，多次镜检阳性有诊断意义；②标本真菌培养见乳白色光滑菌落，有诊断意义。

(2) 病理诊断 病理组织中发现真菌和相应病理改变即可确诊。

(3) 眼底检查 假丝酵母菌菌血症患者视网膜和脉络膜上可见白色云雾状或棉球样病灶。

(4) 血清学检查 G试验阳性成为侵袭性真菌感染的一个重要标志。

三、隐球菌病

隐球菌病是一种侵袭性真菌疾病，是由隐球菌属中某些种或变种引起的深部真菌感染。

(一)临床表现

1. 隐球菌脑膜炎 起病缓慢，不同程度发热、阵发性头痛并逐渐加重、恶心、呕吐、晕眩。数周或数月后可出现颅内压增高症状及颅神经受累的表现，常伴有眼底渗出和视网膜渗出性改变。有时出现精神症状，晚期可出现偏瘫、共济失调、抽搐、昏迷等。有间歇性自然缓解期。

2. 肺隐球菌病 常与中枢神经系统感染并存，亦可单独发生。起病缓慢，常无明显症状而被忽略。如出现症状，则与肺结核不易区分，也可呈急性肺炎表现。肺部感染一般预后良好。

3. 皮肤黏膜隐球菌病 主要表现为痤疮样皮疹、丘疹、硬结、肉芽肿等，中央可见坏死，形成溃疡、瘘管等。黏膜损害见于口腔、鼻咽部，表现为结节、溃疡和肉芽肿样，表面覆盖黏性渗出性薄膜。

（二）诊断

（1）病原体检查　墨汁染色法和真菌培养。

（2）血清学检查　乳胶凝集试验。

四、曲霉病

曲霉病是由致病曲霉所引起的疾病。引起人类疾病常见的有烟曲霉、黑曲霉和黄曲霉。

临床表现：①肺曲霉病：最常见，包括曲霉性支气管-肺炎和球型肺曲霉病。②变态反应性曲霉病：过敏体质者吸入大量含有曲霉孢子的尘埃，引起过敏性鼻炎、支气管哮喘、支气管炎或变应性肺曲霉病。③全身性曲霉病：临床上以发热、全身中毒症状和栓塞最常见。取自患处的标本作直接涂片可见菌丝或曲霉菌孢子，培养见曲霉菌生长。取受损组织或淋巴结活检，可根据真菌形态确诊。

五、抗真菌治疗

（一）假丝酵母菌菌病

（1）制霉菌素　①局部用药；②口服：肠道假丝酵母菌病可给予制霉菌素口服；③雾化吸入：适用于呼吸系统假丝酵母菌病。

（2）两性霉素 B　目前治疗全身假丝酵母菌病的首选药物。

（3）5-氟胞嘧啶　是一种口服系统性抗真菌化学药物，对白色假丝酵母菌有良好抑制作用。可与两性霉素 B 合用，减少耐药性及用药量。

（4）酮康唑　抗菌谱广，口服体内吸收良好，毒性反应低，对假丝酵母菌病疗效均显著。

（5）氟康唑　生物利用度高，口服吸收好，对假丝酵母菌有效。

（二）隐球菌病

两性霉素 B 是目前治疗隐球菌病的首选药物。

（三）其他真菌病

曲霉菌抗真菌可首选伏立康唑、伊曲康唑。

第五节　寄生虫病

一、蛔虫病

（一）病因

蛔虫成虫寄生于人体小肠，可引起蛔虫病，幼虫能在人体内移行引起内脏移行症。蛔虫病患者是主要的传染源。

（二）临床表现

（1）幼虫移行引起的症状　①蛔幼性肺炎或蛔虫性嗜酸性粒细胞性肺炎；②严重感染时，幼虫可侵入脑、肝、脾、肾、甲状腺和眼，引起相应的临床表现。

（2）成虫引起的症状　成虫寄生于肠道，临床表现为食欲不振或多食易饥，异食癖；常腹痛，位于脐周；部分患者烦躁易惊或萎靡、磨牙；虫体的异种蛋白可引起荨麻疹、哮喘等过敏症状。

（3）并发症　①胆道蛔虫症（最常见）；②蛔虫性肠梗阻；③肠穿孔及腹膜炎。

（三）治疗

（1）驱虫治疗　①甲苯咪唑（首选）；②柠檬酸哌嗪；③左旋咪唑；④阿苯达唑。

（2）并发症的治疗

① 胆道蛔虫症：治疗原则为解痉镇痛、驱虫（选用虫体肌肉麻痹驱虫药）、控制感染及纠正脱水、酸中毒及电解质紊乱。内科治疗不缓解者，可手术治疗。

② 蛔虫性肠梗阻：禁食、胃肠减压、输液、解痉、镇痛等处理，疼痛缓解后可予驱虫治疗。完全性肠梗阻时应即时手术治疗。

③ 蛔虫性阑尾炎或腹膜炎：尽早手术治疗。

二、蛲虫病

蛲虫病是蛲虫寄生于人体小肠末端、盲肠和结肠所引起的一种常见传染病。蛲虫患者是唯一的传染源。蛲虫感染最常见的症状是肛门和会阴皮肤瘙痒和睡眠不安，局部皮肤可因搔损而发生皮炎和继发感染。驱虫治疗首选恩波吡维铵口服，另可选用噻嘧啶、甲苯咪唑。每晚睡前清洗会阴和肛周，局部涂擦蛲虫软膏（杀虫止痒）；或用噻嘧啶栓剂塞肛。

三、钩虫病

钩虫病是由于钩虫寄生于人体小肠所引起的疾病。寄生人体的钩虫常见有十二指肠钩虫和美洲钩虫。轻者可无症状，称钩虫感染。临床主要表现为贫血、营养不良、胃肠功能失调。严重贫血可致心功能不全及生长发育障碍。钩蚴主要导致钩蚴皮炎、呼吸道症状；成虫导致贫血、消化道症状。驱虫治疗可选用甲苯达唑、阿苯达唑、噻嘧啶等药物。注意纠正贫血，给予铁剂和充足营养，严重贫血可少量多次输血。

同步练习

一、选择题

1. 典型麻疹的出疹顺序是（　　　）。

　A.先前胸，后背部，渐延至四肢、手掌、足底

　B.先从耳后、颈部延至额面部、然后躯体、四肢

　C.先躯体，后四肢，最后头面部

　D.先额部、面部，后躯体、四肢

　E.先四肢，后躯体、手掌、足底

2. 水痘通过何种途径传播？（　　）

　A.空气飞沫和接触　　　　　　B.虫媒　　　　　　　　　C.粪-口传播

　D.水源　　　　　　　　　　　E.食物

3. 小儿初次感染结核杆菌至产生变态反应的时间是（　　　）。

　A.48～72 周　　　　　　　　B.1～4 周　　　　　　　　C.4～8 周

　D.8～10 周　　　　　　　　　E.4～8 个月

4. 下述临床表现中，哪项不是结核性脑膜炎的早期症状？（　　　）

　A.呕吐、便秘　　　　　　　　B.惊厥　　　　　　　　　C.低热、食欲减退

　D.头痛　　　　　　　　　　　E.精神淡漠、好哭、嗜睡

5. 关于原发型肺结核的特点，下列哪项是不正确的？（　　　）

　A.可在全身引起血行播散

B. 只发生在小儿

C. 细菌由侵入部位淋巴管到达肺门淋巴结

D. 首次感染结核菌

E. 经抗结核治疗及机体免疫力增强时，结核病灶可消散或逐渐钙化

6. 脊髓灰质炎瘫痪前期表现应除外（　　　）。

A. 双峰热　　　　　　　　　　B. 脑脊液常规、生化结果正常

C. 年长儿可见"三脚架"征　　D. 头痛、呕吐、多汗、全身皮肤潮红

E. 感觉过敏

7. 关于流行性腮腺炎的并发症，以下哪项错误？（　　　）

A. 可并发肾炎　　　　　　B. 男孩易并发睾丸炎　　　　C. 可并发胰腺炎

D. 可并发心肌炎　　　　　E. 不易并发脑炎或脑膜炎

8. 革兰氏阴性杆菌败血症的主要临床特点为（　　　）。

A. 主要发生于婴幼儿　　　B. 多伴有尿路或肠道感染　　　C. 周围血象中白细胞数减少

D. 易引起感染性休克　　　E. 高热持续不退

9. 男，4 岁，40 天前患麻疹，近 2 周来发热，体温 39.5℃，咳嗽，气促，双肺呼吸音粗，未闻啰音，肝肋下 3cm，脾肋下 2cm，结核菌素试验阴性。X 线胸片：双肺均匀、分布大小一致的点状阴影。可能诊断是（　　　）。

A. 粟粒性肺结核　　　　　B. 原发型肺结核　　　　　C. 腺病毒性肺炎

D. 金黄色葡萄球菌肺炎　　E. 麻疹性肺炎

10. 麻疹的隔离期通常是（　　　）。

A. 发疹后 5 天，并发肺炎延至 7 天

B. 发疹后 4 天，并发肺炎延至 14 天

C. 发疹后 10 天，并发肺炎延至 14 天

D. 发疹后 5 天，并发肺炎延至 10 天

E. 发疹后 5 天，并发肺炎延至 8 天

二、问答题

1. 试述典型麻疹前驱期特点。

2. 脓毒性休克代偿期（早期）的诊断标准是什么？

3. 结核菌素试验阴性反应的临床意义是什么？

4. 简述结核性脑膜炎中期的临床表现。

三、病例分析题

患儿男，2 岁，于 3 天前出现发热，热峰达 38.5℃，无寒战及抽搐，无呕吐、腹泻，1 天前发现患儿手足、口腔出现疱疹，且有咽痛、流涎，无惊跳。患儿 5 天前曾接触有手足疱疹的儿童。查体：T：38.0℃；P：122 次/分；R：30 次/分；神志清楚，精神一般，手足可见疱疹，周围有红晕，口腔黏膜及咽峡部可见疱疹，颈软，双肺呼吸音粗，未闻及啰音，心率 122 次/分，心音有力，律齐，腹平软，肠鸣音正常。辅助检查：血分析示 WBC 7×10^9/L、N 26%、L 70%。

1. 该患儿诊断是什么？

2. 诊断依据是什么？

3. 患儿出现哪些表现提示可能短期内发展为危重病例？

参考答案

一、选择题

1. B 2. A 3. C 4. B 5. B 6. B 7. E 8. D
9. A 10. D

二、问答题

1. 答：典型麻疹前驱期特点为：①发热。②流涕、结膜充血、眼睑水肿、流泪及畏光等卡他症状。③麻疹黏膜斑（Koplik 斑）：是早期特异性体征。在发疹前 24～48h 出现，开始仅在对着上下磨牙相对应的颊黏膜上，可见直径约 1.0mm 灰白色小点，外有红色晕圈，常在 1～2 天内迅速增多，可累及整个颊黏膜并蔓延至唇部黏膜，于出疹后逐渐消失，可留有暗红色小点。④部分病例可有一些非特异性症状。

2. 答：临床表现符合以下 6 项中的 3 项。①意识改变：烦躁不安或萎靡、表情淡漠、意识模糊，甚至昏迷、惊厥。②皮肤改变：面色苍白发灰，唇周、甲床发绀，四肢凉。如有面色潮红、四肢温暖、皮肤干燥为暖休克。③心率、脉搏：外周动脉搏动细弱，心率、脉搏增快。④毛细血管再充盈时≥3s（需除外环境因素影响）。⑤尿量＜1ml/（kg·h）。⑥代谢性酸中毒（除外其他缺血缺氧及代谢因素）。

3. 答：阴性反应见于：①未感染过结核杆菌；②结核迟发性变态反应前期（初次感染后 4～8 周

内）；③假阴性反应，由于机体免疫功能低下或受抑制所致；急性传染病如麻疹、水痘、风疹、百日咳等；体质极度衰弱者如重度营养不良、重度脱水、重度水肿等，应用糖皮质激素或其他免疫抑制剂治疗时；原发或继发免疫缺陷病；④技术误差或结核菌素失效。

4. 答：①颅内压增高：表现剧烈头痛、喷射性呕吐、前囟膨隆、颅缝裂开、嗜睡、惊厥；②脑膜刺激征；③颅神经障碍：最常见为面神经瘫痪；④脑炎症状及体征；⑤眼底检查：可见视盘水肿、视神经炎或脉络膜粟粒状结核结节。

三、病例分析题

1. 答：手足口病。

2. 答：诊断依据：①患儿男，2 岁，"发热 3 天，发现手足口疱疹 2 天"；②患儿 5 天前曾接触有手足疱疹的儿童；③查体：T38.0℃，手足可见疱疹，周围有红晕，口腔黏膜及咽峡部可见疱疹；④辅助检查：血分析示 WBC 7×10^9/L、N 26%、L 70%。

3. 答：①持续高热不退；②精神差、呕吐、易惊、肢体抖动、无力；③呼吸、心率增快；④出冷汗、末梢循环不良；⑤高血压；⑥外周血白细胞计数、血小板计数明显升高；⑦高血糖。

（王华彬）

第九章 消化系统疾病

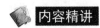 学习目的

1. 掌握 消化性溃疡的临床表现、并发症与治疗；腹泻病的发病机制、临床表现、诊断及治疗。

2. 熟悉 胃食管反流的临床表现与治疗；胃炎的临床表现；炎症性肠病的临床表现与治疗；先天性肥厚性幽门狭窄的临床表现与治疗；肠套叠的临床表现与治疗；先天性巨结肠的主要临床表现与常见并发症；小儿腹泻的易感因素、病因，轮状病毒性肠炎的特点及小儿生理性腹泻的概念；婴儿胆汁淤积症的病因、临床表现及肝功能检查结果。

3. 了解 儿童消化系统解剖生理特点；口炎的临床表现与治疗。

内容精讲

第一节 儿童消化系统解剖生理特点

一、口腔

口腔具有吸吮、吞咽、咀嚼、消化、味觉、感觉和语言等功能；新生儿及婴幼儿口腔黏膜薄嫩，易受损伤和局部感染；3～4月大时唾液分泌开始增加；婴儿口底浅，常发生生理性流涎。

二、食管

新生儿和婴儿的下食管括约肌发育不成熟，控制能力差，常发生胃食管反流，绝大多数在8～10个月时症状消失。婴儿吸奶时常吞咽过多空气，易发生溢奶。

从鼻根至剑突的距离作为胃管插入的长度。

不同年龄食管的长度和横径见表9-1和表9-2。

表9-1 不同年龄食管的长度

年龄	食管长度
新生儿	8～10cm
1岁	12cm
5岁	16cm
学龄儿童	20～25cm
成人	25～30cm

表9-2 不同年龄食管的横径

年龄	食管横径
婴儿	0.6～0.8cm
幼儿	1cm

续表

年龄	食管横径
学龄儿童	1.2～1.5cm
成人	25～30cm

三、胃

婴儿胃略呈水平位，开始行走后变为垂直；早产儿胃排空更慢，易发生胃潴留。胃容量随年龄逐渐增大（表 9-3）；不同食物种类胃排空时间不同（表 9-4）。

表 9-3　不同年龄胃的容量

年龄	胃容量
新生儿	30～60ml
1～3 个月	90～150ml
1 岁	250～300ml
5 岁	700～850ml
成人	2000ml

表 9-4　不同食物种类的胃排空时间

食物种类	胃排空时间
水	1.5～2h
母乳	2～3h
成人	3～4h

四、肠

小儿肠管相对比成人长，常为身长的 5～7 倍，或为坐高的 10 倍；小儿肠黏膜肌层发育差，肠系膜柔软而长，结肠无明显结肠带与脂肪垂，升结肠与后壁固定差，易发生肠扭转和肠套叠。肠壁薄故通透性高，屏障功能差，肠内毒素、消化不全产物和过敏原等可经肠黏膜进入体内，引起全身感染和变态反应性疾病。

五、肝

婴儿肝脏结缔组织发育较差，肝细胞再生能力强，不易发生肝硬化。婴儿时期胆汁分泌较少，故对脂肪的消化，吸收功能较差。

六、胰腺

生后 3～4 个月胰腺发育较快，分泌量也增多；生后 1 年，胰腺外分泌部分生长迅速，为出生时的 3 倍；酶类的出现顺序：胰蛋白酶→糜蛋白酶、羧基肽酶、脂肪酶→淀粉酶。婴幼儿时期胰腺液及其消化酶的分泌易受炎热天气和各种疾病的影响而被抑制，容易发生消化不良。

七、肠道细菌

单纯母乳喂养儿肠道菌群以双歧杆菌占绝对优势，人工喂养和混合喂养儿肠内的大肠埃希菌、嗜酸杆菌、双歧杆菌及肠球菌所占比例几乎相等。正常肠道菌群对侵入肠道的致病菌有一定的拮抗作用。婴幼儿肠道正常菌群脆弱，易引起消化功能紊乱。

八、粪便

（1）新生儿最初 3 天内排出的大便为胎便，黏稠，呈橄榄绿色，无臭味。

（2）人乳喂养儿粪便为黄色或金黄色，平均每日排便 2～4 次。

（3）人工喂养儿粪便为淡黄色或灰黄色，较干稠，大便每日 1～2 次，易发生便秘。

（4）混合喂养儿粪便与喂牛乳者相似，但较软、色黄，加淀粉类食物后大便次数增多，略稀，稍暗褐色，臭味增加。便次每日 1～3 次不等。

食物进入消化道至粪便排出时间因年龄而异（表 9-5）。

表 9-5　食物进入消化道至粪便排出的时间

年龄	粪便排出时间
母乳喂养儿	13h
人工喂养儿	15h
成人	18～24h

第二节　口　　炎

一、鹅口疮

为白色念珠菌感染在黏膜表面形成白色斑膜的疾病。多见于新生儿和婴幼儿，营养不良、腹泻、长期使用广谱抗生素或激素的患儿易患此病。新生儿多由产道感染或因哺乳时乳头不洁及污染的乳具感染。临床上可见口腔黏膜表面覆盖白色乳凝块样小点或小片状物，可逐渐融合成大片，不易擦去，强行剥离后局部黏膜潮红、粗糙、可有溢血，不痛，不流涎。治疗上可用 2% 碳酸氢钠溶液清洁口腔，或每日 2～3 次局部涂抹 10 万～20 万 U/ml 制霉菌素溶液。也可以口服肠道微生态制剂。注意哺乳卫生，适当增加维生素 B_2 和维生素 C。

二、疱疹性口腔炎

疱疹性口腔炎为单纯疱疹病毒感染所致，多见于 1～3 岁婴幼儿。高热起病，1～2 天后，齿龈、唇内、舌、颊黏膜等各部位口腔黏膜出现单个或成簇的小疱疹，迅速破溃后形成溃疡，有黄白色纤维素性分泌物覆盖，多个溃疡可融合成不规则的大溃疡。本病应与疱疹性咽峡炎鉴别，后者大都为柯萨奇病毒所引起，疱疹主要发生在咽部和软腭，有时见于舌但不累及齿龈和颊黏膜，此点与疱疹性口腔炎迥异。治疗上保持口腔清洁，多饮水。局部可喷洒西瓜霜、锡类散等。疼痛严重者可在餐前用 2% 利多卡因涂抹局部。

第三节　胃食管反流及反流性食管炎

胃食管反流（gastroesophageal reflux，GER）是指胃内容物，包括从十二指肠流入胃的胆盐和胰酶等反流入食管，分生理性和病理性两种。生理情况下，又称"溢乳"。病理性反流是由于食管下端括约肌（lower esophageal sphincter，LES）的功能障碍和（或）与其功能有关的组织结构异常，一直 LES 压力低下而出现反流，引起一系列临床症状及并发症，即胃食管反流病（GERD），可以发生在睡眠、仰卧及空腹时。脑性瘫痪、唐氏综合征及其他原因的发育迟缓患儿，有较高的 GER 发生率。

一、病因和发病机制

（1）抗反流屏障功能低下　①食管下端括约肌（LES）压力降低是引起 GER 的主要原因；②LES 周围组织作用减弱，均可破坏正常的抗反流功能。

（2）食管廓清能力降低　延长了有害的反流物质在食管内的停留时间，增加了对黏膜的损伤。

（3）食管黏膜的屏障功能破坏　反流物中的某些物质，如胃酸、胃蛋白酶，以及十二指肠反流入胃的胆盐和胰酶会损伤食管黏膜，导致屏障功能破坏。

（4）胃、十二指肠功能失常　胃排空能力低下、胃容量增加及十二指肠病变都容易导致反流。

★二、临床表现

1.呕吐　新生儿和婴幼儿以呕吐为主要表现，多发生在进食后，呕吐物多为胃内容物。多数患儿于生后第 1 周出现呕吐，另有部分患儿于生后 6 周内出现症状。年长儿以反胃、反酸、嗳气等症状多见。

2.反流性食管炎　①胃灼热；②咽下疼痛；③呕血和便血。

3.Barrette 食管　见于慢性 GER，易发生食管溃疡、狭窄和腺癌。溃疡较深者可发生食管气管瘘。

4.食管外症状

（1）与 GERD 相关的呼吸系统疾病　①反复的呼吸道感染；②难治性哮喘；③早产儿窒息或呼吸暂停及婴儿猝死综合征等。

（2）营养不良　因喂养困难而营养摄取不足导致体重不增和生长发育迟缓，贫血。

（3）其他　如声音嘶哑、中耳炎、鼻窦炎、反复口腔溃疡、龋齿等。部分患儿可出现精神、神经症状：①Sandifer 综合征；②婴儿哭吵综合征。

三、辅助检查

1.食管钡餐造影　可对食管的形态、运动状况、钡剂的反流和食管与胃连接部的组织结构做出判断。

2.食管 pH 值动态监测　经鼻将微电极放置在食管括约肌的上方，24h 连续监测食管下端 pH，如有酸性 GER 发生则 pH 下降。通过计算机软件分析及结合一些评分表，可区分生理性和病理性反流，是目前最可靠的诊断方法。

3.其他检查　如食管动力功能检查、食管内镜检查及黏膜活检、食管胆汁反流动态监测及胃-食管同位素闪烁扫描等。

四、诊断

GER 临床表现复杂且缺乏特异性，不易与其他引起呕吐的疾病鉴别。凡临床发现不明原因反复呕吐、咽下困难、反复发作的慢性呼吸道感染、难治性哮喘、生长发育迟缓、营养不良、原因不明的哭吵、贫血、反复冲洗窒息、呼吸暂停等症状时，均应考虑到 GER 的可能。

★五、治疗

1.体位治疗　将床头抬高 30°，小婴儿最佳体位为前倾俯卧位，但为防止婴儿猝死综合征的发生，睡眠时应采取左侧卧位。儿童在清醒状态下最佳体位为直立位和坐位，睡眠时保持左侧卧位，上体抬高。

2.饮食疗法　以稠厚饮食为主，少量多餐，人工喂养儿可在牛奶中加入淀粉类食物或进食谷类食品。年长儿亦应少量多餐，以高蛋白低脂肪饮食为主，睡前 2h 不予进食，保持胃处于非充盈状态，避免食用降低 LES 张力和增加胃酸分泌的食物：如酸性饮料、高脂饮食等。

3. 药物治疗 详见消化性溃疡部分。

（1）促胃肠动力药 多巴胺受体拮抗剂（如多潘立酮）。

（2）抗酸和抑酸药 ①抑酸药：H_2 受体拮抗剂；质子泵抑制剂（PPI）。②中和胃酸药。

（3）黏膜保护剂。

4. 外科治疗 具有以下指征的可考虑外科手术：①内科治疗 6～8 周无效，有严重并发症（消化道出血、营养不良、生长发育迟缓）；②因先天性食管裂孔疝导致反流或有严重食管炎伴出血、溃疡、狭窄等；③有严重的呼吸道并发症，如呼吸道梗阻、反复发作吸入性肺炎或窒息、伴支气管肺发育不良者；④合并严重神经系统疾病。

第四节　胃炎和消化性溃疡

一、胃炎

胃炎是指由各种物理性、化学性或生物性有害因子引起的胃黏膜或胃壁炎性改变的一种疾病。

(一)病因和临床表现

1. 急性胃炎 多为继发性，多由各种危重疾病应激反应引起。误服毒性物质和腐蚀剂，摄入有害食物、药物等因素均能引起胃黏膜的急性炎症。临床表现为发病急，食欲不振、腹痛、恶心、呕吐，严重者可出现呕血、黑便、脱水、电解质及酸碱平衡紊乱。

2. 慢性胃炎 是有害因子长期反复作用于胃黏膜引起损伤的结果，小儿慢性胃炎中以浅表性胃炎最常见，可能与下列因素有关：①幽门螺杆菌（Hp）感染；②胆汁反流；③长期服（食）用刺激性食物和药物；④精神神经因素；⑤全身慢性病影响；⑥其他如环境、遗传、免疫、营养等因素。最常见的临床表现为反复发作、无规律性的腹痛，疼痛出现于进食过程中或餐后，多数位于上腹部、脐周，轻者为间歇性隐痛或钝痛，严重者为剧烈绞痛。常伴有食欲不振、恶心、呕吐、腹胀，继而影响营养状况及生长发育。胃黏膜糜烂出血者伴呕血、黑便。

(二)实验室检查

1. 胃镜检查 为最有价值、可靠的诊断手段。可直接观察胃黏膜病变及其程度，可见黏膜广泛充血、水肿、糜烂、出血。同时可取病变部位组织进行幽门螺杆菌和病理学检查。

2. 幽门螺杆菌（Hp）检测

（1）侵入性 Hp 检测 ①快速尿素酶试验；②组织学检查；③Hp 培养。

（2）非侵入性 Hp 检测 ①^{13}C 尿素呼吸试验；②粪便 Hp 抗原检测；③血清学检测抗 Hp-IgG 抗体。

(三)治疗

1. 急性胃炎 去除病因，积极治疗原发病，避免服用有刺激性食物和药物，及时纠正水、电解质紊乱。静滴 H_2 受体拮抗剂、PPI 等抑酸药，口服胃黏膜保护剂。可用局部黏膜止血的方法。细菌感染者应用抗生素。

2. 慢性胃炎

（1）饮食治疗 养成良好的饮食习惯和生活规律。

（2）药物治疗 ①黏膜保护剂；②H_2 受体拮抗剂；③胃肠动力药；④幽门螺杆菌感染者应

抗 Hp 治疗（详见消化性溃疡部分）。

二、消化性溃疡

消化性溃疡主要是指发生在胃和十二指肠的慢性溃疡，即胃溃疡（gastric ulcer，GU）和十二指肠溃疡（duodenal ulcer，DU）。各年龄儿童均可发病，婴幼儿多为急性、继发性溃疡，常有明确的原发疾病，胃溃疡和十二指肠溃疡发病率相近；年长儿多为慢性、原发性溃疡，以十二指肠溃疡多见。

(一)病因和发病机制

（1）胃酸和胃蛋白酶的侵袭力　胃酸分泌随年龄而增加，故年长儿消化性溃疡的发病率较婴幼儿为高。

（2）胃和十二指肠黏膜的防御功能受损。

（3）幽门螺杆菌感染。

（4）遗传因素。

（5）其他因素　精神创伤、中枢神经系统病变、外伤、手术后、饮食习惯不当（暴饮暴食、过冷、油炸食品等）、气候因素、对胃黏膜有刺激性的药物（非甾体抗炎药、类固醇激素等）。

★ (二)临床表现

1. 新生儿期　继发性溃疡多见，原发病常为早产、出生窒息等缺血缺氧、败血症、低血糖、呼吸窘迫综合征和中枢神经系统疾病等。常表现急性起病，呕血、黑便。生后 2～3 天亦可发生原发性溃疡。

2. 婴儿期　继发性溃疡多见，发病急，首发症状可为消化道出血和穿孔。原发性以胃溃疡多见，表现为食欲差、呕吐、进食后啼哭、腹胀、生长发育迟缓，有时为呕血、黑便。

3. 幼儿期　GU 和 DU 发病率相等，常见进食后呕吐，间歇发作脐周及上腹部疼痛，烧灼感少见，夜间及清晨痛醒，可发生呕血、黑便甚至穿孔。

4. 学龄前及学龄期　以原发性 DU 多见，主要表现为反复发作脐周及上腹部胀痛、烧灼感，饥饿时或夜间多发。严重者可出现呕血、便血、贫血。穿孔时疼痛剧烈并放射至背部或左右上腹部。也有仅表现为贫血、粪便隐血试验阳性。

(三)并发症

主要为出血（常常是小儿消化道溃疡的首发症状）、穿孔和幽门梗阻，常可伴发缺铁性贫血。

(四)辅助检查

（1）实验室检查　血分析提示失血性休克；粪便隐血试验阳性者提示可能有活动性溃疡。

（2）上消化道内镜检查　是诊断溃疡病准确率最高的方法。

（3）胃肠 X 线钡餐造影　适用于对胃镜检查有禁忌者。

（4）幽门螺杆菌检测　见慢性胃炎部分。

★ (五)治疗

目的是缓解和消除症状，促进溃疡愈合，防止复发，并预防并发症。

1. 一般治疗　培养良好的生活习惯，饮食定时定量，避免过度疲劳及精神紧张，适当休息，避免食用刺激性、对胃黏膜有损害的食物和药物。

2. 药物治疗　原则为抑制胃酸分泌和中和胃酸，强化黏膜防御能力，抗幽门螺杆菌治疗。

（1）抑制胃酸分泌治疗

① H_2 受体拮抗剂（H_2RI）：见表 9-6。

表 9-6　H₂RI 的种类及用法用量

药名	用法用量
西咪替丁	每日 10～15mg/kg，分 4 次于饭前 10～30min 口服，或每日分 1～2 次静脉滴注
雷尼替丁	每日 3～5mg/kg，每 12h 一次，或每晚一次口服，或每日分 2～3 次静脉滴注，疗程均为 4～8 周
法莫替丁	0.9mg/kg，睡前一次口服，或每日 1 次静脉滴注，疗程 2～4 周

② 质子泵抑制剂（PPI）：常用奥美拉唑，剂量为每日 0.6～0.8mg/kg，清晨顿服。疗程 2～4 周；还有兰索拉唑、埃索美拉唑等。

③ 中和胃酸的抗酸剂：常用碳酸钙、氢氧化铝、氢氧化镁等。

（2）胃黏膜保护剂　见表 9-7。

表 9-7　胃黏膜保护剂的种类及用法用量

药名	用法用量
硫糖铝	常用剂量为每日 10～25mg/kg，分 4 次口服，疗程 4～8 周
胶体次枸橼酸铋剂	剂量每日 6～8mg/kg，分 3 次口服，疗程 4～6 周

（3）抗幽门螺杆菌治疗　有 Hp 感染的消化性溃疡，需用 Hp 感染根除治疗（表 9-8）。

表 9-8　抗 Hp 感染治疗的药物种类及用法用量

药物	用法用量
抗生素	阿莫西林 50mg/(kg·d) 分 2 次；克林霉素 15～20mg/(kg·d) 分 2 次；甲硝唑 20mg/(kg·d) 分 2 次；替硝唑 20mg/(kg·d) 分 2 次
铋剂	胶体次枸橼酸铋剂每日 6～8mg/kg，分 3 次口服（>6 岁）
抗酸分泌药	奥美拉唑每日 0.6～0.8mg/kg，清晨顿服

目前多主张联合用药。以下方案可供参考（表 9-9）。

表 9-9　抗 Hp 感染治疗的方案

方案	药物用法用量
一线方案	PPI＋克林霉素＋阿莫西林，疗程 10 天或 14 天；若青霉素过敏则换成替硝唑 克林霉素耐药率较高的地区，含铋剂的三联疗法（阿莫西林＋甲硝唑＋胶体次枸橼酸铋剂）以及序贯疗法（PPI＋阿莫西林 5 天，PPI＋克林霉素＋甲硝唑 5 天）可作为一线疗法
二线方案	PPI＋阿莫西林＋甲硝唑（或替硝唑）＋胶体次枸橼酸铋剂或伴同疗法（PPI＋克林霉素＋阿莫西林＋甲硝唑），疗程 10～14 天；（用于一线方案失败者）

3. 手术治疗指征　①溃疡合并穿孔；②难以控制的出血，48h 内失血量超过血容量的 30%；③瘢痕性幽门梗阻，经保守治疗 72h 仍无改善；④慢性难治性疼痛。

第五节　炎症性肠病

炎症性肠病（inflammatory bowel disease，IBD）是指原因不明的一组非特异性慢性胃肠道炎症性疾病，包括溃疡性结肠炎（ulcerative colitis，UC）、克罗恩病（Crohn's disease，CD）和未定型结肠炎（indeterminate colitis，IC）。IBD 特别是克罗恩病多在青少年期起病，据统计约 20%～30%IBD 在儿童期就被诊断；儿童炎症性肠病患者的临床表现多以初发型为主，发病年龄越小，症状越严重。年龄＜6 岁的 IBD 是一特殊形式的 IBD，其临床表型及基因与晚发型 IBD 均不同，被定义为极早发型 IBD（very early onset IBD，VEO-IBD）。

一、病因和发病机制

IBD 病因与发病机制至今仍未完全明确，但公认系遗传、环境及免疫等多种因素综合作用的结果。

二、病理

病变累及部位各不相同；溃疡性结肠炎主要累及结肠及直肠，偶尔累及回肠末端，亦可能累及阑尾，极少累及上消化道，病变呈弥漫性、连续性分布，多位于黏膜层，浆膜层无明显异常。克罗恩病可侵犯整个消化道，最常累及末端回肠，极少累及直肠，病变呈节段性分布。

三、临床表现

溃疡性结肠炎和克罗恩病共同临床表现：多呈亚急性或慢性起病，近年也可见部分以急性暴发型起病者。均可表现有腹胀、腹痛、腹泻，大便呈黏液稀便、黏液脓便或脓血便，甚至血水样便，可能有里急后重。可能出现的并发症有肠出血、肠狭窄、肠梗阻、肠穿孔等。

溃疡性结肠炎和克罗恩病的不同临床特点见表 9-10。

表 9-10 溃疡性结肠炎和克罗恩病的不同临床特点

鉴别点	溃疡性结肠炎	克罗恩病
病变范围	主要在结肠	全消化道
病变特点	连续性	跳跃式
病变累及深度	黏膜和黏膜下层，环周	全层，不对称
内镜特征	弥漫性浅溃疡，假息肉	纵行深溃疡，肉芽
并发症	出血，结肠扩张（巨结肠），癌变，狭窄	梗阻，瘘管，出血，营养吸收障碍，全身多脏器受累
预后	相对好	差
对治疗的反应	可控制，可治愈	可控制，不可治愈
治疗难度	大	更大

四、辅助检查

（1）实验室检查 疾病活动期血分析可见白细胞计数可升高，C 反应蛋白可升高，血沉可加快。粪便常规与培养可用于非 IBD 的肠道感染鉴别。抗中性粒细胞胞质抗体（p-ANCA）为溃疡性结肠炎的相对特异性抗体；抗酿酒酵母抗体（ASCA）为克罗恩病的相对特异性抗体。

（2）胃肠道内镜检查 疑似 IBD 患儿就诊时均应完善全面的内镜检查及活检，包括食管胃十二指肠镜和结肠镜检查。小肠镜检查对发生在小肠的克罗恩病有独特的诊断价值。

（3）X 线钡剂灌肠检查 胃肠钡剂造影和气钡双重造影可显示 IBD 病变以及肠管的狭窄、僵硬和内瘘。

（4）腹部 CT 扫描。

（5）MRI 或 MRI 双重造影。

五、诊断和鉴别诊断

对于腹痛、腹泻、便血和体重减轻等症状持续 4 周以上的患儿，应高度怀疑 IBD，结合患儿的肠外表现，实验室、内镜检查、病理检查、影像学检查等做出诊断。需与以下疾病相鉴别：①肠结核；②急性阑尾炎；③其他，如慢性细菌性痢疾、阿米巴肠炎、出血坏死性肠炎、腹型过敏性紫癜、白塞病、肠道淋巴瘤等。

六、治疗

儿童 IBD 治疗目标与成人一致：诱导并维持临床缓解及黏膜愈合，防治并发症，改善患儿生存质量，并尽可能减少对患儿生长发育的不良影响。

1. 营养支持　需强调营养治疗的重要性。

2. 药物治疗

(1) 氨基水杨酸类药物　5-氨基水杨酸（5-ASA）是临床治疗 IBD 并预防其复发的最常用药物，可用于溃疡性结肠炎的诱导缓解，可口服和（或）直肠给药。5-ASA 用于克罗恩病患儿的诱导及缓解治疗尚存争议。

(2) 糖皮质激素　一般适用于 IBD 急性发作期且足量 5-ASA 治疗无效时，通常不用于维持缓解治疗。口服泼尼松从 $1\sim2mg/(kg \cdot d)$ 开始，症状改善后，逐渐减少用量，直到彻底停药。另可采用静脉给予甲泼尼龙 $1\sim1.5mg/(kg \cdot d)$。IBD 患儿不宜长期接受糖皮质激素治疗。

(3) 免疫抑制剂　常用于氨基水杨酸类药物和激素治疗无效、激素依赖者。临床常用硫代嘌呤，包括 6-巯基嘌呤（6-MP）、硫唑嘌呤（AZA）、甲氨蝶呤、钙依赖磷酸酶抑制剂（环孢素用于溃疡性结肠炎，他克莫司用于克罗恩病）等。硫代嘌呤用于中重度克罗恩病患儿治疗早期。AZA 剂量 $1.5\sim2.0mg/(kg \cdot d)$，6-MP 剂量为 $0.75\sim1.50mg/(kg \cdot d)$。硫代嘌呤和甲氨蝶呤适用于以下情况：①氨基水杨酸类难以维持缓解时；②氨基水杨酸及激素类药物治疗无效或效果不佳；③克罗恩病复发激素治疗后替代用药，用于激素依赖病例的维持缓解及激素撤药；④减轻或消除 IBD 激素依赖；⑤瘘管治疗首选。

(4) 生物治疗　英夫利昔单抗（IFX）（肿瘤坏死因子单克隆抗体）认为是目前诱导和维持缓解克罗恩病最有效的药物。本品用于 IBD 患儿的初始剂量为 5mg/kg，在第 0、2、6 周给予作为诱导缓解。3 剂无效者不再继续使用本品，有效者随后每隔 8 周给予相同剂量作长程维持治疗。IFX 适用于以下情况：①常规糖皮质激素或免疫抑制药物治疗无效的中重度活动性克罗恩病或溃疡性结肠炎患者；②传统治疗如抗生素、外科引流和（或）免疫抑制药物治疗无效的瘘管型克罗恩病患者。

(5) 抗生素　甲硝唑和环丙沙星为克罗恩病治疗中最常用的抗生素。

(6) 其他药物　还有将益生菌、沙利度胺等用于本病治疗。

3. 其他治疗　VEO-IBD 可行人血干细胞移植治疗。

4. 手术治疗　包括急诊手术和择期手术。

第六节　先天性肥厚性幽门狭窄

先天性肥厚性幽门狭窄是由于幽门环肌增生、肥厚使幽门管腔狭窄而引起的上消化道不完全梗阻性疾病。一般认为与遗传因素、胃肠激素及其他生物活性物质紊乱及先天性幽门肌层发育异常等因素有关。典型症状和体征为无胆汁的喷射性呕吐，胃蠕动波和右上腹肿块。呕吐一般在出生后 2~4 周，少数于生后 1 周开始，也有迟至生后 2~3 个月者。多于喂奶后不到半小时即吐，吐出物为带凝块的奶汁，不含胆汁，有时呕血，呕吐后即饥饿欲食。病久者出现消瘦、脱水及电解质紊乱。诊断首选腹部 B 型超声检查：如果幽门肌厚度≥4mm、幽门前后径≥13mm、幽门管长≥17mm，即可诊断为本病。X 线钡餐检查可见胃扩张，钡剂通过幽门排出时间延长。幽门管延长、狭窄如线状，向头侧弯曲，幽门胃窦呈鸟嘴样改变。十二指肠球部压迹呈"蕈征""双肩征"等，为诊断本病特有的 X 线征象。确诊后应及早纠正营养状态并进行幽门肌切开术，手术方法简便且效果良好。

第七节　肠 套 叠

肠套叠系指部分肠管及其肠系膜套入邻近肠腔所致的一种绞窄性肠梗阻，是婴幼儿时期最常见的急腹症之一，本病 60％的患儿年龄在 1 岁以内，但新生儿罕见。80％的患儿年龄在 2 岁以内，男孩发病率多于女孩，约为（3∶1）～（2∶1）。肠套叠分原发性和继发性两种。95％为原发性，多为婴幼儿、婴儿回盲部系膜尚未完全固定、活动度较大是引起肠套叠的原因。5％继发性病例多为年长儿，发生肠套叠的肠管可见明显的机械原因，如梅克尔憩室翻入回肠腔内，成为肠套叠的起点；肠息肉、肠肿瘤、肠重复畸形、腹型紫癜致肠壁血肿等均可牵引肠壁而发生肠套叠。有些促发因素可导致肠蠕动的节律发生紊乱，从而诱发肠套叠，如饮食改变、腹泻及其病毒感染等均与之有关。

★一、临床表现

1. 急性肠套叠　①腹痛：既往健康肥胖的孩子突然发作剧烈的有规律的阵发性绞痛，哭闹不安、屈膝缩腹、面色苍白，持续 10～20min 后腹痛缓解，安静或入睡，间歇 5～10min 或更长时间后又反复发作；②呕吐；③血便：为重要症状，起病初大便可正常；约 85％的病例在发病后 6～12h 排出果酱样黏液血便，或肛门指诊时发现血便；④腹部包块：多数病例在右上腹季肋下可触及有轻微触痛的套叠肿块，呈腊肠样，光滑不太软，稍可移动；有时腹部扣诊和直肠指检双合检查可触及肿块；⑤全身情况：早期一般情况尚好。随着病程延长，病情加重，并发肠坏死或腹膜炎时，全身情况恶化，常有严重脱水、高热、嗜睡、昏迷及休克等中毒症状。

2. 慢性肠套叠　年龄愈大，发病过程愈缓慢。主要表现为阵发性腹痛，腹痛时上腹或脐周可触及肿块，不痛时腹部平坦柔软无包块，病程有时长达十余日。呕吐少见，便血发生也较晚。

二、辅助检查

（1）腹部 B 超检查　可见"同心圆"或"靶环状"肿块图像，或见"套筒征"。

（2）B 超监视下水压灌肠　诊断治疗同时完成。

（3）空气灌肠　在 X 线透视下可见杯口阴影，可同时进行复位治疗。

（4）钡剂灌肠　只用于慢性肠套叠疑难病例。

★三、治疗

急性肠套叠是一种危及生命的急症，其复位是紧急的治疗措施，一旦确诊需立即进行。

1. 非手术疗法

（1）灌肠疗法适应证　肠套叠在 48h 内，全身情况良好，腹部不胀，无明显脱水及电解质紊乱。

（2）方法　①B 超监视下水压灌肠；②空气灌肠；③钡剂灌肠复位。

（3）灌肠复位成功的表现　①拔出肛管后排出大量带臭味的黏液血便和黄色粪水；②患儿很快入睡，不再哭闹及呕吐；③腹部平软，触不到原有的包块；④灌肠复位后给予 0.5～1g 活性炭口服，6～8h 后有炭末排出。

（4）禁忌证　①病程已超过 48h，全身情况差；②高度腹胀，腹膜刺激征阳性，X 线腹部平片可见多数液平面者；③套叠头部已达脾曲，肿物硬且张力大者；④多次复发疑有器质性病变者；⑤小肠型肠套叠。

2. 手术治疗　肠套叠超过 48~72h，或虽时间不长但病情严重疑有肠坏死或穿孔者，以及小肠型肠套叠均需手术治疗。可选择进行肠套叠复位、肠切除吻合术或肠造瘘术等。

5%~8% 的患儿有可能复发；灌肠复位比手术复位的复发率高。

第八节　先天性巨结肠

先天性巨结肠又称先天性无神经节细胞症或赫什朋病（HD），是由于直肠或结肠远端的肠管持续痉挛，粪便淤滞在近端结肠，使该肠管肥厚、扩张，是婴儿常见的先天性肠道畸形，是多基因遗传和环境因素共同作用的结果。主要临床表现为：①胎便排出延缓、顽固性便秘和腹胀：生后 24~48h 内多无胎便或仅有少量胎便排出，可于生后 2~3 天出现低位肠梗阻；以后有顽固性便秘，3~7 天甚至 1~2 周排便 1 次；②呕吐、营养不良、发育迟缓；③直肠指检壶腹部空虚，拔指后可排出恶臭气体及大便。常见并发症有：①小肠结肠炎，为常见的并发症，可见于任何年龄，尤其是新生儿。易引起血便及肠穿孔，出现脱水和酸中毒，死亡率极高。②肠穿孔：多见于新生儿，穿孔部位常为乙状结肠和盲肠。③继发感染：如肺炎、败血症等。X 线检查：①腹部立位平片多显示低位结肠梗阻；②钡剂灌肠检查其诊断率在 90% 左右，可显示痉挛段及其上方的扩张肠管，排钡功能差。若黏膜皱襞变粗（锯齿状变化），提示伴有小肠结肠炎。直肠、肛门测压检查确诊率 76%~100%。直肠黏膜、肌层活检：HE 染色可判断神经节细胞的有无并计数神经节细胞数量。应进行根治手术切除无神经节细胞肠段和部分扩张结肠。先天性巨结肠患儿生后 2 个月内并发症多见，需重视。保守治疗可通过口服缓泻药、外用开塞露或扩肛及灌肠等排便。病情危重，暂时不能行根治者，应及时行结肠造瘘术。目前主张早期行根治手术，一般认为体重达 3kg 以上，周身情况良好即可行根治术。

第九节　腹　泻　病

腹泻病，是一组由多病原、多因素引起的以大便次数增多和大便性状改变为特点的消化道综合征，是我国婴幼儿最常见的疾病之一。6 个月至 2 岁的婴幼儿发病率高，1 岁以内约占半数。

★一、易感因素

（1）婴幼儿消化系统发育尚未成熟。

（2）生长发育快，所需营养物质相对较多，食物以液体为主，胃肠道负担重。

（3）机体及肠黏膜免疫功能不完善　①胃酸偏少，胃排空快，对进入胃内的细菌杀灭能力弱；②血清免疫球蛋白（尤其是 IgM、IgA）和胃肠道分泌型 IgA 均较低。

（4）肠道菌群失调。

（5）人工喂养　母乳中含有大量具有抗肠道感染作用的物质，如体液因子、巨噬细胞和粒细胞、溶酶体、溶菌酶等。

★二、病因

1. 感染因素　肠道内感染可由病毒、细菌、真菌、寄生虫引起，以前两者多见，尤其是病毒。

（1）病毒感染　寒冷季节的婴幼儿腹泻 80% 由病毒引起，主要为轮状病毒。

（2）细菌感染（不包括法定传染病）　①致腹泻大肠埃希菌（致病性大肠埃希菌、产毒性大肠埃希菌、侵袭性大肠埃希菌、出血性大肠埃希菌、黏附-集聚性大肠埃希菌）；②空肠弯曲菌；③耶尔森菌；④其他，如沙门菌（主要为鼠伤寒和其他非伤寒、副伤寒沙门菌）、嗜水气单胞菌、难辨梭状芽胞杆菌、金黄色葡萄球菌、铜绿假单胞菌、变形杆菌等均可引起腹泻。

（3）真菌　有念珠菌、曲霉菌、毛霉菌，小儿以白色念珠菌性肠炎多见。

（4）寄生虫　常见为蓝氏贾第鞭毛虫、阿米巴原虫和隐孢子虫等。

（5）肠道外感染　有时亦可产生腹泻症状。

（6）抗生素相关性腹泻（AAD）。

2. 非感染因素

（1）饮食因素　①喂养不当；②过敏性腹泻；③原发性或继发性双糖酶（主要为乳糖酶）缺乏或活性降低。

（2）气候因素　气候突然变化、腹部受凉使肠蠕动增加；天气过热，消化液分泌减少或由于口渴饮奶过多等都可能诱发消化功能紊乱致腹泻。

★三、发病机制

导致腹泻的机制有：①肠腔内存在大量不能吸收的具有渗透活性的物质——“渗透性”腹泻；②肠腔内电解质分泌过多——“分泌性”腹泻；③炎症所致的液体大量渗出——“渗出性”腹泻；④肠道运动功能异常——“肠道功能异常性”腹泻等。临床上腹泻往往是在多种机制共同作用下发生的。

★四、临床表现

病程在2周以内的腹泻为急性腹泻，病程2周至2个月为迁延性腹泻，慢性腹泻的病程为2个月以上。

（一）急性腹泻

1. 腹泻的共同临床表现

（1）轻型　以胃肠道症状为主，如食欲不振，呕吐，大便次数增多但量不多，解稀水样黄色或黄绿色大便，有酸味。无脱水及全身中毒症状，多在数日内痊愈。常因饮食因素及肠道外感染引起。

（2）重型　急性起病，亦有由轻转重，除有较重的胃肠道症状外，还有较明显的脱水、电解质紊乱和全身感染中毒症状。多由肠道内感染所致。

水、电解质及酸碱平衡紊乱：腹泻患儿出入量不平衡，导致不同程度（轻、中、重）脱水，由于丧失的水和电解质的比例不同，导致等渗、低渗或高渗性脱水，以前两者多见。出现眼窝、囟门凹陷，尿少、泪少，皮肤黏膜干燥、弹性下降，甚至血容量不足引起的末梢循环改变，详见第四章第三节。

重型腹泻病时常出现：①代谢性酸中毒：精神不振，口唇樱红，呼吸深大，呼出气凉有丙酮味等症状；导致代谢性酸中毒的原因有：碱性物质大量丢失；供能不足，脂肪分解增加，产生酮体增多；无氧酵解增多致使乳酸堆积；脱水致肾功能低，致使酸性代谢产物滞留。②低钾血症：精神不振、无力、腹胀、心律失常、碱中毒等症状。③低钙血症：手足搐搦和惊厥，极少数出现震颤、抽搐。④低镁血症：用钙治疗无效时应考虑有低镁血症的可能。

2. 几种常见类型肠炎的临床特点

（1）轮状病毒肠炎　是婴儿腹泻最常见的病原。秋冬季多发，经粪-口传播，亦可通过气溶胶形式经呼吸道感染而致病；多发生在6~24个月婴幼儿。起病急，常伴发热、呕吐，随后出现腹泻。大便次数多、量多、水分多，黄色水样或蛋花样便带少量黏液，无腥臭味。常并发脱水、酸中毒及电解质紊乱。病毒感染亦可侵犯多个脏器，致多系统病变，如无热惊厥、心肌损害、肺部炎症、肝胆损害等。本病自然病程约 3～8 天。

（2）诺如病毒肠炎　全年散发，暴发高峰多在寒冷季节（11 月至次年 2 月）；该病毒是集体机构急性暴发性胃肠炎的首要致病原，首发症状多为阵发性腹痛、恶心、呕吐和腹泻，伴发热、头痛、乏力和肌痛，可发生脱水及酸中毒、低钾。自限性疾病，症状持续 12～72h。

（3）产毒性细菌引起的肠炎　多发生在夏季。轻症仅大便次数稍增，性状轻微改变。重症腹泻频繁，量多，呈水样或蛋花样混有黏液，镜检无白细胞。伴呕吐，常发生脱水、电解质和酸碱平衡紊乱。自限性疾病，自然病程 3～7 天。

（4）侵袭性细菌（包括侵袭性大肠埃希菌、空肠弯曲菌、耶尔森菌、鼠伤寒杆菌等）性肠炎

多见于夏季。起病急，高热甚至可以发生热惊厥。腹泻频繁，大便呈黏液状，带脓血，有腥臭味。常伴恶心、呕吐、腹痛和里急后重，可出现严重的中毒症状如高热、意识改变，甚至感染性休克。大便镜检有大量白细胞及数量不等的红细胞。粪便细菌培养可找到相应的致病菌。空肠弯曲菌有脓血便；鼠伤寒沙门菌小肠结肠炎可排深绿色黏液脓便或白色胶冻样便。

（5）出血性大肠埃希菌肠炎　大便次数增多，开始为黄色水样便，后转为血水便，有特殊臭味。大便镜检有大量红细胞，常无白细胞。伴腹痛，个别病例可伴发溶血尿毒综合征和血小板减少性紫癜。

（6）抗生素相关性腹泻　①金黄色葡萄球菌肠炎：典型大便为暗绿色，量多带黏液，少数为血便。②假膜性小肠结肠炎：由难辨梭状芽胞杆菌引起。重症频泻，黄绿色水样便，可有假膜排出。③真菌性肠炎：多为白色念珠菌所致，常伴鹅口疮。大便有时可见豆腐渣样细块（菌落）。大便镜检有真菌孢子和菌丝。

（二）迁延性、慢性腹泻

病因复杂，感染、营养物质过敏、酶缺陷、免疫缺陷、药物因素、先天性畸形等均可引起。以急性腹泻未彻底治疗或治疗不当、迁延不愈最为常见。人工喂养、营养不良小儿患病率高。

五、诊断和鉴别诊断

必须判定有无脱水（程度和性质）、电解质紊乱和酸碱失衡。可先根据大便常规有无白细胞将腹泻分为两组：

1. 大便无或偶见少量白细胞者　为侵袭性细菌以外的病因，如病毒、非侵袭性细菌、寄生虫等肠道内、外感染或喂养不当引起的腹泻，多为水泻，有时伴脱水症状。除感染因素外需注意以下情况：

（1）"生理性腹泻"　多见于 6 个月以内婴儿，外观虚胖，常有湿疹，生后不久即出现腹泻，除大便次数增多外，无其他症状，食欲好，不影响生长发育。添加辅食后，大便即逐渐转为正常。

（2）导致小肠消化吸收功能障碍的各种疾病　如双糖酶缺乏、食物过敏性腹泻、失氯性腹泻、原发性胆酸吸收不良等。

2. 大便有较多的白细胞者　表明结肠和回肠末端有侵袭性炎症病变，常由各种侵袭性细菌感染所致，仅凭临床表现难以区别，必要时应进行大便细菌培养，细菌血清型和毒性检测以明确病原体。

★六、治疗

原则为：调整饮食，预防和纠正脱水，合理用药，加强护理，预防并发症。

(一)急性腹泻的治疗

1. 饮食疗法　应强调继续饮食，满足生理需要，补充疾病消耗，以缩短腹泻后的康复时间，应根据疾病的特殊病理生理状况、个体消化吸收功能和平时的饮食习惯进行合理调整。尽快恢复母乳及既往熟悉的饮食，由少到多，由稀到稠。腹泻停止后逐渐恢复营养丰富的饮食，并每日加餐1次，共2周。

2. 纠正水、电解质紊乱及酸碱失衡　治疗方案可参照第四章第三节。重度脱水时静脉补液见表9-11。

表 9-11　重度脱水时静脉补液流程

补液各阶段及用时	补液量及液体张力
1. 改善循环，0.5～1h	20ml/kg 2:1等张含钠液或生理盐水
	低渗性脱水，2/3张含钠液
2. 补充累计损伤量，8～12h	等渗性脱水，1/2～2/3张含钠液
	高渗性脱水，1/3张含钠液
3. 继续补液阶段，12～16h	补充继续损失和生理需要量用1/3～1/2张含钠液

3. 补钙、补镁治疗　出现惊厥、手足搐搦时可用10%葡萄糖酸钙（每次1～2ml/kg，最大量≤10ml）加入等量5%～10%葡萄糖液稀释后静注。用钙治疗无效时应考虑有低镁血症可能。低镁者用25%硫酸镁按每次0.1～0.2ml/kg深部肌肉注射，每日2～3次，症状消失后停用。

4. 药物治疗

（1）控制感染　①水样便腹泻者一般不用抗生素，应合理使用液体疗法，选用微生态制剂和黏膜保护剂；②黏液、脓血便患者（约占30%）多为侵袭性细菌感染，先经验性选用抗菌药物，再根据大便细菌培养和药敏试验结果进行调整（大肠埃希菌、空肠弯曲菌、耶尔森菌、鼠伤寒沙门菌常选用抗革兰氏阴性杆菌的以及大环内酯类抗生素；金黄色葡萄球菌、假膜性肠炎、真菌性肠炎可选用苯唑西林钠、万古霉素、利福昔明、甲硝唑或抗真菌药物）。

（2）肠道微生态疗法　有助于恢复肠道正常菌群的生态平衡，抑制病原菌定植和侵袭，控制腹泻。

（3）肠黏膜保护剂　能吸附病原体和毒素，增强肠道屏障功能，如蒙脱石粉。

（4）抗分泌治疗　治疗分泌性腹泻，如脑啡肽酶抑制剂消旋卡多曲。

（5）避免用止泻剂　因其可抑制胃肠动力，增加细菌繁殖和毒素吸收。

（6）补锌治疗　对于急性腹泻儿，可予口服补锌治疗：>6个月每日元素锌20mg，6个月以下每日10mg，疗程10～14天。

(二)迁延性和慢性腹泻治疗

（1）积极寻找引起病程迁延的原因，针对病因进行治疗，切忌滥用抗生素，避免顽固的肠道菌群失调。

（2）预防和治疗脱水，纠正电解质及酸碱平衡紊乱。

（3）营养治疗　①继续母乳喂养；②人工喂养儿应调整饮食；③双糖不耐受患儿治疗宜采用去双糖饮食，或去乳糖配方奶粉；④过敏性腹泻：对蛋白质过敏，应改用其他饮食；⑤要素饮食：是肠黏膜受损伤患儿最理想的食物，系由氨基酸、葡萄糖、中链甘油三酯、多种维生素和微量元素组合而成；⑥静脉营养：少数严重病儿不能耐受口服营养物质者，可采用静脉高营养。

（4）药物治疗　①抗生素：根据药物敏感试验选用；②补充微量元素和维生素；③应用微生态调节剂和肠黏膜保护剂。

（5）中医辨证论治有良好疗效，并可配合中药、推拿、捏脊、针灸和磁疗等。

第十节　婴儿胆汁淤积症

婴儿胆汁淤积症系指1岁以内婴儿（包括新生儿）由各种原因引起的肝细胞和（或）毛细单管分泌功能障碍，或胆管病变导致胆汁排泄减少或缺乏。临床表现主要为高结合胆红素血症、粪便颜色改变、胆汁酸增加，可伴或不伴肝大，质地异常；部分患儿还可伴皮肤瘙痒、营养不良等。既往曾称"婴儿肝炎综合征"。

★一、病因和发病机制

（1）感染　包括肝脏的原发性感染和全身感染累及肝脏。包括病毒（如 TORCH 综合征）、细菌、梅毒螺旋体、结核分枝杆菌及人类免疫缺陷病毒等病原体感染后都可引起。

（2）先天性代谢异常　代谢性贮积症都伴有显著的肝大。

（3）胆道闭锁、胆管扩张和肝内胆管发育不良。

（4）毒性作用　药物作用、胃肠外营养相关性胆汁淤积等。

（5）其他　肝内占位病变、累及肝脏的全身恶性疾病；唐氏综合征等染色体异常疾病。

仍有部分病例病因不明，目前称为"特发性"。

★二、临床表现

（1）皮肤改变　黄疸为首发及显著特点，暗黄。梗阻性黄疸肤色灰暗甚至黄褐色。慢性长期胆道梗阻可见黄色瘤、皮肤色素沉着。

（2）粪便颜色改变　大便颜色呈白陶土色，甚至灰白色。尿色变深。

（3）肝大和（或）质地异常　肝功能受损常表现肝脏增大，质韧，无明显压痛黄疸伴胆囊肿大提示胆总管下端梗阻，见于结石、炎症或肿瘤。

（4）脂肪、脂溶性维生素吸收障碍、营养不良。

（5）精神及神经系统异常　表现为喂养困难、嗜睡、肌张力减低，易激惹、烦躁，甚至惊厥。肝功能明显受损时常导致高氨血症及肝性脑病。

（6）不同病因有其他不同的表现。

三、辅助检查

（1）全血常规　细菌感染时白细胞增高，中性粒细胞增高并核左移。CMV 感染时，可有单个核细胞增多、血小板减少、贫血、溶血等。

（2）肝功能检测　结合胆红素及未结合胆红素均有不同程度增高；丙氨酸氨基转移酶升高；反映胆管性胆汁淤积的指标（血清胆汁酸、γ-谷氨酰胺转肽酶、碱性磷酸酶、5′-核苷酸酶等）增高；甲胎蛋白持续增高提示肝细胞有破坏，再生增加；肝细胞合成功能的指标，凝血因子和纤维蛋白原等降低。

（3）病原学检查　肝炎病毒、CMV、EBV、HSV、风疹病毒、HIV 等检查；弓形虫、梅毒螺旋体检查；血培养、中段尿培养等。

（4）遗传代谢、内分泌疾病时可行相关方面检查。

（5）基因检测　可用于疾病的精准诊断和个性化治疗。

（6）影像学检查　肝、胆、脾 B 超，肝脏 CT 或肝胆磁共振胆管成像（MRCP）检查等。

（7）肝胆核素扫描　以发现胆道闭锁。

（8）胆汁引流　查胆汁常规、细菌培养，行胆汁胆红素、胆汁酸检查。

（9）肝活组织病理检查　经皮肝穿刺或腹腔镜检查获取活体组织标本进行病理学诊断。

四、治疗

胆汁淤积症查明病因后予以病因治疗：抗感染、代谢干预等；但大多数病例在疾病早期病因难明确，以对症治疗为主，包括：①利胆退黄：熊去氧胆酸片 $10\sim30mg/(kg\cdot d)$，分 2 次口服，对胆道闭锁和严重肝功能异常患者禁用；考来烯酸 $0.25\sim0.50g/(kg\cdot d)$，在早餐前顿服或分次口服；苯巴比妥口服；S-腺苷蛋氨酸。②护肝、改善肝细胞功能：ATP、辅酶 A、B 族维生素及维生素 C；葡醛内酯、还原性谷胱甘肽、联苯双酯、甘草酸二铵及补充微生态制剂等。③必要的支持疗法：补充多种维生素；低蛋白血症补充白蛋白；凝血因子缺乏时可用维生素 K_1 或凝血酶原复合物。④胆汁分流术及肝移植。

同步练习

一、选择题

1. 轻度脱水，脱水量占体重的（　　）。
   A. 9%　　　　　　　　　B. 1%　　　　　　　　　C. 5%
   D. 11%　　　　　　　　E. 13%

2. 柏油样便中的血来源于（　　）。
   A. 胃及十二指肠　　　　B. 结肠　　　　　　　　C. 空肠
   D. 肛门直肠　　　　　　E. 回肠

3. 疱疹性口腔炎是感染何种病原体所致？（　　）
   A. 柯萨奇病毒　　　　　B. 腺病毒　　　　　　　C. 白色念珠菌
   D. 呼吸道合胞病毒　　　E. 单纯疱疹病毒Ⅰ型

4. 秋季引起婴儿腹泻的病原体主要是（　　）。
   A. 人致病性大肠埃希菌　B. 副大肠埃希菌　　　　C. 诺如病毒
   D. 轮状病毒　　　　　　E. 金黄色葡萄球菌

5. 下列不属于抑酸药的是（　　）。
   A. 阿托品　　　　　　　B. 奥美拉唑　　　　　　C. 碳酸氢钠
   D. 丙谷胺　　　　　　　E. 雷尼替丁

6. 可抑制幽门螺旋杆菌生长的药物是（　　）。
   A. 阿莫西林　　　　　　B. 红霉素　　　　　　　C. 氢氧化铝
   D. 西咪替丁　　　　　　E. 青霉素

7. 下列符合中度高渗性脱水的是（　　）。
   A. 失水量占体重的 4%，血清钠 135mmol/L
   B. 失水量占体重的 8%，血清钠 157mmol/L
   C. 失水量占体重的 11%，血清钠 140mmol/L
   D. 失水量占体重的 7%，血清钠 120mmol/L
   E. 失水量占体重的 9%，血清钠 145mmol/L

8. 关于婴儿消化系统特点，下列不正确的是（　　）。
   A. 胃幽门括约肌发育良好　　B. 贲门括约肌发育不成熟　　C. 婴儿肠道相对较短

D. 胃酸、胃蛋白酶活性较低　　E. 婴儿胃呈水平位

9. 何种细菌不会引起侵袭性肠炎？（　　　）

　　A. 人致病性大肠埃希菌　　　　B. 鼠伤寒杆菌　　　　　　　　C. 小肠结肠炎耶尔森菌

　　D. 侵袭性大肠埃希菌　　　　　E. 空肠弯曲菌

10. 以下哪项不是小儿消化系统解剖生理特点？（　　　）

　　A. 颊部脂肪垫利于吸吮　　　　B. 早产儿下食管括约肌张力低

　　C. 肝血管丰富，再生能力强　　D. 足月儿肠屏障功能已成熟

　　E. 胃呈水平位易溢乳

11. 以下哪项不是小儿胃食管反流的发病原因？（　　　）

　　A. 下食管括约肌张力低　　　　B. 食管、胃夹角大　　　　　　C. 幽门括约肌发育成熟

　　D. 胃排空促　　　　　　　　　E. 胃底发育差

12. 胃食管反流的主要症状是（　　　）。

　　A. 恶心　　　　　　　　　　　B. 呕吐　　　　　　　　　　　C. 腹胀

　　D. 上腹痛　　　　　　　　　　E. 消化道出血

13. 下列哪项不是婴幼儿腹泻的易感因素？（　　　）

　　A. 消化系统发育不成熟　　　　B. 消化道负担重

　　C. 肠道内感染　　　　　　　　D. 血中免疫球蛋白及胃肠道分泌型 IgA 低

　　E. 胃内酸度低

14. 关于非感染腹泻的发病机制，哪项错误？（　　　）

　　A. 饮食不洁引起　　　　　　　B. 过早过量喂食淀粉或脂肪

　　C. 气候突变　　　　　　　　　D. 对某些食物成分过敏或不耐受

　　E. 进食过量或食物成分不恰当

15. 侵袭性细菌性肠炎共同临床表现中，最具特点的是（　　　）。

　　A. 呕吐　　　　　　　　　　　B. 发热　　　　　　　　　　　C. 腹痛

　　D. 恶心　　　　　　　　　　　E. 排黏液血便

16. 脱水时补液的速度取决于（　　　）。

　　A. 液体张力　　　　　　　　　B. 液体的种类　　　　　　　　C. 脱水程度和大便量

　　D. 大便性质　　　　　　　　　E. 尿少者速度应慢

17. 侵袭性大肠埃希菌肠炎与细菌性痢疾相鉴别主要靠（　　　）。

　　A. 大便性状　　　　　　　　　B. 大便镜检

　　C. 血常规　　　　　　　　　　D. 是否有严重的感染中毒症状

　　E. 大便细菌培养

18. 婴儿易发生脱水的原因是（　　　）。

　　A. 体表面积相对小　　　　　　B. 消化酶分泌较多　　　　　　C. 细胞外液少

　　D. 免疫力低　　　　　　　　　E. 水代谢旺盛

19. 诊断重度脱水的主要依据是（　　　）。

　　A. 精神极度萎靡　　　　　　　B. 皮肤弹性差　　　　　　　　C. 眼眶和前囟明显凹陷

　　D. 尿少，哭无泪　　　　　　　E. 四肢厥冷、皮肤花纹、脉细弱等循环衰竭的表现

20. 婴儿腹泻临床上出现脱水症状时，其主要改变是（　　　）。

　　A. 体液总量，尤以细胞外液减少　　　　　　　　　　　　　B. 血浆量减少

　　C. 细胞内液量减少　　　　　　　　　　　　　　　　　　　D. 间质液减少

E. 细胞外液减少而不伴血浆的减少

21. 以下哪项不是消化性溃疡的病因?(　　　)

    A. 胃酸和胃蛋白酶的侵袭力　　B. 幽门螺杆菌感染　　　　C. 中枢神经系统病变

    D. 遗传因素　　　　　　　　　E. 婴幼儿

22. 对脱水性质的认识,下列哪项是错误的?(　　　)

    A. 是指现存体液渗透压的改变

    B. 常以血清钠浓度来表示细胞外液渗透压

    C. 婴儿腹泻以等渗性脱水最常见

    D. 低渗性脱水时可引起脑血管扩张充血

    E. 等渗性脱水细胞内液量无明显改变

23. 关于低渗性脱水,下列哪项是错误的?(　　　)

    A. 失钠的比例大于失水,以细胞外液减少为主

    B. 多见于久泻、营养不良儿

    C. 口腔黏膜干燥,口渴明显

    D. 脱水征比其他两种脱水严重,较易发生休克

    E. 低钠严重者可发生脑细胞水肿

24. 诊断溃疡病准确率最高的方法(　　　)。

    A. 幽门螺杆菌检测　　　　　B. 上消化道内镜检查　　　C. 胃肠 X 线钡餐造影

    D. 大便分析及潜血试验　　　E. 全腹部 CT 检查

25. 除去下列哪一项其他均为中度脱水的临床表现?(　　　)

    A. 烦躁不安或精神萎靡　　　B. 眼窝及前囟明显凹陷　　C. 皮肤弹性差

    D. 四肢厥冷　　　　　　　　E. 尿量明显减少

26. 关于高渗性脱水,下列叙述哪项不妥?(　　　)

    A. 多见于不显性失水增多而给水不足

    B. 烦躁不安、肌张力增高甚至惊厥

    C. 细胞内液减少明显

    D. 尿少比重增高

    E. 脱水征比其他两种脱水明显,易出现循环障碍

27. 婴儿腹泻伴脱水患儿,在补液和纠正酸中毒后出现低血钙症状,主要是由于(　　　)。

    A. 离子钙降低　　　　　　　B. 钙从尿中排出　　　　　C. 血清钙被稀释

    D. 钙在肠道内与磷结合被排出　E. 进食少,从食物中摄入钙不足

28. 婴儿急性腹泻所致中度脱水,判断脱水性质有困难时,补充累积损失量应选用(　　　)。

    A. 1/2 张含钠液　　　　　　B. 1/3 张含钠液　　　　　C. 2/3 张含钠液

    D. 生理维持液　　　　　　　E. 1/4 张含钠液

29. 婴儿腹泻,重度脱水,重度酸中毒,静脉补液宜先给(　　　)。

    A. 1/2 张含钠液　　　　　　B. 2/3 张含钠液　　　　　C. 5% 碳酸氢钠 6ml/kg

    D. 1.4% 碳酸氢钠 20ml/kg　E. 1.87% 乳酸钠 20ml/kg

30. 关于婴儿腹泻的治疗,下列哪项是错误的?(　　　)

    A. 早期应用抑制肠蠕动药物治疗急性腹泻可缩短病程

    B. 非侵袭性细菌所致肠炎仅用支持疗法即可痊愈

    C. 侵袭性细菌所致肠炎应选用敏感的抗生素

    D. 病毒性肠炎无特效疗法，可试用中草药

    E. 真菌性肠炎可口服制霉菌素或克霉唑

二、问答题

1. 消化性溃疡的并发症有哪些？
2. 简述消化性溃疡的药物治疗并举例。
3. 判断小儿脱水的观察指标有哪些？
4. 简述小儿腹泻重度脱水的临床表现。
5. 简述小儿腹泻的治疗原则。
6. 小儿腹泻的易感因素有哪些？
7. 简述小儿急性腹泻的主要治疗措施。
8. 简述腹泻患儿如何补钾。

三、病例分析题

7个月女婴，腹泻3天，大便水样，每日10余次，半天无尿。体检：呼吸深，前囟、眼眶深度凹陷，皮肤弹性极差，有花纹，四肢凉。血钠135mmol/l，血钾3.8mmol/l，BE－20mmol/l。

1. 本患儿入院可能诊断为（　　）。

  A. 病毒性肠炎　　　　　　B. 重度脱水　　　　　　C. 低渗性脱水

  D. 休克　　　　　　E. 中毒性脑病　　　　　　F. 代谢性酸中毒

2. 首先应采取的措施（　　）。

  A. 快速扩容　　　　　　B. 抗病毒治疗　　　　　　C. 纠正酸中毒

  D. 止泻治疗　　　　　　E. 口服补液　　　　　　F. 微生态治疗

3. 开始24h静脉补液总量（　　）。

  A. 80ml/kg　　　　　　B. 120ml/kg　　　　　　C. 150～180ml/kg

  D. 180～200ml/kg　　　　　　E. 200～220ml/kg

4. 首批应输入的液体为（　　）。

  A. 1/3张含钠液　　　　　　B. 2：1等张含钠液　　　　　　C. 1/5张含钠液

  D. 2/3张含钠液　　　　　　E. 1/2张含钠液　　　　　　F. 1/4张含钠液

5. 脱水酸中毒纠正后，尿量中等，出现腹胀，肠鸣音减弱，心音低钝，腱反射消失，为（　　）。

  A. 低钙血症　　　　　　B. 低镁血症　　　　　　C. 低钠血症

  D. 高钠血症　　　　　　E. 低钾血症　　　　　　F. 中毒性肠麻痹

参考答案

一、选择题

1.C 2.A 3.E 4.D 5.A 6.A 7.B 8.C
9.A 10.D 11.D 12.B 13.C 14.A 15.E
16.C 17.E 18.E 19.E 20.A 21.E 22.D
23.C 24.B 25.D 26.E 27.A 28.A 29.D
30.A

二、问答题

1. 答：主要为出血（常常是小儿消化道溃疡的首发症状）、穿孔和幽门梗阻，常可伴发缺铁性贫血。

2. 答：包括以下几种药物治疗：①抑制胃酸分泌治疗：H₂受体拮抗剂如西咪替丁、质子泵抑制剂如奥美拉唑及中和胃酸的抗酸剂如氢氧化铝等；②胃黏膜保护剂：如胶体次枸橼酸铋剂；③抗幽门螺杆菌治疗：包括抗生素如阿莫西林、克林霉素、甲硝唑、替硝唑；胶体次枸橼酸铋剂和奥美拉唑。

3. 答：需观察的指标有：精神、皮肤、眼泪、尿量、口腔黏膜、前囟、眼窝、四肢周围循环。

4. 答：重度脱水：失水量为体重的10%以上（100～120ml/kg）；精神极度萎靡，表情淡漠，昏睡

至昏迷；皮肤发灰或发花，干燥，弹性极差；眼窝和前囟深陷；可出现低血容量休克。

5.答：调整饮食，预防和纠正脱水，合理用药，加强护理，预防并发症。

6.答：①婴幼儿消化系统尚未完全发育成熟，胃酸、消化酶分泌少，酶活力偏低，不能适应食物质和量的较大变化；②生长发育快，所需营养物质相对较多，胃肠道负担重；③机体防御功能差：婴幼儿胃酸偏低，胃排空较快，对进入胃内的细菌杀灭能力较弱，血清免疫球蛋白和胃肠道分泌型 IgA 均较低，肠黏膜免疫防御反应及口服耐受机制均不完善；④肠道菌群失调，对入侵的病原菌抵抗作用微弱；⑤人工喂养：家畜乳中虽有某些成分，但在加热过程中被破坏，而且人工喂养的食物和食具易受污染。

7.答：（1）饮食疗法。

（2）液体疗法　①口服补液：主要用于纠正轻中度脱水及预防脱水；②静脉补液：适于重度以上脱水，严重吐泻或腹胀的患儿。

（3）药物治疗　控制感染，微生态疗法，肠黏膜保护剂，避免用止泻药。

8.答：①补钾时间：治疗前 6h 或输液后有尿即开始补钾；②剂量一般按 10% 氯化钾 2～3ml/(kg·d)，有缺钾症状者可增加至 0.3～0.45ml/(kg·d)；③补钾途径：轻度脱水可分次口服，每 4～6h 1 次，中、重度脱水给予静滴或同时口服一部分；④氯化钾静滴的浓度一般为 0.2%，不宜超过 0.3%；⑤每日氯化钾总量的静滴时间不应短于 6～8h；⑥补钾疗程一般为 4～6 天，严重缺钾适当延长可达 10 天。

三、病例分析题
1.ABF　2.AC　3.C　4.B　5.E

（张明海）

第十章　呼吸系统疾病

 学习目的

　1. 掌握　急性上呼吸道感染临床表现及治疗；毛细支气管炎的病因、临床表现、诊断和治疗；支气管哮喘的临床表现、诊断和治疗；支气管肺炎的临床表现、诊断和治疗。

　2. 熟悉　小儿呼吸系统体格检查；急性上呼吸道感染的病因；急性感染性喉炎的临床表现和治疗；急性支气管炎的临床表现和治疗；支气管哮喘的危险因素和病理生理；肺炎的分类；不同病原体肺炎的特点。

　3. 了解　小儿呼吸系统解剖、生理、免疫特点；毛细支气管炎的概念、发病机制和辅助检查。

内容精讲

第一节　小儿呼吸系统解剖、生理、免疫特点和检查方法

一、解剖特点

　　以环状软骨下缘为界，呼吸系统分为上、下呼吸道。小儿呼吸系统各部分组成、特点和常见疾病，见表 10-1。

表 10-1　婴幼儿呼吸系统解剖特点

	组成	婴幼儿特点（与成人相比）	常见病及特点
上呼吸道	鼻	鼻腔短小，鼻道窄	感染时易堵塞导致呼吸困难
	鼻窦	上颌窦、筛窦：出现早但小 额窦、蝶窦：2～4 岁出现	鼻窦炎，好发于学龄前期
	鼻泪管	短、开口近内眦，瓣膜发育不全	鼻腔炎症经鼻泪管易波及结膜炎
	咽鼓管	短、直、宽、平	鼻咽炎症经咽鼓管致中耳炎
	咽部	年长儿扁桃体发育达高峰	扁桃体炎、易吞咽困难 腺样体肥大，易打鼾
下呼吸道	喉	喉腔窄、声门小、软骨软	喉炎，易声嘶、喉梗阻
	气管、支气管	短、窄、软、清除能力差	气管支气管炎、支气管异物
	肺	肺泡少而小，间质发育旺盛	感染，易导致堵塞、间质炎症等
胸廓	骨性支架、肌	短小、膈肌位置高、肌力差	呼吸困难、纵隔移位、胸廓畸形

二、生理特点

（1）**呼吸频率与节律**　年龄越小，频率越快；新生儿和婴儿早期呼吸节律不齐。

（2）**呼吸类型**　婴幼儿呈腹式呼吸，年长儿呈胸腹式呼吸，7 岁后接近成人。

（3）**呼吸功能特点**

① 肺活量：小儿 50～70ml/kg，年龄越小呼吸储备量也越小。

② 潮气量：小儿 6～10ml/kg，年龄越小潮气量也越小。

③ 气道阻力：小儿气道管径小，气道阻力大于成人。

三、检查方法

★1.体格检查

（1）呼吸频率改变　呼吸频率增快为儿童呼吸困难第一征象，是儿童肺炎的主要表现。呼吸急促判断标准：<2 月龄，呼吸≥60 次/分；2～12 月龄，呼吸≥50 次/分；1～5 岁，呼吸≥40 次/分。呼吸频率减慢或节律不规则是危险征象。

（2）发绀　是缺氧的重要表现。

（3）吸气时胸廓凹陷　吸气时锁骨上窝，胸骨上、下及肋间隙的软组织凹陷，称"吸气性凹陷"，与上呼吸道梗阻或严重肺疾病有关。

（4）特殊的呼吸形式

① 吸气喘鸣：上呼吸道梗阻常出现吸气喘鸣伴吸气延长。

② 呼气呻吟：常见于小婴儿肺扩张不良或下呼吸道梗阻时。

（5）异常呼吸音　哮鸣音提示细小支气管梗阻，呼气相明显，呼气相延长；不固定的中粗湿啰音提示支气管分泌物增多，吸气相明显；固定细湿啰音提示肺泡内存有分泌物，常见于肺炎，深吸气末明显。

（6）杵状指（趾）　常见于慢性肺炎、广泛肺间质性疾病及发绀型先天性心脏病的患儿。

2.血气分析　反应气体交换和酸碱平衡。当动脉血氧分压（PaO_2）<60mmHg，和（或）动脉二氧化碳分压（$PaCO_2$）>50mmHg，动脉血氧饱和度（SaO_2）<85％时，提示呼吸衰竭。

3.胸部影像学　胸部 X 线片为呼吸系统疾病的基本检查，CT、高分辨率 CT 及 MRI 检查使小儿呼吸系统及心血管系统疾病的诊断率大为提高。

4.儿童支气管镜　可以直视气管及支气管病变，并可进行组织活检、肺泡灌洗及异物钳取等诊断及治疗，球囊扩张、冷冻、电凝及气管支架置入等介入治疗也开始应用。

5.肺功能检查　5 岁以上儿童可进行肺功能检查。

第二节　急性上呼吸道感染

急性上呼吸道感染（acute upper respiratory infection，AURI）是由各种病原引起的上呼吸道急性感染，俗称"感冒"，为小儿最常见的疾病。

一、病因

（1）病原体感染　<u>90％由病毒感染引起</u>，如鼻病毒（rhinovirus，RV）、呼吸道合胞病毒（respiratory syncytial virus，RSV）、流感病毒、副流感病毒等、腺病毒（adenovirus，ADV）。细菌感染中，最常见为溶血链球菌，其次为肺炎链球菌、流感嗜血杆菌。另外，肺炎支原体也可引起上呼吸道感染。

（2）小儿解剖特点、免疫因素、营养障碍、环境因素等也影响发病。

二、临床表现

1.一般类型急性上呼吸道感染

（1）症状

① 局部症状：流涕、鼻塞、喷嚏、干咳、咽部不适、咽痛等，多在 3～4 天内自愈。

② 全身症状：发热、烦躁、全身不适、头痛、乏力等。

③ 消化道症状：食欲不振、腹痛、呕吐、腹泻等。

（2）体征　咽部充血、扁桃体肿大，肠道病毒感染者可有皮疹。偶见下颌和颈淋巴结肿大。

2.特殊类型的急性上呼吸道感染　见表 10-2。

表 10-2　特殊类型的急性上呼吸道感染

	疱疹性咽峡炎	咽结合膜热
病原体	柯萨奇病毒 A 组	腺病毒 3 型、7 型
好发时间	夏秋季	春夏季，呈散发或小流行
症状	高热、咽痛、流涎、厌食、呕吐等	高热、咽痛、眼部刺痛，可伴消化道症状
体征	咽部充血，在咽腭弓、软腭、悬雍垂的黏膜上见灰白色小疱疹，周围有红晕，1~2 天后破溃形成小溃疡	咽部充血，可见白色点块状分泌物，周无红晕，易剥离；眼呈滤泡性结膜炎，球结膜充血，颈和耳后淋巴肿大
病程	1 周左右	1~2 周

三、并发症

（1）炎症扩散　鼻窦炎、中耳炎、扁桃体周围脓肿、咽后壁脓肿、颈淋巴结炎、喉炎、支气管炎和肺炎等。

（2）免疫损伤　风湿热、急性肾小球肾炎、类风湿等结缔组织病。

四、实验室检查

（1）血分析　白细胞计数、中性粒细胞和淋巴细胞比例对区分病毒或细菌感染有一定作用。

（2）病毒分离和血清学检查　检出病毒 DNA、相关抗原或抗体可明确感染源。C 反应蛋白和前降钙素原（PCT）升高提示细菌感染。

（3）咽拭子培养＋药敏　可发现致病菌，并指导用药。

五、诊断和鉴别诊断

根据临床表现一般不难诊断，但需与急性传染病早期、流行性感冒、变应性鼻炎鉴别。

★六、治疗

（1）一般治疗　多休息、多饮水、多通风。

（2）抗感染治疗　酌情抗病毒治疗，继发细菌感染时可选用抗生素治疗。

（3）对症治疗　包括降温、镇静、止咽痛，给予减充血剂减轻鼻塞。

第三节　急性感染性喉炎

急性感染性喉炎是指喉黏膜的急性弥漫性炎症，特征是犬吠样咳嗽、声嘶、喉鸣、吸气性呼吸困难。好发于冬春季，多见于婴幼儿。

一、病因

（1）病毒和细菌感染　病毒常为副流感病毒、流感病毒和腺病毒。细菌常为金黄色葡萄球菌、链球菌和肺炎链球菌。

（2）解剖因素　由于小儿喉部解剖特点，炎症时易充血、水肿而引起喉梗阻。

★二、临床表现

（1）临床特征　发热、声嘶、犬吠样咳嗽、吸气性喉鸣。体检可见三凹征，咽和喉部充血。

严重者可有发绀、烦躁、面色苍白、心率增快。

（2）临床分度　根据临床表现可把喉梗阻分为以下四度，见表 10-3。

表 10-3　喉梗阻分度

分度	表现
Ⅰ度	活动后出现喉鸣和呼吸困难，肺部呼吸音和心率无改变
Ⅱ度	安静时出现喉鸣和呼吸困难，肺部可闻及喉传导音或管状呼吸音，心率增快
Ⅲ度	除上述表现外，出现烦躁、发绀、怒视、惊恐、冒汗等缺氧表现，双肺部呼吸音降低，心率增快、心音低钝
Ⅳ度	渐显衰竭，表现昏睡、呼吸无力、三凹征可不明显，面色灰白、呼吸音消失，仅有气管传导音，心律不齐，心音钝而弱

★三、治疗

（1）一般治疗　通畅呼吸，缺氧者给予吸氧。

（2）控制感染　抗病毒或细菌药物。

（3）激素治疗　病情较轻者给予口服或雾化吸入糖皮质激素减轻喉头水肿，Ⅱ度以上喉梗阻应静脉滴注糖皮质激素。

（4）对症治疗　祛痰、镇静（不宜使用氯丙嗪和吗啡）等。

（5）气管切开　经治疗仍有严重缺氧或Ⅲ度以上喉梗阻，应及时行气管切开或气管插管辅助通气。

第四节　急性支气管炎

急性支气管炎是指由各种病原体引起支气管黏膜感染，也称急性气管支气管炎。病原为各种病毒、细菌或混合感染。临床表现多数先有上呼吸道感染症状，后出现咳嗽。先为干咳，后有痰，有时有喘息。多无全身表现，重者可有发热、呕吐、腹泻等表现。双肺呼吸粗糙，可有不固定的散在干啰音或粗中湿啰音。一般治疗及控制感染同上呼吸道感染。对症治疗包括祛痰、平喘、抗过敏，不用镇咳剂以免痰堵。

第五节　毛细支气管炎

毛细支气管炎是婴幼儿常见的一种下呼吸道感染，又称喘憋性肺炎，多见于 2～6 个月龄婴儿，主要表现为喘息、气促和三凹征。

一、病因

主要由呼吸道合胞病毒（RSV）引起。

二、发病机制

除病毒对气道的直接损伤外，免疫损害也参与发病机制。具有特应质（atopy）者，发生 RSV 或其他病毒感染时，更易于引起毛细支气管炎。部分患者日后反复喘息发作，甚至发展成哮喘。

★三、临床表现

（1）好发人群　婴幼儿，以 6 个月龄内为主。

（2）突出表现　喘息、肺部哮鸣音。

（3）主要表现　阵发性下呼吸道梗阻，出现呼气性呼吸困难、喘息，呼气相延长。严重时有缺氧表现。

（4）体格检查　发热，心率增快，呼吸浅快，鼻翼扇动和三凹征，发作时呼气相可闻及哮鸣音、中细湿啰音，肺部叩诊呈过清音。

四、辅助检查

（1）实验室检查　血分析大部分正常，鼻咽拭子或分泌物病毒检测常可发现病原体，血气分析可有缺氧和 CO_2 潴留。

（2）影像学检查　胸片可见肺气肿、肺不张、支气管周围炎和肺纹理增粗。

五、诊断和鉴别诊断

根据年龄特点，喘息和哮鸣音等典型表现，一般诊断不难，但需与婴幼儿哮喘鉴别。婴儿的第一次感染性喘息发作，即为毛细支气管炎，但如反复喘息发作，则有婴幼儿哮喘的可能。

六、治疗要点

主要为氧疗、控制喘憋、抗感染治疗。

第六节　支气管哮喘

支气管哮喘简称哮喘，是儿童期最常见的慢性呼吸道疾病，是多种细胞和细胞组分共同参与的气道慢性炎症性疾病，引起反复发作性喘息、咳嗽、胸闷、气促等症状。

一、发病机制

发病机制极其复杂，尚未完全清楚，与免疫因素，神经、精神和内分泌因素，遗传学背景和神经信号通路相关。

二、危险因素

吸入或进食过敏原、呼吸道感染、强烈的情绪变化、运动和过度通气、冷空气、药物、职业粉尘及气体。

三、病理和病理生理

哮喘病理改变主要是气道的慢性炎症。哮喘病理生理改变核心是气流受阻，原因有支气管痉挛、管壁炎性肿胀、黏液栓形成和气道重塑。气道高反应（airway hyper reactivity，AHR）是哮喘的基本特征之一。

★四、临床表现

阵发性咳嗽和喘息，以夜间和清晨为著。重者呈端坐呼吸、恐惧不安、面色青灰和大汗淋漓。发作时呼吸困难、伴喘鸣声。查体可见桶状胸、三凹征、满肺呼气相哮鸣音，呼气时相延长。严重者因气道广泛堵塞，哮鸣音反而消失，称"闭锁肺"，是哮喘最危险体征。间歇期可无任何症状和体征。

五、辅助检查

（1）肺功能　是诊断、评估哮喘病情严重程度及控制水平的重要检查，适用 5 岁以上患儿。哮喘发作时，常出现第一秒用力呼气量（FEV_1）和 FEV_1/FVC 等参数降低。支气管舒张试验和激发试验阳性有助确诊。呼气峰流量（PEF）的日间变异率是诊断及评估哮喘病情的重要指标。

（2）胸部 X 线　急性期可正常或呈间质改变，部分可有肺气肿和肺不张。

（3）过敏原测试　排查对常见物质过敏与否。

（4）支气管镜检查　用于经哮喘规范化治疗无效者，可排除其他疾病。

（5）其他　如呼出气一氧化氮（FeNO）浓度测定和诱导痰技术等。

六、诊断

★**1. 儿童哮喘诊断标准**　符合以下第（1）～（4）条或第（4）、（5）条者，可诊断哮喘。

（1）反复发作咳嗽、喘息、气促、胸闷，多与接触变应原、冷空气、物理或化学性刺激、呼吸道感染、运动以及过度通气等有关，常在夜间和（或）凌晨发作或加剧。

（2）发作时双肺可闻及散在或弥漫性、以呼气相为主的哮鸣音，呼气相延长。

（3）上述症状和体征经抗哮喘治疗有效或自行缓解。

（4）除外其他疾病引起的咳嗽、喘息、气促和胸闷。

（5）临床表现不典型者（如无明显喘息或哮鸣音），应至少具备以下 1 项：

① 证实存在可逆性气流受限：a. 支气管舒张试验阳性：吸入速效 β_2 受体激动剂后 15min FEV_1 增加≥12％；b. 抗炎治疗后肺通气功能改善：吸入糖皮质激素和（或）抗白三烯药物治疗 4～8 周后 FEV_1 增加≥12％。

② 支气管激发试验阳性。

③ PEF 日间变异率（连续监测 2 周）≥13％。

2. 咳嗽变异型哮喘诊断标准　以下（1）～（4）项为基本条件。

（1）咳嗽持续＞4 周，以干咳为主，常在运动、夜间和（或）凌晨发作或加剧，无喘息。

（2）无感染临床表现或经较长时间抗生素治疗无效。

（3）抗哮喘药物诊断性治疗有效。

（4）排除其他病因引起的慢性咳嗽。

（5）支气管激发试验阳性和（或）PEF 日间变异率（连续监测 2 周）≥13％。

（6）本人或一级、二级亲属有过敏性疾病史或变应原测试阳性。

3. 哮喘的分期与病情的评价

哮喘可分为以下几期。

（1）**急性发作期**　突然出现喘息、咳嗽、胸闷和气促等症状，或原有症状急剧加重。

（2）**慢性持续期**　无急性发作，但近 3 个月内不同频率和（或）不同程度出现症状。可根据病情严重程度分级或控制水平分级，指导治疗方案的调整。

（3）**临床缓解期**　经过或未经治疗，症状和体征消失，肺功能（FEV_1 或 PEF）≥80％预计值，并维持超过 3 个月。

★七、治疗

1. 治疗目标　①有效控制急性发作症状，维持最轻、甚至无症状；②防止症状加重或反复；③尽力维持肺功能在正常或接近正常水平；④防止进展为不可逆的气流受限；⑤保持正常活动能力；⑥避免药物不良反应；⑦防止因哮喘而致死。

2. 治疗原则　长期、持续、规范和个体化治疗。急性发作期重点为抗炎、平喘，快速缓解症状；慢性持续期坚持长期抗炎，降低气道反应性，防止气道重塑，避免危险因素和自我保健。

3. 药物分类　根据所起作用不同分为两类。

（1）**缓解药物**　能快速缓解支气管收缩及其他伴随急性症状，用于急性发作期。包括：①吸入型速效 β_2 受体激动剂；②全身性糖皮质激素；③抗胆碱能药物；④口服短效 β_2 受体激动剂；

⑤短效茶碱。

（2）控制药物 能抑制气道炎症，需长期使用，用于哮喘慢性持续期。包括：①吸入型糖皮质激素（inhaled corticosteroid，ICS）；②白三烯调节剂；③缓解茶碱；④长效 β_2 受体激动剂；⑤肥大细胞膜稳定剂；⑥全身性糖皮质激素；⑦抗 IgE 抗体。

4. 哮喘急性发作期的治疗

（1）β_2 受体激动剂 吸入型速效 β_2 受体激动剂（如沙丁胺醇或特布他林吸入剂）是缓解哮喘急性症状的首选药物。急性发作病情较轻时也可选择短期口服短效 β_2 受体激动剂（如沙丁胺醇或特布他林片剂）。

（2）糖皮质激素 病情较重的患者应给予泼尼松短程治疗（1～7 天），严重哮喘发作时应静脉给予甲泼尼龙或氢化可的松。病重者不能以吸入治疗代替全身用药。不主张长期全身使用糖皮质激素治疗儿童哮喘。

（3）抗胆碱能药物 起效慢，作用弱，但不易耐药，可吸入，不良反应少。

（4）短效茶碱 不单独用于治疗哮喘，常与其他药物联合应用。

5. 哮喘持续状态的处理

（1）氧疗。

（2）补液、纠正水电解质和酸碱紊乱。

（3）糖皮质激素 尽早全身性应用糖皮质激素。

（4）支气管舒张剂应用 ①吸入型速效 β_2 受体激动剂；②氨茶碱静脉滴注；③抗胆碱能药物；④肾上腺素皮下注射。

（5）镇静剂 水合氯醛灌肠，慎用或禁用其他镇静剂；插管时可用地西泮。

（6）抗菌药物 有细菌感染征象时适当使用。

（7）辅助机械通气指征 ①持续的严重呼吸困难；②呼吸音减弱或几乎听不到哮鸣音和呼吸音；③因过度通气和呼吸肌疲劳导致胸廓运动受限；④烦躁或抑制、意识障碍，甚至昏迷；⑤吸氧情况下发绀进行性加重；⑥$PaCO_2 \geqslant 65mmHg$。

6. 哮喘慢性持续期治疗

（1）ICS 是哮喘长期控制的首选药物，通过吸入，药物直接作用于气道黏膜，局部抗炎作用强，全身不良反应少。需长期规范吸入。常用的 ICS 有布地奈德、丙酸氟替卡松和丙酸倍氯米松。

（2）白三烯调节剂 如孟鲁司特、扎鲁司特等。

（3）缓释茶碱。

（4）长效 β_2 受体激动剂 如福莫特罗、美沙特罗、班布特罗及丙卡特罗。

（5）肥大细胞膜稳定剂 如色甘酸钠，常用于预防运动性哮喘。

（6）全身性糖皮质激素 一般在其他药物控制效果欠佳时短期使用。

（7）抗 IgE 抗体。

（8）联合治疗 对中重度持续的哮喘提倡长期联合用药治疗，如 ICS 联合吸入型长效 β_2 受体激动剂、ICS 联合白三烯调节剂或 ICS 联合缓释茶碱。

（9）特异性免疫治疗。

第七节 肺炎的分类

肺炎（pneumonia）是指不同病原体或其他因素所致的肺部炎症。主要表现为：发热、咳嗽、气促、呼吸困难和肺部固定中、细湿啰音。临床上常用以下几种分类法。

1. 按病理分类 大叶性肺炎、支气管肺炎和间质性肺炎。

2. 按病因分类 病毒性肺炎、细菌性肺炎、支原体肺炎、衣原体肺炎、原虫性肺炎、真菌性肺炎、非感染性肺炎。

3. 按病程分类 急性肺炎，病程<1个月；迁延性肺炎，病程1~3个月；慢性肺炎，病程>3个月。

4. 按病情分类 轻症肺炎，仅呼吸系统受累，无全身中毒症状；重症肺炎，除呼吸衰竭外还有其他系统严重受累，全身中毒症状明显，甚至危及生命。

5. 临床表现典型与否分类 分为典型肺炎与非典型肺炎。

6. 按发生地点分类 社区获得性肺炎（community acquired pneumonia，CAP），指健康的儿童在医院外获得的感染性肺炎；医院获得性肺炎（hospital acquired pneumonia，HAP），指入院48h后或出院48h内发生的肺炎。

第八节 支气管肺炎

支气管肺炎（bronchopneumonia）是累及支气管壁和肺泡的炎症，是儿童最常见的肺炎。

一、病因

最常见为细菌或病毒感染，也可由二者混合感染。

二、病理

病变以肺组织充血、水肿和炎症细胞浸润为主。小支气管、毛细支气管受累时可引起肺气肿或肺不张。细菌性感染以肺实质受累为主；病毒性感染以肺间质受累为主。

三、病理生理

由于支气管、肺泡炎症引起通气和换气功能障碍，导致缺氧和二氧化碳潴留，从而产生一系列病理生理改变，如呼吸功能不全、酸碱失衡、电解质及多脏器功能紊乱。

★四、临床表现

1. 一般肺炎表现 主要是呼吸系统改变。

（1）特点 2岁以下婴幼儿多见，起病急，多先有上呼吸道感染。

（2）症状 发热、咳嗽、气促为主。

（3）体征 呼吸增快、鼻翼扇动、吸气性凹陷、发绀、肺部湿啰音、肺实变。

2. 重症肺炎表现 除具有一般肺炎表现外，可发生多系统功能障碍。

（1）心血管系统 心肌炎、心包炎，甚至心力衰竭。肺炎合并心力衰竭表现：①安静时呼吸突然增快>60次/分。②安静时心率突然增快>180次/分。③突然极度烦躁不安，明显发绀，面色苍白或发灰，指（趾）甲微血管再充盈时间延长。以上3项不能用发热、肺炎本身和其他并发症解释。④心音低钝、奔马律，颈静脉怒张。⑤肝脏迅速增大。⑥少尿或无尿，眼睑或下肢水肿。

（2）神经系统 脑缺氧水肿、中毒性脑病及脑炎等表现。

（3）消化系统 呕吐、腹泻，甚至中毒性肠麻痹、应激性溃疡。

（4）抗利尿激素异常分泌综合征（syndrome of inappropriate secretion of antidiuretic hormone，SIADH）。

（5）弥散性血管内凝血。

五、肺炎严重度判断

2个月～5岁儿童出现三凹征或鼻翼扇动或呻吟之一者，为重度肺炎；出现中心性发绀、严重呼吸窘迫、脱水、意识障碍之一者为极重度肺炎。

六、并发症

常见并发症包括：脓胸、脓气胸、肺大疱、肺脓肿和支气管扩张。

七、辅助检查

（1）外周血检查　血分析、CRP和PCT结果有利于区分细菌性或病毒性肺炎。

（2）病原学检查　细菌培养和药敏试验，明确感染细菌和指导用药。病毒分离或抗原、抗体、基因检测，可确定感染病毒类型。对于支原体可用支原体冷凝集试验、培养或抗体、基因检测。衣原体可进行细胞培养，抗原、抗体及基因检测。

（3）胸部X线检查　早期肺纹理增强，透亮度减低；以后多见双下肺点状、斑片状或大片状阴影，可伴肺气肿或肺不张。可并发脓胸、脓气胸和肺大疱。

八、治疗

治疗原则：改善通气、控制炎症、对症治疗、防止和防治并发症。

(一)一般治疗

环境适宜、补足营养、促进炎症吸收、防止交叉感染，纠正酸中毒，维持水电解质平衡。

(二)抗感染治疗

★1.抗菌药物治疗

（1）适应证　明确细菌感染或继发细菌感染。

（2）原则　①有效和安全是首要原则；②用抗生素前行细菌培养及药敏试验，根据结果指导用药，结果出来前根据经验用药；③尽量选择在肺组织中浓度高的药物；④轻症患儿尽量口服，重症或不能口服者可考虑胃肠道外给药；⑤适当剂量，合适疗程；⑥重症者宜静脉联合用药。

（3）根据不同病原选择抗生素　①肺炎链球菌：青霉素敏感者首选青霉素或（阿莫西林）；青霉素低度耐药者仍可首选青霉素，但剂量要加大；耐药者首选头孢曲松、头孢噻肟或万古霉素；青霉素过敏者选用大环内酯类药。②金黄色葡萄球菌：甲氧西林敏感者首选苯唑西林钠或氯唑西林钠，耐药者选用万古霉素或联用利福平。③流感嗜血杆菌：首选阿莫西林/克拉维酸、氨苄西林/舒巴坦。④大肠埃希菌和肺炎克雷伯杆菌：不产超广谱 β-内酰胺酶（ESBLs）菌首选头孢他啶、头孢哌酮；产 ESBLs 菌则首选亚胺培南、美罗培南。⑤铜绿假单胞菌：首选替卡西林/克拉维酸。⑥卡他莫拉菌：首选阿莫西林/克拉维酸。⑦肺炎支原体和衣原体：首选大环内酯类抗生素如红霉素、罗红霉素及阿奇霉素。

（4）时间　一般持续用药至体温正常后5～7天，症状、体征消失后3天停药。根据不同病原体、不同病情适当调整疗程。

2.抗病毒治疗　如利巴韦林、α-干扰素、奥司他韦等，可酌情使用。

(三)对症治疗

（1）氧疗。

（2）气道管理　翻身、拍背、雾化吸入祛痰、吸痰等措施畅通呼吸道。

（3）腹胀治疗　维持血钾平衡，中毒性肠麻痹者给予禁食、胃肠减压或适当给予酚妥拉明。

（4）其他　降温、镇静等。

(四)糖皮质激素治疗

(1)作用　减轻炎症渗出，缓解支气管痉挛，改善血管通透性和微循环，降颅压。

(2)指征　①严重喘憋或呼吸衰竭；②全身中毒症状明显；③合并感染中毒性休克；④出现脑水肿；⑤短期出现较大量胸腔积液者。

(五)并发症及并存症的治疗

(1)肺炎合并心力衰竭　镇静、吸氧、强心、利尿和应用血管活性药物。

(2)肺炎合并缺氧中毒性脑病　脱水降颅压、改善通气、扩血管、止痉、糖皮质激素和促进脑细胞恢复。

(3)SIADH 的治疗　限水，补钠。

(4)脓胸和脓气胸治疗　及时穿刺引流和胸腔闭式引流。

(5)并存佝偻病、贫血和营养不良者　分别补充所缺营养物质。

(六)生物制剂

重症患儿酌情给予血浆、丙种球蛋白治疗。

第九节　几种不同病原体所致肺炎的特点

不同病原体肺炎的特点比较见表 10-4。

表 10-4　不同病原体肺炎的特点比较

肺炎分类	好发人群	病理改变	症状	体征	实验室检查	X 线表现
呼吸道合胞病毒肺炎	1 岁以内	肺间质炎	发热、呼吸困难、喘憋等	发绀、鼻翼扇动、三凹征、哮鸣音、湿啰音	白细胞数多正常，以淋巴细胞为主	片状或斑片状阴影，肺纹理增多，可有肺气肿
腺病毒肺炎	6 个月至 2 岁	肺间质炎	高热、呼吸困难、喘憋等，中毒症状重，多系统受累	发绀、鼻扇、三凹征，啰音出现较迟，可有实变征	白细胞数多正常，以淋巴细胞为主	片状或大片状、大叶性阴影，消散较慢
肺炎链球菌肺炎	5 岁以下	支气管肺炎，大叶性肺炎	寒战、高热、胸痛、咳嗽、铁锈色痰、呼吸困难等	早期及实变期啰音不明显，消散期可闻及湿啰音	白细胞数、血沉、CRP 和 PCT 升高	肺纹理增强，节段性或大片状实变阴影，少数可有肺大疱、胸腔积液
金黄色葡萄球菌肺炎	新生儿、婴幼儿	肺出血、坏死和脓肿形成	发热、咳嗽、咳脓或血痰、胸痛、呼吸困难、可有消化道症状等	体征出现早，可闻及中细湿啰音	白细胞增多，重者可出现白细胞减少	小片状实变阴影，肺脓肿、肺大疱、胸腔积液
革兰氏阴性杆菌肺炎	新生儿和伴有免疫缺陷儿童	肺浸润、实变、出血坏死	发热、萎靡、嗜睡、咳嗽、呼吸困难等	面色苍白、发绀、湿啰音等	白细胞增高	可有肺段或大叶性实变影，肺脓肿等
肺炎支原体肺炎	学龄儿童和青年	间质性肺炎	发热、刺激性咳嗽、重者可出现呼吸困难、喘鸣	肺部体征多不明显，可有皮疹、血栓等肺外表现	白细胞多正常，血沉增快	支气管肺炎，间质性肺炎，似大叶性肺炎均匀片状影，肺门影增粗

同步练习

一、选择题

1. 急性上呼吸道感染的治疗不包括（　　）。

　　A. 高热可口服药物或物理降温

　　B. 发生高热惊厥可降温、镇静、止痉等处理

　　C. 病毒感染，可试用干扰素

　　D. 注意休息，保持良好的生活环境

　　E. 均应选用抗生素治疗

2. 婴幼儿时期易患的肺炎是（　　）。

　　A. 间质性肺炎　　　　　B. 支气管肺炎　　　　　C. 干酪性肺炎

　　D. 大叶性肺炎　　　　　E. 支原体肺炎

3. 支气管肺炎的主要病理生理改变是（　　）。

　　A. 毒素作用　　　　　　B. 高碳酸血症　　　　　C. 低氧血症

　　D. 病原体侵入　　　　　E. 肺动脉高压

4. 金黄色葡萄球菌肺炎患儿，突然出现呼吸急促，应优先考虑下列哪项情况？（　　）

　　A. 心力衰竭　　　　　　B. 酸中毒　　　　　　　C. 高热

　　D. 脓气胸　　　　　　　E. 肺炎加重

5. 婴儿病毒性肺炎临床症状最重的是（　　）。

　　A. 副流感病毒肺炎　　　B. 鼻病毒肺炎　　　　　C. 腺病毒肺炎

　　D. 肠道病毒肺炎　　　　E. 合胞病毒肺炎

6. 女孩，1岁半，咳嗽4天、发热2天、气急1天，门诊诊断支气管肺炎，确诊最主要体征是（　　）。

　　A. 呼吸急促　　　　　　　　　　B. 口唇、甲床青紫

　　C. 肺部细小湿啰音　　　　　　　D. 两肺叩诊浊音、呼吸音减低

　　E. 以上都是

7. 以下哪项最能反映哮喘的本质？（　　）

　　A. 气道气流受限　　　　B. 气道重塑　　　　　　C. 气道高反应性

　　D. 气道慢性炎症　　　　E. 气道黏液栓形成

8. 男婴，6个月，发热2天伴咳嗽。今见小儿呼吸困难，两肺有少量哮鸣音，胸片示肺气肿，诊断为毛细支气管炎，病原体主要是（　　）。

　　A. 呼吸道合胞病毒　　　B. 肺炎支原体　　　　　C. 流感病毒

　　D. 腺病毒　　　　　　　E. 柯萨奇病毒

9. 10个月男孩患肺炎，近4h以来，突然烦躁，喘憋加重，发绀，心率170次/分，心音低钝，肺内中小湿性啰音密集，叩诊正常，肝肋下3.5cm，心电图T波低平，可能是合并（　　）。

　　A. 心力衰竭　　　　　　B. 肺不张　　　　　　　C. 气胸

　　D. 脓气胸　　　　　　　E. 中毒性脑病

10. 咳嗽变异型哮喘诊断依据中，错误的是（　　）。

　　A. 用支气管扩张剂可使咳嗽发作缓解　　　　B. 咳嗽持续>1个月

　　C. 常伴有发热　　　　　　　　　　　　　　D. 运动后咳嗽加重

E. 有家族过敏史

11. 6个月小儿，低热轻咳4天，来院前1天咳喘明显，伴阵发烦躁不安，肺部听诊双肺可闻及哮鸣音及少许细湿啰音，白细胞$6.0\times10^9/L$，淋巴细胞0.70，胸片示轻度肺气肿，诊断应考虑（　　）。
   A. 支原体肺炎　　　　　　　B. 支气管肺炎　　　　　　　C. 腺病毒肺炎
   D. 毛细支气管炎　　　　　　E. 支气管异物并感染

12. 1岁男孩，持续发热5天，体温达39℃，伴咳嗽、喘憋、精神差、嗜睡，发病4天后肺部出现中小水泡音，血常规WBC $7.0\times10^9/L$，中性粒细胞40%，淋巴细胞60%，肺部X线片示左肺散在斑片影，右肺下野见大片状密度增高影，可能的诊断为（　　）。
   A. 呼吸道合胞病毒肺炎　　　B. 金黄色葡萄球菌肺炎　　　C. 腺病毒肺炎
   D. 衣原体肺炎　　　　　　　E. 支原体肺炎

13. 小儿易患呼吸道感染的免疫因素是（　　）。
   A. 肺泡吞噬细胞功能不足　　B. 特异性免疫功能差　　　　C. 非特异性免疫功能差
   D. 分泌型IgA、IgG含量低　　E. 以上都是

14. 缓解支气管哮喘急性发作的首选治疗方法为（　　）。
   A. 吸入短效β_2受体激动剂　B. 静脉滴注抗生素　　　　　C. 氨茶碱静脉注射
   D. 口服抗组胺药　　　　　　E. 吸入色甘酸钠

15. 使哮喘加重的可能诱因是（　　）。
   A. 药物或职业性化学物质　　B. 精神紧张　　　　　　　　C. 呼吸道病毒或支原体感染
   D. 变应原的吸入或食入　　　E. 以上均是

16. 下列哪项不是哮喘危重状态（哮喘持续状态）辅助机械通气指征？（　　）
   A. 呼吸音减低到几乎听不到哮鸣音及呼吸音
   B. 持续严重的呼吸困难
   C. $PaCO_2<65mmHg$
   D. 因过度通气和呼吸肌疲劳而使胸廓运动受限
   E. 吸氧状态下发绀进行性加重

17. 治疗支原体肺炎最有效的抗生素是（　　）。
   A. 庆大霉素　　　　　　　　B. 青霉素　　　　　　　　　C. 红霉素
   D. 氯霉素　　　　　　　　　E. 阿莫西林

18. 急性肺炎的病程是（　　）。
   A. 1个月以内　　　　　　　B. 1~6个月　　　　　　　　C. 23个月
   D. 36个月　　　　　　　　　E. 6个月~1年

19. 支气管肺炎和支气管炎的主要鉴别点是（　　）。
   A. 周围血白细胞增高　　　　B. 气促　　　　　　　　　　C. 粗湿啰音
   D. 固定性细湿啰音　　　　　E. 发热、咳嗽

20. X线表现游走性浸润的肺炎是（　　）。
   A. 金黄色葡萄球菌肺炎　　　B. 腺病毒肺炎　　　　　　　C. 呼吸道合胞病毒肺炎
   D. 革兰氏阴性杆菌肺炎　　　E. 肺炎支原体肺炎

21. 可以出现全身各系统临床表现，如溶血性贫血、心肌炎、脑膜炎等的肺炎是（　　）。
   A. 革兰氏阴性杆菌肺炎　　　B. 腺病毒肺炎　　　　　　　C. 金黄色葡萄球菌肺炎
   D. 肺炎支原体肺炎　　　　　E. 呼吸道合胞病毒肺炎

22. 6岁男孩，咳嗽4个月，痰不多，常于凌晨咳醒，活动后也咳嗽，一直无发热，曾服用红霉

素等多种抗生素均无效，加用氨茶碱后症状明显减轻。既往无湿疹史，体检两肺呼吸音粗糙。考虑最可能的诊断是（　　）。

A. 支气管炎   B. 支气管异物   C. 咳嗽变异型哮喘

D. 支气管淋巴结结核   E. 支气管哮喘

23. 3 岁男孩，从 1 岁 3 个月时始反复咳嗽喘息发作，冬季明显加重，尤以夜间为著。每年发作 7~8 次，持续 3~6 周，抗生素治疗效果不好。其母有"慢性支气管炎"。24h PEF 变异率为 25%，激发试验 FEV_1 下降 30%。应首先考虑（　　）。

A. 支气管哮喘   B. 支气管炎   C. 间质性肺炎

D. 囊性纤维变   E. 毛细支气管炎

24. 1 岁女孩，发热、咳嗽、喘息 5 天，以肺炎收入院。入院第二天突然呼吸困难加重，极度烦躁不安，发绀，左肺叩诊呈鼓音，听诊呼吸音消失，心律 160 次/分，肝肋下 1.0cm，胸片示纵隔向右移位，最可能的诊断为（　　）。

A. 肺不张   B. 气胸   C. 心力衰竭

D. 脓胸   E. 支气管异物

25. 6 岁女孩，发热、咳嗽 1 周，体温 39℃，近 3 天加重，剧烈咳嗽，曾用头孢菌素、苯唑西林治疗 4 天无效。查体：一般状况好，双肺呼吸音粗糙，未闻及啰音。胸片右下肺片状云絮状阴影，最可能的诊断是（　　）。

A. 呼吸道合胞病毒肺炎   B. 腺病毒肺炎   C. 金黄色葡萄球菌肺炎

D. 肺炎支原体肺炎   E. 大叶性肺炎

二、问答题

1. 试述急性感染性喉炎的临床表现和治疗。

2. 简述儿童哮喘的诊断标准。

3. 简述支气管哮喘的治疗原则。

4. 肺炎并心力衰竭的诊断标准是什么？

5. 简述呼吸道合胞病毒肺炎的临床特点。

三、病例分析题

1 岁男婴，高热、咳嗽 6 天，突发加重伴气促 1 天。体检：体温 39.6℃，面色稍苍白，口唇青紫，呼吸 65 次/分，有三凹征，左上肺闻及细湿啰音，左下肺呼吸音减弱，叩浊，胸 X 线摄片示左下肺大片状阴影。

1. 请给出患儿的初步诊断。

2. 为明确诊断，需进一步行哪些检查及化验？

3. 给出患儿的治疗方案。

参考答案

一、选择题

1. E   2. B   3. C   4. D   5. C   6. C   7. D   8. A
9. A   10. C   11. D   12. C   13. E   14. A   15. E
16. C   17. C   18. A   19. D   20. E   21. D   22. C
23. A   24. B   25. D

二、问答题

1. 答：（1）临床表现　发热、犬吠样咳嗽、声嘶、吸气性喉鸣。体检可见三凹征，咽和喉部充血。严重者可有发绀、烦躁、面色苍白、心率增快。

（2）治疗　①一般治疗：通畅呼吸，缺氧者给予吸氧。②控制感染：抗病毒或细菌药物。③激素治疗：根据病情给予口服或雾化吸入糖皮质激素减轻喉头水肿，Ⅱ度以上喉梗阻应静脉用糖皮质激素。④对症治疗：祛痰、镇静（不宜使用氯丙嗪和吗啡等）。⑤气管切开：经治疗仍有严重缺氧或Ⅲ度以上喉梗阻，应及时行气管切开。

2.答：（1）反复发作咳嗽、喘息、气促、胸闷，多与接触变应原、冷空气、物理或化学性刺激、呼吸道感染以及运动等有关，常在夜间和（或）清晨发作或加剧。

（2）发作时双肺可闻及散在或弥漫性、以呼气相为主的哮鸣音，呼气相延长。

（3）上述症状和体征经抗哮喘治疗有效或自行缓解。

（4）除外其他疾病引起的咳嗽、喘息、气促和胸闷。

（5）临床表现不典型者（如无明显喘息或哮鸣音），应至少具备以下1项：①证实存在可逆性气流受限：a.支气管舒张试验阳性：吸入速效 β_2 受体激动剂后15min FEV_1 增加≥12％；b.抗炎治疗后肺通气功能改善：吸入糖皮质激素和（或）抗白三烯药物治疗4～8周后 FEV_1 增加≥12％。②支气管激发试验阳性。③PEF日间变异率（连续监测2周）≥13％。

3.答：长期、持续、规范和个体化治疗。急性发作期重点为抗炎、平喘，以便快速缓解症状；慢性持续期坚持长期抗炎，降低气道反应性，防止气道重塑，避免危险因素和自我保健。

4.答：①安静时呼吸突然增快＞60次/分。②安静时心率突然增快＞180次/分。③突然极度烦躁不安，明显发绀，面色苍白或发灰，指（趾）甲微血管再充盈时间延长。以上3项不能用发热、肺炎本身和其他并发症解释。④心音低钝、奔马律，颈静脉怒张。⑤肝脏迅速增大。⑥少尿或无尿，眼睑或下肢水肿。

5.答：好发于1岁以内婴儿，病理表现为肺间质炎，临床上轻症患者有发热、呼吸困难、喘憋等，中重症者有明显呼吸困难、喘憋、口唇发干、鼻翼扇动及三凹征。肺部听诊多有中、细湿啰音。X线表现为两肺可见片状或斑片状阴影，部分合并不同程度的肺气肿。

三、病例分析题

1.答：支气管肺炎并左侧脓胸。

2.答：胸部超声探查定位，胸腔穿刺抽取胸腔积液行常规、生化、病原学检查，血常规，血培养，血气分析，CRP，PCT等。

3.答：①抗感染治疗；②胸腔穿刺抽液、胸腔闭式引流，必要时手术清除脓液；③吸氧；④祛痰，保持呼吸道通畅，必要时呼吸机辅助通气；⑤糖皮质激素的使用；⑥对症、支持治疗。

（王长浦）

第十一章　心血管系统疾病

 学习目的

1. 掌握　先天性心脏病的分类及代表性疾病的血流动力学特点、临床表现及常见并发症的诊断；病毒性心肌炎的临床表现、诊断及治疗；感染性心内膜炎的临床表现、诊断及治疗；心力衰竭的临床表现、诊断及治疗。

2. 熟悉　胎儿血液循环及出生后血流动力学的改变；儿童心血管系统疾病诊断方法；常见先天性心脏病的治疗原则；小儿常见心律失常的临床表现、心电图表现及治疗。

3. 了解　心内膜弹力纤维增生症的临床特点。

内容精讲

第一节　正常心血管解剖生理

一、心脏的胚胎发育

人类原始心脏于胚胎第 2 周，至第 8 周成为四腔心脏，第 4 周起有循环作用。先天性心血管畸形的形成主要就是在这一时期。

二、胎儿、新生儿循环转换

（一）正常胎儿循环

胎儿时期的营养代谢和气体交换是经脐血管连接胎盘与母体之间以弥散方式完成的。由胎盘来的动脉血经脐静脉（含氧量高）进入胎儿体内，约 50% 血流入肝与门静脉血流汇合，另一部分经静脉导管入下腔静脉进入右心房，其中约 1/3 经卵圆孔入左心房，再经左心室流入升主动脉，主要供应心脏、脑及上肢。由于胎儿肺脏处于压缩状态，故肺动脉的血约 80% 的血液经动脉导管与来自升主动脉的血汇合进入降主动脉，供应腹腔器官及下肢。故胎儿期肝血的血氧含量最高，其次是脑、心、肝及上肢的血氧量远远较下半身为高。

（二）出生后血循环的变化

出生后呼吸建立，肺泡扩张，肺循环压力下降，体循环阻力增高，动脉导管处逆转为左向右分流，使卵圆孔生后 5～7 个月解剖上关闭，动脉导管解剖上关闭时间 80% 在生后 3 个月内，95% 在生后 1 年内，若 1 岁后仍未闭，即认为畸形存在。

第二节　儿童心血管系统疾病诊断方法

一、病史和体格检查

（一）病史询问

3 岁以内的心血管疾患以先天性心脏病最常见。反复的肺炎、心功能不全、生长发育迟缓是大量左向右分流的证据；左心房或肺动脉扩张压迫喉返神经可引起声音嘶哑。川崎病已经成为后天性心脏病的常见原因。

（二）体格检查

1. 全身检查　评价生长发育，注意特殊面容及有无畸形、呼吸频率；检查发绀部位，6 个月以上的青紫可出现杵状指（趾）；注意颈动脉搏动，肝颈静脉回流征，肝脾大小等。

2. 心脏检查　心脏的位置小于 2 岁时为横位，心脏逐渐转为斜位。胎儿期因右心室负荷大，故出生新生儿右心室壁较厚（4～5mm），几乎与左心室相等。出生后左心室负荷增加，左心室迅速发育，至 6 岁时室壁的厚度达 10mm（约新生儿时的 2 倍），而此时右心室壁的厚度不及6mm，15 岁时左心室壁的厚度增至出生时的 2.5 倍。心脏体检视触叩听中以听诊最重要，注意心率、节律的变化，心音的强弱，特别是肺动脉瓣区第二心音（P_2）意义更大。杂音对鉴别先天性心脏病的类型有重要意义，需注意其位置、性质、响度、时相及传导方向。

3. 周围血管征　提示主动脉窄缩、动脉导管未闭或主动脉瓣关闭不全等。

二、辅助检查

1. 经皮脉搏血氧饱和度测定　经皮氧饱和度<95％或上下肢差异大于 3％为异常，可单独或联合心脏杂音听诊来早期发现重症先天性心脏病患儿。

2. X 线检查　测量心胸比值：年长儿应小于 50％，婴幼儿小于 55％。

3. 心电图　是各种心律失常心电图确诊的手段。

4. 超声心动图　M 型超声心动图；二维超声心动图心脏扇形切面显像；三维超声心动图；多普勒彩色血流显像。

5. 心导管检查　临床常用右心导管检查。可了解心腔及大血管不同部位的血氧含量，压力变化，明确有无分流及分流的部位。左心导管则由股动脉或肱动脉插入。

6. 心血管造影　造影术分静脉、选择性及逆行三种方法，最常用为选择性造影。

7. 放射性核素心血管造影　主要用于心功能的测定、左向右分流定量分析和了解心肌缺血情况。

8. 磁共振成像　是复杂畸形诊断的重要补充手段。

9. 计算机断层扫描　电子束计算机断层扫描（BECT）和螺旋 CT 已应用于心血管领域。对大血管及其分支的病变、瓣膜病、心肌病、心包病有较高的诊断价值。

第三节　先天性心脏病概述

先天性心脏病（congenital heart disease，CHD）是胎儿期心脏及大血管发育异常而致的先天畸形，是儿童最常见的心脏病。随着微创介入治疗和心脏外科手术技术的提高，预后已大为改观。

★（一）病因

先天性心脏病发病与遗传、母体和环境因素有关。内在因素主要为多基因遗传缺陷。外在因素中主要为母体的感染、接触有害物质和疾病，特别是母孕早期患病毒感染。

★（二）分类

1. 左向右分流型（潜在青紫型）　常见有房间隔缺损、室间隔缺损、动脉导管未闭。左向右分流型特点：①一般情况下无青紫，当哭闹、患肺炎时，右心压力高于左心，即可出现暂时性青紫。②心前区有粗糙的收缩期杂音，于胸骨左缘最响。③肺循环血量增多，易患肺炎，X 线检查见肺门血管影增粗。④体循环供血不足，影响小儿生长发育。

2. 右向左分流型（青紫型） 常见的有法洛四联症、完全性大血管错位等。

3. 无分流型 常见有肺动脉狭窄、主动脉缩窄和右位心等。

一、房间隔缺损

房间隔缺损（atrial septal defect，ASD）是由于原始心房间隔发育异常所致，是成人最常见的先天性心脏病。

(一)病理解剖

根据胚胎发生，房间隔缺损分为以下 4 个类型：①原发孔型；②继发孔型，最为常见；③静脉窦型；④冠状静脉窦型。

★ (二)病理生理

ASD 表现为左向右分流，分流量与缺损大小、两侧心房压力差尤其是心室的顺应性有关。早期心室顺应性相近，分流量不大，随后右心室充盈阻力下降，分流量增加，由于右心血流量增加，故右心房、右心室增大。肺循环血量增加，早期引起动力学压力增高，晚期可导致肺小动脉肌层及内膜增厚，管腔狭窄，引起梗阻性肺动脉高压（艾森曼格综合征），左向右分流减少，甚至出现右向左分流，临床出现青紫。

★ (三)临床表现

缺损小的可无症状，缺损较大时分流量也大，导致肺循环血流增多而易反复呼吸道感染，严重者早期发生心力衰竭，体循环血流量不足而生长发育迟缓，表现为体形瘦长、面色苍白、乏力、多汗，活动后气促。

多数患儿在婴幼儿期无明显体征，以后心脏增大，前胸饱满，心前区有抬举冲动感，少数分流量大者可触及震颤。听诊有 4 个特点：①S_1 亢进，P_2 增强；②宽而不受呼吸影响的第二心音固定分裂；③左第 2 肋间近胸骨旁可闻及Ⅱ～Ⅲ级喷射性收缩期杂音；④肺循环超过体循环 1 倍以上时，可出现三尖瓣相对狭窄的短促与低频的舒张早中期杂音。

(四)辅助检查

★ （1）X 线表现 心脏外形增大，以右心房及右心室为主，心胸比>0.5。肺脉段突出，肺野充血明显，主动脉影缩小。透视下可见肺动脉总干及分支的"肺门舞蹈"征，心影略呈梨形。

（2）心电图 典型表现为电轴右偏和不完全右束支传导阻滞。

★ （3）超声心动图 可以显示房间隔缺损的位置及大小，判断分流的方向，估测分流量的大小、右心室收缩压及肺动脉压力。

（4）心导管检查 一般不需要做心导管检查。

(五)治疗

（1）内科治疗 主要是并发症的处理，如肺炎、心力衰竭等。

（2）外科治疗 宜在学龄前作选择性手术修补。

（3）介入性治疗 经导管放置扣式双盘堵塞装置（蘑菇伞、蚌状伞）关闭房间隔缺损。

二、室间隔缺损

室间隔缺损（ventricular septal defect，VSD）由胚胎期室间隔发育不全所致，是最常见的先天性心脏病，约占我国先心病的 50%。

(一)病理解剖

VSD 分类的种类很多，有膜周型、肌部型、双动脉下型，最多见为膜周型。

★ **(二)病理生理**

缺损大致可分为 3 种类型。

（1）小型缺损 缺损小于 0.5cm，分流量小，可无症状，缺损可能自行闭合，即所谓的 Roger 病。

（2）中型缺损 缺损内径在 0.5～1.5cm，分流量较大，肺循环血量可达体循环的 1.5～3.0 倍以上，导致左心房、左心室增大。

（3）大型缺损 缺损大于 1.5cm，分流量很大，右心室、肺动脉、左心房、左心室均扩大，而体循环量减少，产生动力型肺动脉高压，严重者出现梗阻性肺动脉高压。当肺循环压力超过肺动脉高压，即右心室压力高于左心室时，导致双向分流，乃至右向左分流（即艾森曼格综合征）。

★ **(三)临床表现**

小型缺损可无症状，仅体检听到胸骨左缘第 3、4 肋间响亮的全收缩期杂音，常伴震颤，P_2 正常或稍增强。缺损较大时表现出体循环缺血和肺循环淤血的表现，有时扩张的肺动脉压迫喉返神经，引起声音嘶哑。心脏搏动活跃，胸骨左缘第 3、4 肋间可闻及Ⅲ～Ⅳ粗糙的全收缩期杂音，向四周广泛传导，可触及收缩期震颤。大型缺损伴有明显肺动脉高压时（多见于儿童和青少年期），逆转为右向左分流，出现青紫，并逐渐加重，此时心脏杂音较轻而 P_2 显著亢进。

(四)辅助检查

（1）X 线检查 小型缺损可表现肺血多，左心室大；中大型缺损心外形中度以上增大，肺动脉段突出明显、肺血管影增粗、搏动强烈，可有"肺门舞蹈"征。左右心室增大，主动脉结影缩小。

（2）心电图 中小型缺损以左心室肥厚为主；大型缺损为双心室肥厚或右心室肥厚。

（3）超声心动图 ＜2mm 的缺损可能不被发现；频谱多普勒超声可测量分流速度，计算跨隔压差和右心室收缩压，估测肺动脉压。

（4）心导管检查 进一步准确评价肺动脉高压程度、计算肺血管阻力及体肺分流量，造影还可以除外其他并发畸形。

(五)治疗

（1）内科治疗 主要是并发症的处理，如肺炎、心力衰竭及感染性心内膜炎等。

（2）外科治疗 膜周部和肌小梁部缺损 5 岁内有自然闭合可能，但多发生于 1 岁内。

① 缺损小者，不一定需手术治疗。

② 中型缺损临床上有症状者，宜于学龄前在体外循环心内直视下作修补手术。

③ 大型缺损 缺损大、症状重者可于婴幼儿期手术。6 个月以内发生难以控制的充血性心力衰竭，包括反复罹患肺炎和生长缓慢者，应予手术治疗；6 个月至 2 岁的婴儿，虽能控制心力衰竭，但肺动脉压力持续增高、大于体循环动脉压的 1/2 或 2 岁以后肺循环量与体循环量之比＞2：1，亦应及时手术修补缺损。

三、动脉导管未闭

动脉导管未闭（patent ductus arteriosus，PDA）占先心发病 10%。生后到 1 年解剖学上完全关闭，若持续开放则为 PDA。

(一)病理解剖

一般分为三型：管型、漏斗型（临床多见）、窗型。

★ **（二）病理生理**

分流量的大小与导管的粗细及主动脉、肺动脉的压差有关。由于主动脉在收缩期和舒张期的压力均超过肺动脉，因而通过未闭动脉导管的左向右分流的血液连续不断，使肺循环及左心房、左心室的血流量明显增加，左心负荷加重。长期大量血流向肺循环的冲击，形成动力性肺动脉高压，继之导致梗阻性肺动脉高压，此时右心室收缩期负荷过重，右心肥厚甚至衰竭；当肺动脉压力超过主动脉压时，产生肺动脉血流逆向分流入主动脉，患儿呈现差异性发绀，下半身青紫，左上肢有轻度青紫，右上肢正常。

★ **（三）临床表现**

动脉导管细小者临床上可无症状。导管粗大者可有咳嗽、气急、喂养困难及生长发育落后等。胸骨左缘上方有一连续性"机器"样杂音，占整个收缩期与舒张期，伴震颤，杂音向左锁骨下、颈部和背部传导；并可出现周围血管体征。

（四）辅助检查

（1）X线检查 大分流量者心胸比率增大，肺血增多，肺动脉段突出，肺门血管影增粗。

（2）心电图 分流量大者可有不同程度的左心室肥大，电轴左偏。

（3）超声心动图 对诊断极有帮助。

（4）心导管检查 对复杂病例的诊断有重要价值。

（五）治疗

（1）内科治疗 主要是并发症的处理；新生儿动脉导管未闭，可试用吲哚美辛治疗。

（2）介入性治疗 经导管送入微型弹簧伞或蘑菇伞堵住动脉导管。

四、法洛四联症

法洛四联症（tetralogy of Fallot，TOF）是婴儿期后最常见的青紫型先天性心脏病。

★ **（一）病理解剖**

法洛四联症由4种畸形组成：

①右心室流出道梗阻；②室间隔缺损；③主动脉骑跨；④右心室肥厚。

以上4种畸形右心室流出道狭窄是决定患儿的病理生理、病情严重程度及预后的主要因素。

★ **（二）病理生理**

由于肺动脉狭窄，血液进入肺脏受阻，引起右心室代偿性肥厚。肺动脉狭窄轻者，右心室压力仍低于左心室，故左向右分流；肺动脉狭窄严重者右心室压力与左心室相似，此时右心室血液大部分进入骑跨的主动脉（右向左分流），因而出现青紫。

★ **（三）临床表现**

（1）青紫 其轻重和出现早晚与肺动脉狭窄程度有关，哭闹与活动后加重。

（2）蹲踞 下蹲时下肢屈曲，使静脉回心血量减少，下肢动脉受压，体循环阻力增加，使右向左分流减少，使缺氧症状暂时性缓解。

（3）阵发性的呼吸困难或晕厥 婴幼儿期常在吃奶或哭闹时出现阵发性的呼吸困难，严重者出现晕厥或抽搐（系在肺动脉漏斗部狭窄的基础上，突然发生该处肌部痉挛，引起一时性肺动脉梗阻，使缺氧加重所致），年长儿可诉头痛，头昏。

（4）杵状指（趾） 活动耐力下降。

体检：心前区隆起，胸骨左缘第2~4肋间可闻及Ⅱ~Ⅲ级喷射性收缩期杂音，一般以第3

肋间最响，其响度决定于肺动脉狭窄程度，漏斗部痉挛时，杂音可暂时消失。肺动脉第二音减弱（亢进提示肺动脉高压）。

并发症为脑血栓（系红细胞增多，血黏稠度增高，血流滞缓所致）、脑脓肿（细菌性血栓）及感染性心内膜炎。

（四）辅助检查

（1）血液检查　周围 RBC 计数和 HGB 浓度明显增高，血小板降低。

（2）X 线检查　典型者前后位心影呈"靴状"，即心尖圆钝上翘，肺动脉段凹陷，肺门血管影缩小，两侧肺纹理减少，透亮度增加。

（3）心电图　典型病例示电轴右偏，右心室肥大。

（4）超声心动图　基本可明确诊断。

（5）心导管检查　对外周肺动脉分支发育不良及体肺侧支存在患儿应做。

（五）治疗

（1）一般护理　多饮水，预防感染，及时补液，纠酸和处理并发症。婴幼儿则需特别注意护理，以免引起阵发性缺氧发作。

★（2）缺氧发作的治疗　发作轻者使其取胸膝位即可缓解，重者应立即吸氧，给予去氧肾上腺素每次 0.05mg/kg 静注，或普萘洛尔每次 0.1mg/kg。必要时也可皮下注射吗啡每次 0.1～0.2mg/kg。纠正酸中毒，给予 5％碳酸氢钠 1.5～5.0ml/kg 静注。以往有缺氧发作者，可口服普萘洛尔 1～3mg/（kg·d）。经上述处理后仍不能有效控制发作者，应考虑急症外科手术修补。

（3）外科治疗　轻症患者于学龄前行根治术，但重症患儿在生后 6 个月内应尽早行根治术。

第四节　病毒性心肌炎

病毒性心肌炎是由病毒感染引起的心肌间质炎症细胞浸润和邻近的心肌坏死、变性，有时累及心包或心内膜。

★一、病因

引起儿童心肌炎的常见病毒有柯萨奇病毒、埃可病毒、脊髓灰质炎病毒等。

二、发病机制

病毒对心肌细胞的直接损害和人体自身免疫反应性损害引起的。

★三、临床表现

部分起病隐匿，重症患者可发生心力衰竭、严重心律失常、心源性休克，甚至猝死。部分患者呈慢性进程，演变为扩张型心肌病。新生儿病情进展快，常见高热、反应低下、呼吸困难和发绀。

心脏有轻度扩大，伴心动过速、心音低钝及奔马律。反复心力衰竭者，心脏明显扩大，肺部出现湿啰音及肝、脾肿大，呼吸急促和发绀，重症患者可突然发生心源性休克，脉搏细弱，血压下降。

四、辅助检查

（1）心肌损害的血生化指标　磷酸激酶（CPK）：在早期多有增高，其中以心肌的同工酶（CK-MB）为主。血清乳酸脱氢酶（SLDH）同工酶增高在心肌炎早期诊断有提示意义。心肌肌钙蛋白（cTnI 或 cTnT）的变化对心肌炎诊断的特异性更强。

(2) X 线检查　心影增大。

(3) 心电图　可见严重心律失常，T 波降低、ST-T 段的改变。

(4) 超声心动图　可显示心房、心室的扩大，心室收缩功能受损程度。

(5) 病毒学诊断　疾病早期可从咽拭子、粪便、血液中分离出病毒，但需结合血清抗体测定才更有意义。

(6) 心肌活检　被认为是诊断的金标准，但实际应用受限。

★五、诊断

1. 临床指标

(1) 心功能不全、心源性休克或心脑综合征。

(2) X 线、超声心动图检查显示心脏扩大。

(3) 心电图改变　以 R 波为主的 2 个或以上主要导联的 ST-T 改变持续 4 天以上伴动态变化，完全右或左束支传导阻滞，成联律、多型、多源、成对或并行期前收缩，非房室结及房室折返引起的异位性心动过速。

(4) CK-MB 升高或心肌肌钙蛋白（cTnI 或 cTnT）阳性。

2. 病原学指标

(1) 确诊指标　自心内膜、心肌、心包（活检、病理）或心包穿刺液检查发现以下之一者可确诊：①分离到病毒；②用病毒核酸探针查到病毒核酸；③特异性病毒抗体阳性。

(2) 参考依据　有以下之一者结合临床表现可考虑心肌炎由病毒引起：①自粪便、咽拭子或血液中分离到病毒，且恢复期血清同型抗体滴度较第一份血清升高或降低 4 倍以上；②病程早期血中特异性 IgM 抗体阳性；③用病毒核酸探针自患儿血中查到病毒核酸。

3. 确诊依据

(1) 具备临床诊断依据两项可临床诊断。发病同时或发病前 1～3 周有病毒感染的证据支持诊断。

(2) 同时具备病原学确诊依据之一者，可确诊为病毒性心肌炎，具备病原学参考依据之一者，可临床诊断为病毒性心肌炎。

(3) 凡不具备确诊依据，应给予必要的治疗或随诊，根据病情变化，确诊或除外心肌炎。

(4) 应除外风湿性心肌炎、中毒性心肌炎、代谢性疾病等导致的心肌损害。

★六、治疗

1. 休息　急性期需卧床休息，减轻心脏负荷。

2. 药物治疗

(1) 对仍处于病毒血症阶段的早期患者，可选用抗病毒治疗，但疗效不确定。

(2) 改善心肌营养　1,6-二磷酸果糖常用，同时可选用大剂量维生素 C、泛醌（C_0Q10）、维生素 E 和复合维生素 B，中药黄芪口服液等。

(3) 大剂量丙种球蛋白　通过免疫调节作用减轻心肌细胞损害。

(4) 皮质激素　通常不使用。对重型合并心源性休克、致死性心律失常患者应足量、早期应用。

(5) 心律失常治疗　参见本章第七节。

(6) 心力衰竭治疗　控制液体摄入量，可根据病情联合应用利尿药、洋地黄和血管活性药物。

第五节　心内膜弹力纤维增生症

主要病理改变为心内膜下弹力纤维及胶原纤维增生，心室壁和心内膜增厚。表现为心脏扩大、心室收缩和舒张功能下降。多数于 1 岁以内发病。主要表现为充血性心力衰竭，按症状的轻重缓急，可分为暴发型、急性型及慢性型。心电图有重要价值，多呈左心室肥大，可同时出现 ST 段、T 波改变以及房室传导阻滞。X 线改变以左心室肥大为明显，左心缘搏动多减弱，肺纹理增多。超声心动图左心室心内膜增厚反光为特征性表现。治疗上主要使用正性肌力药物如洋地黄控制心力衰竭，一般反应较好，使用时间最少 2 年。肾上腺皮质激素使用时间不宜过长。

第六节　感染性心内膜炎

感染性心内膜炎（infective endocarditis，IE）80％以上由链球菌和葡萄球菌所致。

一、病因

（1）基础心脏疾病　以先天性心脏病最多见（约 80％）。后天性心脏病以风湿性瓣膜病多见。心内补片、人造心脏瓣膜是近年来的易患因素。

（2）病原体　80％以上由链球菌和葡萄球菌引起。目前，由肠球菌、产气杆菌等革兰氏阴性杆菌引起的正在增多。

（3）诱发因素　常见诱发因素为纠治牙病和扁桃体摘除术。近年来，介入性治疗、心内直视手术等广泛开展也是重要诱因之一。

二、病理

基本病理改变是心瓣膜、心内膜及大血管内膜面附着疣状感染赘生物，赘生物一般由血小板、白细胞、红细胞、纤维蛋白和致病微生物组成。大的或多量的赘生物可堵塞瓣膜口或肺动脉致急剧循环障碍。赘生物还可受到高速血流的冲击脱落，随血流散布到全身血管，导致器官栓塞。

三、临床表现

（1）发热　是最常见症状，多超过 38℃，热型不规则。

（2）心功能不全及心脏杂音　一般伴有心功能不全或原有心功能不全加重；瓣膜损伤可有瓣膜杂音或原有的杂音响度和性质发生变化。

（3）血管征象　主要血管栓塞是 IE 的重要并发症，出现相关部位的缺血、出血症状。

（4）免疫征象　临床少见 Osler 小结及 Roth 斑，免疫复合物肾小球肾炎可见于部分病例。

四、实验室检查

（1）血培养　血培养阳性是诊断该病的重要依据，凡原因未明的发热 1 周以上，且原有心脏病者，均应反复多次进行血培养提高阳性率。

（2）超声心动图　在小儿病例中，超声心动图检查可见心内膜受损征象约占 85％。

（3）CT　对怀疑有颅内病变的应及时进行 CT 检查。

（4）其他　血常规可见贫血、白细胞和中性粒细胞增多、血沉加快、免疫球蛋白升高、循环免疫复合物及类风湿因子阳性等。

★五、诊断

1.病理学诊断　①赘生物或心脏感染组织经培养或镜检发现微生物；②赘生物或心脏感染

组织经病理检查证实伴活动性心内膜炎。

2. 临床指标

（1）主要指标 ①2次血培养有相同的常见心内膜炎致病微生物；②心内膜受累证据（超声心动图征象）。

（2）次要指标 ①基础心脏疾病；②较长时间的发热伴贫血；③原有心脏杂音加重或出现新的杂音或心功能不全；④重要动脉栓塞、感染性动脉瘤等；⑤肾小球肾炎等免疫学征象；⑥血培养阳性但未符合主要指标的要求。

3. 诊断依据

（1）凡具备以下①～⑤项任何之一者可诊断 ①临床主要指标2项；②临床主要指标1项和临床次要指标3项；③心内膜受累证据和次要指标2项；④临床次要指标5项；⑤病理学指标1项。

（2）有以下情况者可排除诊断 有明确的其他诊断可以解释心内膜炎的表现；经抗生素治疗≤4天临床表现消失；抗生素治疗≤4天手术或尸解无病理证据。

（3）临床考虑感染性心内膜炎，但不具备确诊依据仍应进行治疗，根据临床观察进一步诊断或排除。

六、治疗

（1）一般治疗 保证热量供应，必要时可输血或血浆，也可输注免疫球蛋白。

（2）抗生素治疗 早期、足量、联合、足疗程和选择敏感抗生素；抗生素连续4～8周，用至体温正常，栓塞现象消失，血象血沉正常，血培养阴性。停药8周需复查血培养。

（3）手术治疗 早期外科手术近年来取得了良好效果。

七、预后和预防

有先天性或风湿性心脏病的患儿平时应注意口腔卫生，防止龋齿、齿龈炎；预防感染；若施行口腔手术、扁桃体摘除术、心导管检查等，可于术前1～2h或术后48h使用抗生素。

第七节　小儿心律失常

一、期前收缩

期前收缩是由心脏异位兴奋灶发放的冲动所引起，为小儿时期最常见的心律失常。分别为房性、交界性及室性期前收缩，其中以室性期前收缩为多见。

(一)临床表现

小儿症状较成人为轻，常缺乏主诉。个别年长儿可诉心悸、胸闷、不适。运动后期前收缩增多者考虑存在器质性心脏病。

★ (二)诊断

1. 房性期前收缩的心电图特征 ①P′波提前，可与前一心动的T波重叠；②P′R间期在正常范围；③期前收缩后代偿间隙不完全；④如伴有变形的QRS波则为心室内差异传导所致。

2. 交界性期前收缩的心电图特征 ①QRS波提前，形态、时限与正常窦性基本相同；②期前收缩所产生的QRS波前或后有逆行P′波，P′R<0.10s，有时P′波可与QRS波重叠，而辨认不清；③代偿间歇往往不完全。

3. 室性期前收缩的心电图特征 ①QRS波提前，其前无异位P波；②QRS波宽大、畸形，T波与主波方向相反；③期前收缩后多伴有完全代偿间歇。

★ （三）治疗

一般认为无需用药治疗。对在器质性心脏病基础上出现的期前收缩或有自觉症状、心电图上呈多源性者，则应予以抗心律失常药物治疗。根据期前收缩的不同类型选用药物，可服用普罗帕酮或普萘洛尔等 β 受体阻滞剂。房性期前收缩若以上用药无效可改用洋地黄类；室性期前收缩必要时可选用利多卡因、美西律等。

二、阵发性室上性心动过速

阵发性室上性心动过速是小儿最常见的异位快速心律失常，是指异位激动在希氏束以上的心动过速，容易反复发作。

（一）病因

多数患儿无器质性心脏病，感染为常见诱因。

★ （二）临床表现

小儿常突然烦躁不安，面色青灰，皮肤湿冷，呼吸增快，脉搏细弱，常伴有干咳，有时呕吐。年长儿还可自诉心悸、心前区不适、头晕等。发作时心率突然增快在 160～300 次/分之间，一次发作可持续数秒钟至数日。发作停止时心率突然减慢，恢复正常。听诊时第一心音强度完全一致，发作时心率较固定而规则等为本病的特征。发作持续超过 24h 者，易引发心力衰竭。

★ （三）诊断

心电图特征：P 波形态异常，往往较正常时小，常与前一心动的 T 波重叠，以致无法辨认。QRS 波形态同窦性。

★ （四）治疗

1. 兴奋迷走神经终止发作 对无器质性心脏病，无明显心力衰竭者可先用此方法刺激咽部，以压舌板或手指刺激患儿咽部使之产生恶心、呕吐，使患儿深吸气后屏气。

2. 药物治疗 以上方法无效或当即有效但很快复发时，可考虑下列药物治疗。

（1）洋地黄类药物 适用于病情较重，发作持续 24h 以上，有心力衰竭表现者。室性心动过速或洋地黄中毒引起的室上性心动过速禁用此药。低钾血症、心肌炎者慎用。

（2）β 受体阻滞剂 重度房室传导阻滞，伴有哮喘症及心力衰竭者禁用。

（3）选择性钙拮抗剂 疗效显著，不良反应为血压下降，并能加重房室传导阻滞。1 岁以内的婴儿禁用。

（4）钠通道阻滞剂 效果良好，副作用小。

3. 电学治疗 对个别药物疗效不佳者，除洋地黄中毒外可考虑用直流电同步电击转律或经食管心房调搏。

4. 射频消融术 药物治疗无效，发作频繁，逆传型、房室折返型可考虑使用此方法。

三、室性心动过速

室性心动过速是指起源于希氏束分叉处以下的 3～5 个以上宽大畸形 QRS 波组成的心动过速。

（一）病因

可由心脏手术、检查、感染、缺氧、电解质紊乱等原因引起。

（二）临床表现

与阵发性室上性心动过速相似，但症状比较严重。

★ （三）诊断

心电图特征：①心室率常在 150～250 次/分之间，QRS 波宽大畸形，时限增宽；②T 波方向与 QRS 波主波相反，P 波与 QRS 波之间无固定关系；③QT 间期多正常，可伴有 QT 间期延长，多见于多形性室速；④心房率较心室率缓慢，有时可见到室性融合波或心室夺获。

★ （四）治疗

室性心动过速是一种严重的快速心律失常，可发展成心室颤动，致心脏性猝死，所以必须及时诊断处理。药物可选用利多卡因，伴有血压下降或心力衰竭者首选同步直流电击复律，转复后再用利多卡因维持。预防复发可口服普罗帕酮、胺碘酮和索他洛尔等。

四、房室传导阻滞

房室传导阻滞是指由于房室传导系统某部位的不应期异常延长，激动由心房向心室传播过程中传导延缓或部分甚至全部不能下传的现象。临床上将房室传导阻滞分为三度。

★ （一）心电图特征和临床表现

（1）一度房室传导阻滞 PR 间期超过正常范围，每个心房激动都能下传到心室。本身对血流动力学并无不良影响，可见于正常儿童。

（2）二度房室传导阻滞 窦房结冲动不能全部传达心室，造成不同程度的漏搏。分莫氏 I、II。当心室率过缓时可有症状。莫氏 I 型常见，II 型易导致阿-斯综合征。

（3）三度房室传导阻滞 P 波全部落在了有效不应期内，完全不能下传到心室，心房与心室独立活动，彼此无关，心房率较心室率快。最严重的表现为阿-斯综合征发作，知觉丧失，甚至发生死亡。体格检查时脉率缓慢而规则，S_1 强弱不一。

★ （二）治疗

（1）一度房室传导阻滞 应着重病因治疗，基本上不需特殊治疗。

（2）二度房室传导阻滞 应针对原发疾病。当心室率过缓、心脏搏出量减少时可用阿托品、异丙肾上腺素治疗。

（3）三度房室传导阻滞 有心功能不全症状或阿-斯综合征表现者需积极治疗。纠正缺氧与酸中毒可改善传导功能。可口服阿托品、麻黄碱或异丙肾上腺素舌下含服，重症者应用阿托品皮下或静脉注射。反复发生阿-斯综合征，药物治疗无效或伴心力衰竭者可安装起搏器。

第八节 心力衰竭

充血性心力衰竭是指心脏工作能力（心肌收缩或舒张功能）下降，即心排血量绝对或相对不足，不能满足全身组织代谢的需要的病理状态，是儿童时期危重症之一。

一、病因

以 1 岁以内发病率最高，其中尤以先天性心脏病引起者最多见，也可继发于病毒性心肌炎、川崎病等。

二、病理生理

心脏功能从正常发展到心力衰竭，经过一段称为代偿过程，心脏首先出现心肌肥厚，心脏扩大和心率增快。如病因持续存在，心肌能量消耗增多，冠状动脉血供相对不足，心肌收缩速度减慢和收缩力减弱，心排血量减少，不能满足身体代谢需要时，即出现心力衰竭。

★三、临床表现

年长儿心力衰竭的症状与成人相似，主要表现为乏力、食欲减少、活动后气急和咳嗽。安静时心率增快，呼吸浅快，颈静脉怒张，肝大、有压痛，肝颈反流征阳性。病情重者尚有端坐呼吸、肺底部听到湿啰音、水肿、尿量明显减少。

婴幼儿心力衰竭的临床表现有一定特点。常见呼吸快速、表浅、频率可达 50～100 次/分，喂养困难，体重增长缓慢，烦躁多汗，哭声低弱，肺部可闻及干啰音或哮鸣音。水肿首先见于颜面、眼睑等处，严重时鼻唇三角区呈现青紫。

★四、诊断

1. 临床诊断依据 ①安静时心率增快，婴儿＞180 次/分，幼儿＞160 次/分，不能用发热或缺氧解释者；②呼吸困难，青紫突然加重，安静时呼吸达 60 次/分以上；③肝大，达肋下 3cm 以上，或在密切观察下短时间内较前增大，而不能以横膈下移等原因解释者；④心音明显低钝，或出现奔马律；⑤突然烦躁不安，面色苍白或发灰，而不能用原有疾病解释；⑥尿少、下肢水肿，已除外营养不良，肾炎、维生素 B_1 缺乏等原因。

2. 其他检查 ①胸部 X 线检查：心影多呈普遍性扩大，搏动减弱，肺淤血；②心电图检查：不能表明有无心力衰竭，但有助于病因诊断及指导洋地黄的应用；③超声心动图检查：可见心室和心房腔扩大，射血分数降低。

★五、治疗

心力衰竭的内科治疗有下列几方面。

1. 一般治疗 充分的休息和睡眠，平卧或取半卧位，婴儿避免烦躁哭闹，必要时可适当应用镇静剂，适当限制钠盐摄入。吸氧，纠正酸中毒，纠正电解质和酸碱紊乱。

2. 洋地黄类药物 洋地黄对左心瓣膜反流、心内膜弹力纤维增生症、扩张型心肌病和某些先天性心脏病等所致的充血性心力衰竭均有效。尤其是合并心率增快、心房扑动、心房颤动者更有效。而对贫血、心肌炎引起者疗效较差。小儿时期常用的洋地黄制剂为地高辛，可口服和静脉注射，地高辛酊剂口服吸收率更高。儿童常用剂量和用法见表 11-1。

表 11-1　洋地黄类药物的临床应用

洋地黄制剂	给药法	洋地黄化总量	每日平均维持量	效力开始时间	效力最大时间	中毒作用消失时间	效力完全消失时间
地高辛	口服	＜2 岁 0.05～0.06mg/kg ＞2 岁 0.03～0.05mg/kg （总量不超过 1.5mg）	1/5 洋地黄化量，分 2 次	2h	4～8h	1～2 天	4～7 天
	静脉	口服量的 1/2～1/3		10min	1～2h		
毛花苷 C（西地兰）	静脉	＜2 岁 0.03～0.04mg/kg ＞2 岁 0.02～0.03mg/kg		15～30min	1～2h	1 天	2～4 天

（1）洋地黄化　首次给洋地黄化总量的 1/2，余量分 2 次，每隔 4～6h 给予，可于 8～12h 内达到洋地黄化；能口服的患者开始给予口服地高辛，首次给洋地黄化总量的 1/3 或 1/2，余量分 2 次，每隔 6～8h 给予。

（2）维持量　洋地黄化后 12h 视情况可开始给予维持量，每次给负荷量的 1/8～1/10，每天 2 次，间隔 12h。

（3）使用洋地黄注意事项　①用药前应了解患儿在 2～3 周内的洋地黄使用情况；②心肌炎患儿对洋地黄耐受性差，一般按常规剂量减少 1/3，且饱和时间不宜过快；③未成熟儿和＜2 周的新生儿易引起中毒，洋地黄化剂量应偏小，可按婴儿剂量减少1/3～1/2；④钙剂对洋地黄有协同作用，故用洋地黄类药物时应避免用钙剂；⑤低血钾可促使洋地黄中毒，应给予注意。

（4）洋地黄毒性反应　洋地黄中毒最常见的表现为心律失常，其次为胃肠道症状，神经系统症状。洋地黄中毒时应立即停用洋地黄和利尿药，同时补充钾盐。

3.利尿药　合理应用利尿药为治疗心力衰竭的一项重要措施。

4.血管扩张剂　血管紧张素转换酶抑制剂、硝普钠、酚妥拉明等。

5.病因治疗　心力衰竭伴有血压下降时可应用多巴胺。

同步练习

一、选择题

1. 女，2岁，体检发现胸骨左缘第2～3肋间Ⅱ～Ⅲ级收缩期杂音，肺动脉瓣区第二音亢进，伴固定性分裂。该患儿的诊断是（　　）。
   A.动脉导管未闭　　　B.房间隔缺损　　　C.室间隔缺损
   D.法洛四联症　　　E.肺动脉瓣狭窄

2. 男，4岁，胸骨左缘3～4肋间Ⅲ级收缩期杂音，肺动脉第二音亢进，胸片示左、右心室扩大。应诊断为（　　）。
   A.室间隔缺损　　　B.房间隔缺损　　　C.动脉导管未闭
   D.肺动脉狭窄　　　E.法洛四联症

3. 女，2岁，多次患肺炎，胸片示：肺纹理增强，左心房、左心室大，主动脉影增宽，应诊断为（　　）。
   A.房间隔缺损　　　B.室间隔缺损　　　C.动脉导管未闭
   D.法洛四联症　　　E.艾森曼格综合征

4. 法洛四联症患者青紫的程度主要取决于（　　）。
   A.肺动脉狭窄的程度　　　B.室间隔缺损的大小　　　C.室间隔缺损的部位
   D.主动脉骑跨的程度　　　E.右心室肥厚的程度

5. 法洛四联症心脏杂音响度主要取决于（　　）。
   A.左、右心室之间压力差　　B.肺动脉瓣狭窄程度　　C.室间隔缺损大小
   D.主动脉骑跨程度　　　E.右心室肥厚程度

6. 2岁小儿，生后4个月出现发绀，哭吵甚时有抽搐史。查体：发育差，发绀明显，心前区可闻及Ⅲ级收缩期喷射性杂音，胸片示：肺血少，右心室增大，心腰凹陷，呈靴形心。此患儿的诊断应是（　　）。
   A.法洛四联症　　　B.动脉导管未闭　　　C.肺动脉狭窄
   D.室间隔缺损　　　E.房间隔缺损

7. 男，5岁，眼距宽，眼裂小，鼻梁低平，舌常伸出口外，流涎多，有通贯掌，合并先天性心脏病，最有确诊意义的检查为（　　）。
   A.听力测定　　　B.胸部X线检查　　　C.肝功能测定
   D.染色体检查　　　E.腹部B超检查

（8～11题共用题干）
　男4岁，因怀疑先天性心脏病就诊。

8. 首先去检查（　　）。

A. 血常规　　　　　　　　B. 脑电图　　　　　　　　C. 血钙、磷测定

D. 胸部 X 线摄片　　　　　E. 腹部 B 超

9. 该患儿口唇黏膜青紫，轻度杵状指趾，胸骨左缘第 2～4 肋间听到Ⅱ～Ⅲ级收缩期杂音，肺动脉第二音减弱。为确诊应做的检查是（　　）。

A. 脑电图　　　　　　　　B. 头部 CT　　　　　　　C. 心肌酶谱

D. 右心导管造影　　　　　E. 腹部 B 超

10. 2 个月后患儿出现发热伴咽痛，2 周后出现头痛。右侧巴氏征（＋），WBC 18×10^9/L，中性粒细胞 0.86，淋巴细胞 0.14 考虑合并（　　）。

A. 肺炎　　　　　　　　　B. 脑出血　　　　　　　　C. 脑脓肿

D. 心肌炎　　　　　　　　E. 结核性脑膜炎

11. 并发症治愈后，进一步治疗的方法为（　　）。

A. 预防外伤　　　　　　　B. 长期抗生素预防感染　　C. 应用激素

D. 口服维生素　　　　　　E. 施行心脏手术

（12～14 题共用题干）

患儿 3 岁，近 1 年多，哭甚时出现青紫。查体：心前区隆起，胸骨左缘第 3～4 肋间可闻及Ⅳ级收缩期杂音，可触及震颤。X 线检查示：左右心室及左心房增大，肺血管影增多，肺动脉段凸出。

12. 此患儿最可能的诊断是（　　）。

A. 房间隔缺损　　　　　　B. 室间隔缺损　　　　　　C. 肺动脉狭窄

D. 动脉导管未闭　　　　　E. 法洛四联症

13. 此患儿如决定手术必须做的检查是（　　）。

A. 心电图　　　　　　　　B. 磁共振成像　　　　　　C. 心功能检查

D. 心导管检查　　　　　　E. 超声心动图

14. 此患儿如出现了永久性青紫，说明（　　）。

A. 动脉系统淤血　　　　　B. 形成艾森曼格综合征　　C. 合并了肺水肿

D. 静脉系统淤血　　　　　E. 合并了心力衰竭

二、问答题

1. 胎儿循环有哪些特点？

2. 心脏体检中如发现 P_2 亢进提示什么？P_2 减弱提示什么？

3. 左向右分流型心脏病有哪些共同特点？

4. 房间隔缺损心脏听诊特有的是什么？

5. 可采用介入治疗的先天性心脏病有哪些？

6. 试述艾森曼格综合征的血流动力学特点。

7. 法洛四联症由哪 4 种畸形组成？最常见并发症有哪些？

8. 法洛四联症缺氧发作的机制是什么？

9. 病毒性心肌炎最常见的病毒是什么？如何诊断？

10. 心内膜弹力纤维增生症好发年龄？

11. 小儿心力衰竭诊断依据是什么？

12. 杵状指（趾）一般在青紫后多久形成？

13. 试述洋地黄用药基本原则和注意事项。

14. 室上性心动过速的心电图特征是什么？

15. 抗心律失常药分为哪四类？

参考答案

一、选择题

1.B　2.A　3.C　4.A　5.B　6.A　7.D　8.D
9.D　10.C　11.E　12.B　13.D　14.B

二、问答题

1.答：①胎儿的营养与气体交换是经脐血管连接母体与胎盘来完成的。②只有体循环，几乎无肺循环。③胎儿体内绝大部分是混合血（肝脏是纯动脉血供应）。④静脉导管、卵圆孔及动脉导管是胎儿血液循环中的特殊通道，在胎儿降生后，逐渐退变成韧带。⑤胎儿时期肝血的含氧量最高，心、脑、上肢次之，而下半身血的含氧量最低。

2.答：P_2亢进提示肺动脉高压，P_2减弱提示肺动脉狭窄。

3.答：正常情况下由于体循环压力高于肺循环，故平时血液从左向右分流而不出现青紫。当剧哭、屏气或任何病理情况下致使肺动脉或右心室压力增高并超过左心压力时，则可使血液自右向左分流而出现暂时性青紫。

4.答：宽而不受呼吸影响的第二心音固定分裂。

5.答：房间隔缺损、室间隔缺损、动脉导管未闭、肺动脉瓣狭窄、主动脉瓣狭窄、主动脉缩窄等。

6.答：房间隔缺损、室间隔缺损、动脉导管未闭等先天性心脏病早期出现容量性肺动脉高压，晚期渐变为不可逆的阻力性肺动脉高压。当右心室收缩压超过左心室收缩压时，左向右分流逆转为双向分流或右向左分流，出现发绀，即艾森曼格综合征。

7.答：法洛四联症由以下4种畸形组成：①右心室流出道梗阻；②室间隔缺损；③主动脉骑跨；④右心室肥厚。最常见并发症有：脑血栓、脑脓肿及感染性心内膜炎。

8.答：在肺动脉漏斗部狭窄的基础上，突然发生该处肌部痉挛，引起一时性肺动脉梗阻，使脑缺氧加重所致。

9.答：引起儿童心肌炎的常见病毒有柯萨奇病毒、埃可病毒、脊髓灰质炎病毒等。确诊依据：①具备临床诊断依据两项可临床诊断。发病同时或发病前1～3周有病毒感染的证据支持诊断。②同时具备病原学确诊依据之一者，可确诊为病毒性心肌炎，具备病原学参考依据之一者，可临床诊断为病毒性心肌炎。③凡不具备确诊依据，应给予必要的治疗或随诊，根据病情变化，确诊或除外心肌炎。④应除外风湿性心肌炎、中毒性心肌炎、代谢性疾病等导致的心肌损害。

10.答：好发年龄为1岁以内。

11.答：①安静时心率增快，婴儿＞180次/分，幼儿＞160次/分，不能用发热或缺氧解释者；②呼吸困难，青紫突然加重，安静时呼吸达60次/分以上；③肝大，达肋下3cm以上，或在密切观察下短时间内较前增大，而不能以横膈下移等原因解释者；④心音明显低钝，或出现奔马律；⑤突然烦躁不安，面色苍白或发灰，而不能用原有疾病解释；⑥尿少、下肢水肿，已除外营养不良、肾炎、维生素B_1缺乏等原因。

12.答：青紫6个月至1年后可出现杵状指（趾）。

13.答：(1) 基本原则　用药需要个体化，先予以洋地黄化后再予以维持量。

(2) 注意事项　①用药前应了解患儿在2～3周内的洋地黄使用情况；②心肌炎患儿对洋地黄耐受性差，一般按常规剂量减少1/3，且饱和时间不宜过快；③未成熟儿和＜2周的新生儿易引起中毒，洋地黄化剂量应偏小，可按婴儿剂量减少1/3～1/2；④钙剂对洋地黄有协同作用，故用洋地黄类药物时应避免用钙剂；⑤低血钾可促使洋地黄中毒，应给予注意。

14.答：P波形态异常，往往较正常时小，常与前一心动的T波重叠，以致无法辨认。QRS波形态同窦性。部分患儿在发作间歇期可有预激综合征表现。

15.答：(1) Ⅰ类—钠通道阻滞药

① ⅠA类：适度阻滞钠通道，属此类的有奎尼丁等药。

② ⅠB类：轻度阻滞钠通道，属此类的有利多卡因等药。

③ ⅠC类：明显阻滞钠通道，属此类的有氟卡尼等药。

(2) Ⅱ类——β肾上腺素受体阻断药　因阻断β受体而有效，代表性药物为普萘洛尔。

(3) Ⅲ类——选择地延长复极过程的药　它们延长APD及ERP，属此类的有胺碘酮。

(4) Ⅳ类——钙通道阻滞药　它们阻滞钙通道而抑制Ca^{2+}内流，代表性药有维拉帕米。

（肖雪琴）

第十二章　泌尿系统疾病

 学习目的

　　1. **掌握**　急性链球菌感染后肾小球肾炎的发病机制、临床表现、诊断及治疗；肾病综合征的诊断、临床表现和治疗原则；泌尿道感染的诊断及治疗。
　　2. **熟悉**　儿童肾小球疾病的临床分类；肾病综合征的病理生理、病理类型。
　　3. **了解**　本章节其他内容。

 内容精讲

第一节　儿童泌尿系统解剖生理特点

一、解剖特点

　　婴儿肾脏位置较低，2 岁以内健康儿童易触及，其下极 2 岁以后达髂嵴以上，儿童年龄越小，肾脏相对越重，右肾位置稍低于左肾。婴幼儿输尿管长而弯曲，易受压扭曲而致梗阻，发生尿潴留诱发感染。女婴尿道短，外口接近肛门易受细菌污染。男婴常有包茎和包皮过长，尿垢积聚易引起上行性细菌感染。

二、生理特点

肾脏生理功能：

　　①排泄体内代谢终末产物；②调节水电解质、酸碱平衡；③产生激素和生物活性物质，如促红细胞生成素、肾素等。肾脏主要通过肾小球滤过和肾小管重吸收、分泌及排泄。

　　胎儿 12 周末可形成尿液，在宫内主要通过胎盘完成机体排泄和调节内环境稳定，故无肾胎儿仍可存活。新生儿肾小球滤过率为成人 1/4，早产儿更低，2 岁达成人水平。新生儿氨基酸及葡萄糖重吸收能力正常，但钠的重吸收低，易出现钠潴留和水肿。早产儿葡萄糖肾阈值较低易出现糖尿。新生儿生后前 10 天排钾能力较差，易出现高钾血症。新生儿及幼婴浓缩尿液功能不足从而易导致脱水甚至肾功能不全；尿稀释功能接近成人，但因肾小球滤过率较低，大量水负荷或输液过快时易出现水肿。新生儿及婴幼儿时期因肾脏保留 HCO_3^- 能力差、泌 NH_3 和 H^+ 能力低、尿中排磷酸盐少，故易发生酸中毒。

　　新生儿尿量 30～300ml/d，婴儿 400～500ml/d，幼儿 500～600ml/d，学龄前儿 600～700ml/d，学龄儿 600～1400ml/d，＞14 岁 1000～1600ml/d。新生儿尿量＜1.0ml/kg·h 为少尿，＜0.5ml/kg·h 为无尿。学龄儿每日排尿量少于 400ml，学龄前儿少于 300ml，婴幼儿少于 200ml 为少尿；少于 50ml 为无尿。正常婴幼儿尿液淡黄透明，受代谢产物尿色素的影响。生后数日呈强酸性，后接近中性或弱酸性，pH 5～7。新生儿尿渗透压平均 240mmol/L，尿比重 1.006～1.008；婴儿尿渗透压 50～600mmol/L，1 岁后接近成人水平；儿童 500～800mmol/L，尿比重通常为 1.011～1.025。正常小儿尿中蛋白微量，随意尿蛋白（mg/dL）/尿肌酐（mg/dL）≤0.2。尿蛋白含量＞150mg/d 或＞4mg/（m^2·h）或＞100mg/L、定性阳性均为异常。正常新鲜离心尿沉渣镜检：红细胞＜3 个/HP，白细胞＜5 个/HP，偶见透明管型。12h 尿细胞计数：红细胞＜50 万，白细胞＜100 万，管型＜5000 个为正常。

第二节　儿童肾小球疾病的临床分类

一、原发性肾小球疾病

1. 肾小球肾炎

（1）急性肾小球肾炎　分为急性链球菌感染后肾小球肾炎、非链球菌感染后肾小球肾炎。

（2）急进性肾小球肾炎　起病急，进行性肾功能减退，预后严重。

（3）慢性肾小球肾炎　病程＞3 个月未能恢复者。

★2. 肾病综合征

（1）依临床表现分为单纯型肾病和肾炎型肾病。凡具有以下四项之一或多项者属于肾炎型肾病：①2 周内分别 3 次以上离心尿检查红细胞≥10 个/HP，并属肾小球源性血尿者；②反复或持续高血压（≥3 次不同时间点测量的收缩压、舒张压大于同龄、同性别、同身高儿童血压的第 95 百分位数），除外激素影响；③排除血容量不足等所致的肾功能不全；④持续低补体血症。

（2）按糖皮质激素正规足量治疗 4 周的效应分为：①激素敏感型：尿蛋白转阴者；②激素耐药型：尿蛋白仍阳性者；③激素依赖型：对激素敏感，但连续 2 次减量或停药 2 周内复发；④肾病复发与频复发：复发是指连续 3 天尿蛋白由阴转为（＋＋＋）或（＋＋＋＋），或 24h 尿蛋白定量≥50mg/（kg·d）或尿蛋白/尿肌酐（mg/mg）≥2.0；频复发是指肾病病程中半年内复发≥2 次或 1 年内复发≥3 次。

3. 孤立性血尿或蛋白尿　仅有血尿或蛋白尿，无其他症状、化验及肾功能改变。

（1）孤立性血尿　指肾小球源性血尿，分持续性和再发性。

（2）孤立性蛋白尿　分体位性和非体位性。

4. 其他类型　如 IgA 肾病，需免疫病理诊断。

二、继发性肾小球疾病

常见的有紫癜性肾炎，狼疮性肾炎，乙肝病毒相关性肾炎，毒物、药物中毒相关性肾炎等。

三、遗传性肾小球疾病

（1）先天性肾病综合征。

（2）遗传性进行性肾炎（Alport 综合征）。

（3）家族性良性血尿（薄基膜肾病）。

（4）其他　如甲-膑综合征。

第三节　急性肾小球肾炎

急性肾小球肾炎是指一组病因不一，临床表现以血尿为主，伴蛋白尿，可有水肿、高血压或肾功能不全等特点的肾小球疾病。多见于儿童和青少年，男女之比 2∶1，分急性链球菌感染后肾小球肾炎和非链球菌感染后肾小球肾炎，前者多见。

一、病因

大多数属 A 组 β 溶血性链球菌感染后引起的免疫复合性肾小球肾炎。上呼吸道感染或扁桃体炎最常见，其次是脓皮病或皮肤感染。

二、发病机制

与 A 组溶血性链球菌中的致肾炎菌株感染有关，所有致肾炎菌株均有共同的致肾炎抗原性，包括菌壁上的 M 蛋白内链球菌素和"肾炎菌株协同蛋白"。主要发病机制为抗原-抗体免疫复合物介导的肾小球毛细血管炎症病变，包括循环免疫复合物和原位免疫复合物形成学说。

三、病理

早期典型病变呈毛细血管内增生性肾小球肾炎改变。电镜检查上皮细胞下电子致密物驼峰样沉积为特征性改变。

★四、临床表现

1. 前驱感染　呼吸道或皮肤感染为主，咽炎见于病前 6～12 天，皮肤感染见于病前 14～28 天。

2. 典型表现　①水肿：最常见，一般累及眼睑及颜面部，重者遍及全身，呈非凹陷性；②血尿：多为肉眼血尿；③蛋白尿；④高血压；⑤尿量减少。

3. 严重表现

（1）严重循环充血　由于水钠潴留，血浆容量增加而出现循环充血，表现为呼吸急促、颈静脉怒张、频繁咳嗽、咳粉红色泡沫痰、双肺布满湿啰音、心脏扩大，甚至出现奔马律、肝大而硬、水肿加剧。

（2）高血压脑病　由于脑血管痉挛导致缺氧、缺血、血管渗透性增高而发生脑水肿，表现为头痛、呕吐、复视或一过性失明，严重者出现惊厥、昏迷。

（3）急性肾功能不全　疾病初期多见，出现尿少、无尿，引起电解质紊乱、氮质血症、代谢性酸中毒，一般持续 3～5 日。

4. 非典型表现　①无症状性急性肾炎；②肾外症状性急性肾炎；③以肾病综合征为表现的急性肾炎。

★五、实验室检查

尿液显微镜下检查可见大量红细胞，尿蛋白＋～＋＋＋，可有透明、颗粒或红细胞管型。外周血白细胞轻度升高或正常，血沉加快。血清 ASO 滴度增加，血清 C3 下降，至第 8 周恢复正常。明显少尿时血尿素氮和肌酐可升高，肾小管功能正常。

六、诊断和鉴别诊断

前期链球菌感染史，急性起病，具备血尿、蛋白尿和管型尿、水肿及高血压等特点，急性期血清 ASO 滴度升高，C3 降低，可临床诊断急性肾炎。

注意与其他病原体感染后的肾小球肾炎、IgA 肾病、慢性肾炎急性发作、原发性肾病综合征等鉴别。

★七、治疗

1. 休息　卧床 2～3 周至肉眼血尿消失、水肿消退、血压正常，即可下床轻微活动。血沉正常可上学，尿检完全正常方可恢复体力活动。

2. 饮食　低盐饮食[＜1g/d，或＜60mg/（kg·d）]，严重水肿或高血压者需无盐饮食。氮质血症者限蛋白。

3. 抗感染 有感染灶时用青霉素 10～14 天。

4. 对症治疗

（1）利尿 经控制水、盐入量后仍水肿、少尿者可用氢氯噻嗪或呋塞米。

（2）降压 经休息、限制水盐、利尿而血压仍高者应予降压药，如硝苯地平、卡托普利。

5. 严重循环充血的治疗

（1）矫正水钠潴留，恢复正常血容量，可使用呋塞米注射。

（2）表现有肺水肿者可用硝普钠。

（3）对难治病例可采用连续血液净化或透析治疗。

6. 高血压脑病的治疗 首选硝普钠快速降压，惊厥者及时止痉。

7. 急性肾衰竭的治疗 见本章第九节。

八、预后和预防

急性肾炎预后好，95％能完全恢复，死亡率1％以下。防治感染是预防急性肾炎的根本。

第四节 肾病综合征

肾病综合征（nephrotic syndrome，NS）是一组由多种原因引起的肾小球基底膜通透性增加，导致血浆内大量蛋白从尿中丢失的临床综合征。临床特点：①大量蛋白尿；②低白蛋白血症；③高脂血症；④明显水肿。①、②项必备。学龄前儿童多发，3～5岁为高峰。

一、病因及发病机制

尚不明确。可能与下列因素有关：①肾小球毛细血管壁结构或电化学改变；②免疫球蛋白和（或）补体成分肾内沉积，损伤滤过膜屏障作用；③细胞免疫失调；④T淋巴细胞异常。

二、病理生理

基本病变是肾小球通透性增加，导致蛋白尿，而低蛋白血症、水肿、高脂血症、体液免疫失调、高凝状态、微量元素缺乏、小细胞低色素性贫血则是继发的病理生理改变。

三、病理

最主要的病理变化是微小病变型。

四、临床表现

起病隐匿，水肿最常见，始于眼睑，渐及全身，呈凹陷性，严重可出现腹腔积液、胸腔积液，常有尿量减少、尿色变深，大多血压正常、肾功能正常，晚期可有肾小管功能障碍。

五、并发症

感染、电解质紊乱、低血容量、血栓形成、急性肾衰竭、肾小管功能障碍。

★六、实验室检查

（1）尿液分析 ①常规检查：尿蛋白定性＋＋＋，部分有镜下血尿；②蛋白定量：≥50mg/(kg·d)，尿蛋白/尿肌酐（mg/mg）≥3.0。

（2）血生化 血清白蛋白≤25g/L；胆固醇＞5.7mmol/L和甘油三酯升高，LDL和VLDL增高；BUN、Cr在肾炎性NS可升高，晚期可有肾小管功能损害。

（3）血清补体 肾炎型NS患儿补体水平可下降。

（4）系统性疾病的血清学检查 对新诊断尤其是伴血尿、补体减少并有临床表现的患儿需检测抗核抗体、抗-dsDNA抗体、Smith抗体等。

（5）高凝状态和血栓形成的检查　凝血功能检测，疑有血栓形成者可行彩色多普勒超声或数字减影血管造影。

（6）肾活检　指征：①对激素治疗耐药或频复发者；②临床考虑肾炎性肾病或继发性肾病综合征者。

★七、诊断与鉴别诊断

临床上根据有无血尿、高血压、氮质血症和低补体血症，将原发性肾病综合征分为单纯性和肾炎性 NS（见本章第二节）。

原发性 NS 需与继发于全身性疾病（如其他病原体感染、系统性红斑狼疮、过敏性紫癜、乙型肝炎、药物中毒）的肾病综合征鉴别。

★八、治疗

1.一般治疗

（1）休息　除高度水肿或并发感染、严重高血压者一般不需卧床。

（2）饮食　低盐、限水、低蛋白饮食，应用激素者补充维生素 D 及钙剂。

（3）防治感染。

（4）利尿。

（5）对家属的教育。

2.糖皮质激素

（1）初治病例确诊后应尽早用泼尼松治疗

① 短程疗法：此法易复发，国内少用。

② 中长程疗法：泼尼松 2mg/(kg·d)，最大量 60mg/d，分次服用。若 4 周内尿蛋白转阴，则转阴后至少巩固 2 周开始减量，改为隔日 2mg/kg 晨顿服，继用 4 周，以后每 2～4 周减 2.5～5mg，直至停药。疗程 6 个月（中程疗法）。若治疗 4 周尿蛋白未转阴者可继续服至阴转后 2 周，一般不超过 8 周。以后改隔日继续用 4 周，减量方法同上，疗程 9 个月（长程疗法）。

（2）复发和糖皮质激素依赖性肾病的其他激素治疗

① 调整激素剂量和疗程，查找有无感染或影响疗效的其他因素。

② 更换糖皮质激素。

③ 甲泼尼龙冲击治疗：根据肾脏病理改变选择。

（3）激素副作用

① 代谢紊乱：库欣貌、肌肉萎缩无力、伤口愈合不良、蛋白质营养不良、高血糖、尿糖、水钠潴留、高血压、尿中失钾、高尿钙和骨质疏松。

② 消化性溃疡和精神欣快感、兴奋、失眠甚至精神病、癫痫发作等；白内障、股骨头坏死，高凝状态，生长停滞等。

③ 易感染或诱发结核活动。

④ 急性肾上腺皮质功能不全，戒断综合征。

3.免疫抑制剂　适用于频复发、激素依赖、耐药或有严重副作用者。常用环磷酰胺，一般剂量为 2～2.5mg/(kg·d)，分 3 次口服，疗程 8～12 周，总量不超过 200mg/kg。或冲击治疗，剂量 10～12mg/(kg·d)，静滴连用 2 日，每月两疗程。副作用：白细胞减少、秃发、肝功损害、出血性膀胱炎、远期性腺损害。其他免疫抑制剂可选用环孢素、硫唑嘌呤、霉酚酸酯等。

4.抗凝及纤溶药物疗法　肝素、尿激酶、双嘧达莫等。

5.免疫调节剂　适用于常伴感染、频复发或激素依赖者。左旋咪唑 2.5mg/kg，隔日用药，疗程 6 个月。

6. 血管紧张素转换酶抑制剂 适用于伴高血压者，常用卡托普利、依那普利。

7. 中医药治疗 根据辨证施治原则立方治疗。

九、预后

预后取决于病理变化和对激素治疗的反应。微小病变型预后最好，局灶节段性肾小球硬化预后最差。

第五节　泌尿道感染

泌尿道感染（urinary tract infection，UTI）是指病原体直接侵入尿路，在尿液中生长繁殖并侵犯尿路黏膜或组织而引起损伤。按侵袭部位不同，分为上尿路感染（肾盂肾炎）、下尿路感染（膀胱炎、尿道炎）。按有无症状分为症状性泌尿道感染和无症状性菌尿。

一、病因

多数为革兰氏阴性杆菌，大肠埃希菌最常见，约占 60%～80%。

二、发病机制

宿主内在因素与细菌致病性相互作用的结果。

1. 感染途径

（1）上行性感染　最常见。

（2）血源性感染　金黄色葡萄球菌致病多见。

（3）淋巴感染和直接蔓延。

2. 宿主内在因素

（1）尿道周围菌种及尿液性状的变化，为致病菌入侵和繁殖创造条件。

（2）细菌定植是其在泌尿道增殖引起 UTI 的先决条件。

（3）分泌型 IgA 减少。

（4）先天性或获得性尿路畸形。

（5）小婴儿局部防卫能力差。

（6）基础疾病因素。

3. 细菌毒力 宿主无特殊易感染的内在因素，则细菌毒力是决定细菌能否引起上行感染的主要因素。

★三、临床表现

1. 急性泌尿道感染

（1）新生儿　临床症状极不典型，以全身症状为主，如发热或体温不升、苍白、吃奶差、呕吐、腹泻等，还可有生长发育停滞、体重不增、黄疸，甚至有嗜睡、烦躁、惊厥等神经系统症状，常伴有败血症。

（2）婴幼儿　临床症状不典型，以发热最突出，可伴呕吐、腹泻、拒食，尿路刺激症状可不明显，可有排尿时哭闹，尿布有臭味和顽固性尿布疹等。

（3）年长儿　以发热、寒战、腹痛等全身症状突出，常伴腰痛和肾区叩击痛、肋脊角压痛等，尿路刺激症状明显，可出现尿液浑浊或血尿。

2. 慢性泌尿道感染 病程迁延或反复，伴贫血、消瘦、生长迟缓、高血压或肾功能不全。

3. 无症状性菌尿 存在有意义菌尿，但无尿路感染症状，学龄女孩常见。常伴尿路畸形和既往有症状尿路感染史。病原体多为大肠埃希菌。

四、实验室检查

1.尿常规检查及细胞计数 ①尿常规：清洁中段尿离心沉渣白细胞≥5个/HP，疑为尿路感染。②测1h尿白细胞排泄率：白细胞数＞$30×10^4$/h可疑尿路感染；＜$20×10^4$/h可排除尿路感染。

2.尿培养 是诊断尿路感染的金标准。①中段尿培养菌落数＞10^5/ml可确诊。10^4～10^5/ml为可疑，＜10^4/ml为污染。粪链球菌菌落数在10^3～10^4/ml间即可诊断。②耻骨上膀胱穿刺尿培养阳性即可确诊。

3.尿涂片法找细菌 油镜下每个视野＞1个细菌有诊断意义。

4.亚硝酸盐试纸条试验 大肠埃希菌、副大肠埃希菌和克雷伯杆菌呈阳性。

5.其他 如尿沉渣找闪光细胞2万～4万个/h可确诊。新生儿上尿路感染血培养可阳性。

五、影像学检查

目的：检出尿路畸形，了解慢性肾损害或肾瘢痕程度，辅助上尿路感染的诊断。

检查手段：B超、排泄性膀胱尿路造影、^{99m}Tc-DMSA肾皮质显像、核素肾脏动态显影等。

六、诊断与鉴别诊断

凡具有真性菌尿者，即清洁中段尿定量培养菌落数≥10^5/ml或球菌≥10^3/ml，或耻骨上膀胱穿刺尿定性培养有细菌生长，即可确立诊断。完整的泌尿道感染包括：①是否存在泌尿道感染；②本次感染系初染、复发或再感染；③尿细菌培养及药敏；④有无尿路畸形；⑤定位诊断。

鉴别诊断：肾小球肾炎、肾结核、急性尿道综合征。

七、治疗

治疗目的：控制症状，根除病原体，去除诱因，预防再发。

1.一般处理

（1）急性期卧床休息，多饮水，勤排尿，注意外阴部清洁。

（2）鼓励患儿进食，供给足够热卡、营养丰富。

（3）对症治疗 对高热、头痛、腰痛的患儿予解热镇痛药。对尿路刺激症状明显者可用阿托品、山莨菪碱或口服碳酸氢钠碱化尿液。

2.抗生素治疗 治疗原则：①感染部位：对肾盂肾炎应选择血浓度高的药物，对下尿路感染应选择尿浓度高的药物；②感染途径：全身症状明显或血源性感染者多选用青霉素类或头孢菌素类治疗；③根据尿培养及药敏结果选药；④肾毒性小的药物。

（1）症状性尿路感染的治疗 对下尿路感染，经验用药初治首选阿莫西林/克拉维酸钾或复方磺胺甲噁唑（SMZCo），疗程7～10天。对上尿路感染或有尿路畸形病儿一般选用广谱或两种抗菌药，如头孢曲松或头孢噻肟，疗程10～14天。

（2）无症状性菌尿的治疗 一般无须治疗，合并尿路梗阻、膀胱输尿管反流或其他尿路畸形，或既往感染使肾脏留有陈旧性瘢痕者，应抗菌1～2周，继之予小剂量抗菌药物预防，直至畸形被矫治。

（3）再发尿路感染的治疗 行尿培养后选用2种抗菌药物治疗10～14天，然后予以小剂量药物维持。

3.其他 膀胱内药液灌注，适用于顽固性慢性膀胱炎经全身给药治疗无效者。积极矫治尿路畸形。

八、预后

多数于数日内症状消失、治愈，50％可复发或再感染，伴有尿路畸形常复发或再发。

九、预防

①注意卫生，勤洗外阴；②及时处理男孩包茎、女孩处女膜伞、蛲虫感染等；③及时矫治尿路畸形。

第六节　肾小管酸中毒

肾小管酸中毒（renal tubular acidosis，RTA）是由于近端肾小管重吸收 HCO_3^- 和（或）远端肾小管排泌 H^+ 障碍所致的一组临床综合征。主要表现为：①慢性高氯性酸中毒；②电解质紊乱；③肾性骨病；④尿路感染。肾小管酸中毒一般分为 4 型：①远端肾小管酸中毒（RTA-Ⅰ）；②近端肾小管酸中毒（RTA-Ⅱ）；③混合型或Ⅲ型肾小管酸中毒（RTA-Ⅲ）；④高钾型肾小管酸中毒（RTA-Ⅳ）。

第七节　溶血尿毒综合征

溶血尿毒综合征（hemolytic uremic syndrome，HUS）是由多种病因引起的血栓性微血管病，以溶血性贫血、血小板减少和急性肾衰竭为特点。本病好发于婴幼儿和学龄儿童，散发，有两种类型：①腹泻后 HUS，即典型 HUS，约占 90％，大部分继发于志贺样毒素的细菌感染，发病前多有前驱胃肠道症状；②无腹泻 HUS，即非典型 HUS，病理改变以多脏器微血管病变、微血栓形成为其特点，肾脏受累最重。典型表现：溶血性贫血、血小板减少、急性肾衰竭。血液学检查见血红蛋白下降，白细胞数大多增高，血小板减少，网织红细胞增高。血涂片可见红细胞形态异常，呈三角形、芒刺形、盔甲形等。尿常规见不同程度的血尿、红细胞碎片，严重溶血者可有血红蛋白尿，还可有蛋白尿、白细胞及管型。本病主要是早期诊断，及时纠正水、电解质平衡紊乱，控制高血压，重症患儿尽早进行血浆置换、血液透析。

第八节　血　尿

血尿是指尿液中红细胞数超过正常，分为镜下血尿和肉眼血尿。前者仅在镜下红细胞增多，其常用标准：①新鲜清洁中段离心尿红细胞＞3 个/HP；或②尿沉渣红细胞计数＞8×10^6/L。当尿红细胞＞2.5×10^9/L（1000ml 尿中含 0.5ml 血液），肉眼可见尿液呈"洗肉水"色或血样，称为肉眼血尿。

一、病因与临床分类

病因：肾小球基膜完整性受损或通透性增加、肾小球毛细血管腔内压增高、尿道黏膜损伤、全身凝血机制障碍。

临床分类：①肾脏疾病；②尿路疾病；③全身性疾病。

二、诊断与鉴别诊断

1. 鉴别真/假性血尿　排除假性血尿：①摄入大量人造色素（如苯胺）、食物（如蜂蜜、黑莓、甜菜）或药物（如大黄、利福平、苯妥英钠）等引起的红色尿；②血红蛋白尿或肌红蛋白尿；③卟啉尿；④初生新生儿尿内尿酸盐可使尿布呈红色；⑤血便或月经血污染。

★2.鉴别肾小球性/非肾小球性血尿 常用的方法有：①尿沉渣红细胞形态学检查：若以异形红细胞为主（相差显微镜下＞30%）则提示为肾小球性血尿；以均一形为主者则提示非肾小球性血尿，血尿来源于肾盂、肾盏、输尿管、膀胱或尿道，多见于泌尿道感染、结石、结核、肿瘤、创伤等。②来源于肾小球的血尿常呈棕色、茶色，尿试纸蛋白检测＞100mg/dL；来源于下尿路的血尿常呈鲜红色、粉红色，可有血丝或血块，尿试纸蛋白检测＜100mg/dL。③尿检见红细胞管型和肾小管上皮细胞，表明血尿为肾实质性，多提示肾小球疾病。

3.肾小球性血尿诊断步骤

（1）临床资料分析 见表12-1。

表 12-1 肾小球性血尿诊断临床资料分析

伴随症状或体征	考虑疾病
水肿、高血压、管型尿、蛋白尿	原发或继发性肾小球疾病
近期有呼吸道/胃肠道/皮肤感染	链球菌感染后肾炎、IgA肾病、溶血尿毒综合征
发作性肉眼血尿	IgA肾病、Alport综合征、薄基膜肾病
听力异常	Alport综合征
血尿家族史	薄基膜肾病、Alport综合征、镰状红细胞病、多囊肾、不典型溶血尿毒综合征
感觉异常	Fabry病
肺出血	肺出血-肾炎综合征
皮疹、关节症状	紫癜性肾炎、狼疮性肾炎

（2）血和尿生化分析 见表12-2。

表 12-2 肾小球性血尿诊断血和尿生化分析

实验室指标	考虑疾病
血ASO升高伴C3下降	急性链球菌感染后肾炎
血HBsAg（＋）和（或）HBeAg（＋），肾组织中乙肝病毒抗原沉积	乙肝病毒相关性肾炎
血清补体持续性下降	原发性膜增生性肾炎、狼疮性肾炎、乙肝病毒相关性肾炎、慢性肾炎
ANA、Anti-dsDNA、ANCA（＋）	狼疮性肾炎
血清IgA增高	IgA肾病
IgG、IgM、IgA均增高	狼疮性肾炎、慢性肾炎
大分子蛋白尿为主	肾小球肾炎及肾病综合征
小分子蛋白尿为主	间质性肾炎

（3）肾活检 有助于病因诊断。

4.非肾小球性血尿诊断步骤

（1）尿三杯试验 第一杯红细胞增多为前尿道出血；第三杯则为膀胱基底部、前列腺、后尿道或精囊出血；三杯均有出血，则为膀胱颈以上部位出血。

（2）临床资料分析 见表12-3。

表 12-3　非肾小球性血尿诊断临床资料分析

伴随症状或体征	考虑疾病
尿路刺激征	泌尿道感染、肾结核
低热、盗汗、消瘦	肾结核
皮肤黏膜出血	出血性疾病
出血、溶血、循环障碍及血栓	DIC 或溶血尿毒综合征
肾绞痛或活动后腰痛	肾结石
外伤史	泌尿系统外伤
肾区肿块	肾肿瘤或肾静脉栓塞
近期使用肾毒性药物	急性间质性肾炎
无明显伴随症状	左肾静脉受压综合征、特发性高钙尿症、肾微小结石、尿路息肉、憩室等

（3）辅助检查分析　见表 12-4。

表 12-4　非肾小球性血尿诊断辅助检查分析

辅助检查	疾病
尿培养	泌尿道感染
尿培养、晨尿或 24h 尿沉渣找抗酸杆菌	肾结核
全尿路 X 线平片	泌尿系结石
静脉肾盂造影	肾盂肾炎
B 超或 CT	肾肿瘤、结石、囊肿、静脉血栓形成
彩色 Doppler 检查	左肾静脉受压综合征
测 24h 尿钙＞4mg/kg 或尿钙/尿肌酐＞0.2	特发性高钙尿症
肾活检	不明原因血尿

第九节　急性肾衰竭

急性肾衰竭（acute renal failure，ARF）现已被急性肾损伤（acute kidney injury，AKI）的概念替代，是多种病因引起的肾功能在短期内急剧下降或丧失的临床综合征，患儿出现氮质血症、水电解质紊乱和代谢性酸中毒。

一、病因

分为肾前性、肾性和肾后性三类。

1. 肾前性　指有效循环血容量降低使肾小球滤过率显著降低所致。如脱水、出血等引起的绝对血容量不足；低蛋白血症、休克、心脏压塞、严重心律失常和心力衰竭等引起的相对血容量不足。

2. 肾性　指肾实质病变导致的肾功能不全，或肾前性肾衰竭进展所致。

3. 肾后性　指泌尿道梗阻引起的急性肾衰竭，如肾结石。

二、发病机制

尚不清楚。

三、临床表现

1.水钠潴留 全身水肿、高血压、肺水肿、脑水肿和循环充血。

2.电解质紊乱 常见高钾、低钠、低钙、高镁。

3.代谢性酸中毒 表现为恶心、呕吐、疲乏、嗜睡、呼吸深快等。

4.全身各系统中毒症状

（1）消化系统 食欲不振、恶心、呕吐、腹泻、消化道出血、黄疸。

（2）心血管系统 高血压、循环充血等。

（3）神经系统 焦虑、抽搐、嗜睡、昏迷等。

（4）血液系统 贫血、出血倾向。

四、实验室检查

（1）尿液检查。

（2）血生化检查。

（3）影像学检查。

（4）肾活检。

五、诊断和鉴别诊断

患儿尿量急剧减少、肾功能明显恶化时，应考虑急性肾衰竭，进一步鉴别肾前性、肾性还是肾后性肾衰竭。

1.诊断标准 48h 血肌酐升高绝对值＞26.5μmol/L 或血肌酐较原水平升高＞50％～99％或尿量减少［尿量＜0.5ml/(kg·h)，时间超过 8h］。

2.临床分期 见表 12-5。

表 12-5 急性肾损伤（AKI）分期表

分期（级）	估计肌酐清除率	血清肌酐（Cr）标准	尿量
1 期(Risk)	eGFR 下降超过 25％	48h 内 Cr 绝对值升高＞26.5μmol/L (0.3mg/dL)；或 7 天内 Cr 较原水平升高＞50％～99％	＜0.5ml/(kg·h)，时间超过 8h
2 期(Injury)	eGFR 下降超过 50％	7 天内 Cr 较原水平升高＞100％～199％	＜0.5ml/(kg·h)，时间超过 16h
3 期(Failure)	eGFR 下降超过 75％或 eGFR＜35ml/(min·1.73m^2)	7 天内 Cr 较原水平升高＞200％	＜0.3ml/(kg·h)，时间超过 24h 或无尿 12h

3.病因诊断

（1）肾前性和肾实质性急性肾衰竭的鉴别。

（2）肾后性急性肾衰竭 影像学检查发现尿路梗阻。

六、治疗

治疗原则是除病因，治原发病，减轻症状，改善肾功能，防止并发症。

（1）除病因和治原发病。

（2）饮食和营养 高糖、低蛋白、富含维生素的食物。

（3）控制水和钠摄入 坚持"量入为出"，严格限制水、钠摄入，每日液体量控制在：尿量＋显性失水＋不显性失水－内生水。所用液体使用非电解质液。利尿药（呋塞米）对少尿型肾衰竭可短期试用。有透析支持可适当放宽液体入量。

（4）纠正代谢性酸中毒　轻、中度代谢性酸中毒一般无须处理。当血浆 HCO_3^- <12mmol/L 或动脉血 pH<7.2，可补充 5%碳酸氢钠 5ml/kg。

（5）纠正电解质紊乱。

（6）透析治疗　包括腹膜透析、血液透析和连续动静脉血液滤过。指征：①严重水潴留；②血钾≥6.5mmol/L；③血浆 HCO_3^- <12mmol/L 或动脉血 pH<7.2；④严重氮质血症。

七、预后

病死率有明显降低，预后与原发病性质、肾脏损害程度、少尿期持续时间、诊断治疗是否及时有直接关系。

同步练习

一、选择题

1. 7岁肾病综合征患儿，激素治疗42天，3天前进食水果后腹泻，2天前出现水肿加剧，嗜睡，四肢凉，血压80/50mmHg，此患儿可能的诊断为（　　）。
   - A. 肾静脉血栓
   - B. 中毒性脑病
   - C. 低钙血症
   - D. 肾上腺危象
   - E. 低钾血症

2. 6岁患儿，男，水肿1个月，外院诊断为原发性肾病综合征，泼尼松治疗4周，现尿蛋白仍＋＋＋。患儿一直为低盐饮食，间断用呋塞米，3天前出现呕吐、腹泻，1天来患儿开始厌食、乏力、嗜睡、血压下降。此患者首先应做的检查是（　　）。
   - A. 血常规
   - B. 尿常规
   - C. 血气分析
   - D. 血电解质
   - E. 头颅CT

3. 5岁女孩，因眼睑伴下肢水肿1周，咳嗽伴喘憋1天入院。查体：血压135/100mmHg，半卧位，呼吸促，眼睑及双下肢肿胀，心率145次/分，律齐，心音有力，双肺底部可闻及细小水泡音，肝肋下3.5cm。此患儿诊断为（　　）。
   - A. 急性肾炎
   - B. 肺炎支原体肺炎
   - C. 急性肾炎合并肺炎
   - D. 支气管肺炎合并心力衰竭
   - E. 急性肾炎合并循环充血

4. 7岁患儿，血压92/60mmHg，颜面及四肢凹陷性水肿，血浆总蛋白40g/L，血浆白蛋白20g/L，血胆固醇8.2mmol/L，BUN 5.6mmol/L，尿蛋白＋＋＋，RBC 1～2/HP。此患儿诊断为（　　）。
   - A. 急性肾炎
   - B. IgA肾病
   - C. 单纯型肾病
   - D. 肾炎型肾病
   - E. 急进性肾炎

5. 4岁男孩，眼睑水肿8天。尿蛋白＋＋＋，定量2g/24h，血浆白蛋白22g/L，BUN 4.2mmol/L。口服泼尼松30mg/d后3周，尿蛋白转阴。此患儿最可能的病理改变为（　　）。
   - A. 膜性肾病
   - B. 系膜增生性肾小球肾炎
   - C. 膜增生性肾小球肾炎
   - D. 微小病变
   - E. 局灶节段性肾小球硬化

6. 6岁男孩，2周前有过脓疱病，现食欲稍差，晨起眼睑水肿，血压不高，怀疑为急性肾炎。为明确诊断，首选的检查是（　　）。
   - A. 尿常规
   - B. 尿培养
   - C. 肾功能
   - D. 肾活检
   - E. 消化系彩超

7. 7岁女孩，水肿6天，尿色如浓茶，伴头晕眼花一过性失明，惊厥1次，尿常规蛋白（＋），RBC 20～30/HP。首选的检查为（　　）。

A. 肾活检 　　　　　　　　B. 肾脏彩超 　　　　　　　　C. 测血压

D. 尿培养 　　　　　　　　E. 肾功能

8. 8 岁小儿，眼睑水肿 6 天，血尿、少尿 2 天伴烦躁气促。查体：血压 128/86mmHg。双肺底可闻少许湿啰音，心率 146 次/分，肝肋下 2.5cm。首先应用的药物是（　　　）。

A. 硝苯地平 　　　　　　　B. 地高辛 　　　　　　　　C. 泼尼松

D. 呋塞米 　　　　　　　　E. 青霉素

9. 9 岁患儿，水肿 1 个月就诊。实验室检查：尿蛋白＋＋＋，24h 尿蛋白定量 3.5g。为非选择性蛋白尿，补体 C3 降低。可能的诊断是（　　　）。

A. 单纯型肾病 　　　　　　B. 肾炎型肾病 　　　　　　C. IgA 肾病

D. 急进型肾炎 　　　　　　E. 先天性肾病

10. 除下列哪种情况外，其余均可出现肉眼血尿？（　　　）

A. 急性肾炎 　　　　　　　B. 肾炎型肾病 　　　　　　C. 类脂性肾炎

D. 紫癜性肾炎 　　　　　　E. 泌尿道感染

11. 下列关于肾病综合征的论述中，不正确的是（　　　）。

A. 继发性肾病综合征是指在诊断明确的原发疾病基础上出现的肾病综合征

B. 肾病综合征是以大量蛋白尿、低蛋白血症、高胆固醇血症及明显水肿为共同特征的临床综合征

C. 原发性肾病综合征小儿多见，发病率占住院小儿泌尿系疾病第一位

D. 原发性肾病综合征病因不明

E. 肾病综合征可分为原发性肾病综合征和继发性肾病综合征

12. 下列关于肾病治疗目的的说法中，错误的有（　　　）。

A. 消除蛋白尿 　　　　　　B. 防止复发 　　　　　　　C. 加强全身支持疗法

D. 积极防治并发症 　　　　E. 防治肾静脉血栓形成

二、问答题

1. 简述肾病综合征的激素疗法。

2. 简述链球菌感染后急性肾小球肾炎严重循环充血的治疗。

三、病例分析题

题干：8 岁男孩，眼睑水肿 5 天，伴头痛、眼花，尿呈茶色 2 天入院，8 天前曾有"感冒"病史。

1. 查体重点应是（　　　）。

A. 扁桃体 　　　　　　　　B. 肾区叩击痛 　　　　　　C. 腹部血管杂音

D. 尿道口有无异常 　　　　E. 血压

2. 首选的辅助检查是（　　　）。

A. 腰椎穿刺 　　　　　　　B. 泌尿系彩超 　　　　　　C. 头颅 MRI

D. 尿常规 　　　　　　　　E. 血常规＋网织红细胞

3. 如果此患儿出现呼吸困难，咳嗽咳出粉红色泡沫痰，双肺满布湿性啰音，下面哪一项治疗是错误的？（　　　）

A. 限制水钠摄入 　　　　　B. 利尿 　　　　　　　　　C. 静滴硝普钠

D. 快速洋地黄化 　　　　　E. 腹膜透析

4. 如果此患儿血压急剧增高出现抽搐，首选治疗是（　　　）。

A. 硝苯地平口服 　　　　　B. 快速洋地黄化 　　　　　C. 利尿

D. 静滴硝普钠　　　　　　　E. 口服降压药

5. 如果此患儿2周后出现进行性肾功能减退、尿毒症，考虑诊断可能是（　　）。

A. 急性肾小球肾炎　　　　B. 急进性肾小球肾炎　　　　C. 肾炎性肾病综合征

D. IgA 肾病　　　　　　　　E. 薄基底膜肾病

参考答案

一、选择题

1. D　2. D　3. E　4. C　5. D　6. A　7. C　8. D
9. B　10. C　11. C　12. B

二、问答题

1. 答：泼尼松 2mg/（kg·d），最大量 60mg/d，分次服用。若 4 周内尿蛋白转阴，则转阴后至少巩固 2 周开始减量，改为隔日 2mg/kg 晨顿服，继用 4 周，以后每 2～4 周减 2.5～5mg，直至停药。疗程 6 个月（中程疗法）。若治疗 4 周尿蛋白未转阴者可继续服至阴转后 2 周，一般不超过 8 周。以后改隔日继续用 4 周，减量方法同上，疗程 9 个月（长程疗法）。

2. 答：①矫正水、钠潴留，恢复正常血容量，可使用呋塞米注射。②表现有肺水肿者除一般对症治疗外可加用硝普钠，5～20mg 加入 5% 葡萄糖液 100ml 中，以 1μg/（kg·min）速度静滴，用药时严密监测血压，随时调节药液滴速，每分钟不宜超过 8μg/kg，以防发生低血压。滴注时针筒、输液管等须用黑纸覆盖，以免药物遇光分解。③对难治病例可采用连续血液净化或透析治疗。

三、病例分析题

1. E　2. D　3. D　4. D　5. B

（刘雅清）

第十三章 造血系统疾病

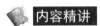 学习目的

1.掌握 小儿贫血的定义、程度和分类;缺铁性贫血及营养性巨幼细胞贫血的实验室检查、诊断及防治方法。

2.熟悉 小儿造血和血象特点;缺铁性贫血及营养性巨幼细胞贫血的病因、发病机制;G-6-PD缺乏症、地中海贫血的临床表现、实验室检查和治疗;ITP、血友病和DIC的临床表现、诊断及有关治疗;急性白血病的分类、临床表现。

3.了解 遗传性球形红细胞增多症的临床表现;了解朗格汉斯细胞组织细胞增生症的临床表现;了解噬血细胞性淋巴组织细胞增生症的临床表现。

内容精讲

第一节 小儿造血和血象特点

一、造血特点

(一)骨髓造血

出生后主要是骨髓造血。

(二)骨髓外造血

正常情况下,骨髓外造血极少。在婴儿期,当发生严重感染或溶血等造血需要增加时,肝、脾、淋巴结可恢复到胎儿时的造血状态,出现肝、脾、淋巴结肿大,外周血中可出现有核红细胞和(或)幼稚中性粒细胞。这是小儿造血器官的一种特殊反应,称为"骨髓外造血",感染及溶血纠正后即恢复正常。

二、血象特点

(一)红细胞数和血红蛋白量

出生时红细胞数约 $5.0 \times 10^{12} \sim 7.0 \times 10^{12}/L$,血红蛋白量约 $150 \sim 220g/L$。生后随着自主呼吸的建立,血氧含量增加,红细胞生成素减少,骨髓造血功能暂时性降低,胎儿红细胞寿命较短,且破坏较多(生理性溶血);婴儿生长发育迅速,循环血量迅速增加等因素,红细胞数和血红蛋白量逐渐降低,出生 $2 \sim 3$ 个月时红细胞数降至 $3.0 \times 10^{12}/L$、血红蛋白量降至 $100g/L$ 左右,出现轻度贫血,称为"生理性贫血"。3个月以后,红细胞数和血红蛋白量又缓慢增加,于12岁时达成人水平。

(二)白细胞数与分类

出生时白细胞数为 $15 \times 10^9 \sim 20 \times 10^9/L$,生后 $6 \sim 12h$ 达 $21 \times 10^9 \sim 28 \times 10^9/L$,后逐渐下

降，1 周时为 $12\times10^9/L$，婴儿期维持在 $10\times10^9/L$ 左右，8 岁以后和成人相似。

白细胞分类主要是中性粒细胞和淋巴细胞比例的变化。出生时中性粒细胞约占 0.65，淋巴细胞约占 0.30，生后 4～6 天时两者比例约相等；1～2 岁时淋巴细胞约占 0.60，中性粒细胞约占 0.35，至 4～6 岁时两者比例又相等；以后白细胞分类与成人相似。

(三)血小板数

血小板数与成人相似，约为 $100\times10^{12}\sim300\times10^{12}/L$。

(四)血红蛋白种类

胎儿 6 个月时 HbF 占 0.9，HbA 占 0.05～0.10；出生时 HbF 占 0.70，HbA 约占 0.30，$HbA_2<0.01$。生后 HbF 迅速被 HbA 代替，1 岁时 HbF 不超过 0.05，至 2 岁时不超过 0.02。成人的 HbA 约占 0.95，HbA_2 占 0.02～0.03，HbF 不超过 0.02。

(五)血容量

新生儿血容量约占体重的 10%；儿童约占体重的 8%～10%。

第二节　儿童贫血概述

据世界卫生组织资料，血红蛋白（hemoglobin，Hb）低限值在 6～59 个月者为 110g/L，5～11 岁为 115g/L，12～14 岁为 120g/L，海拔每升高 1000 米，Hb 上升 4%；低于此值者为贫血。我国小儿血液学会议（1989 年）建议：Hb 在新生儿期<145g/L，1～4 个月时<90g/L，4～6 个月时<100g/L 为贫血。

一、贫血的分类

★1. 按贫血程度分类　根据外周血 Hb 含量可分为四度：①从正常下限～90g/L 者为轻度；②～60g/L 者为中度；③～30g/L 者为重度；④<30g/L 者为极重度。

★2. 按病因分类　根据造成贫血的原因分三类：①红细胞和 Hb 生成不足；②溶血性贫血；③失血性贫血。

3. 按形态分类　根据平均红细胞容积（MCV）、平均红细胞血红蛋白量（MCH）和平均红细胞血红蛋白浓度（MCHC）的结果而将贫血分为四类，见表 13-1。

表 13-1　贫血的细胞形态分类

	MCV/fl	MCH/pg	MCHC/（g/L）
正常值	80～94	28～32	320～380
大细胞性	>94	>32	320～380
正细胞性	80～94	28～32	320～380
单纯小细胞性	<80	<28	320～380
小细胞低色素性	<80	<28	<320

★二、临床表现

1. 一般表现　最突出表现为皮肤、黏膜苍白。

2. 造血器官反应　婴儿期可出现骨髓外造血，导致肝、脾、淋巴结肿大，外周血中可出现有核红细胞和幼稚粒细胞。

3. 各系统症状

（1）循环和呼吸系统　可出现呼吸及心率加快、脉搏加强、动脉压升高。重度贫血可导致心脏扩大，心前区可闻及收缩期杂音，发生充血性心力衰竭。

（2）消化系统　可出现纳差、恶心、腹胀或便秘等。

（3）神经系统　常表现精神不振、注意力不集中、易激动、头痛、昏眩、耳鸣或眼前有黑点等。

三、诊断要点

1. 病史　采集病史时需注意下列各项：①发病年龄；②病程经过和伴随症状；③喂养史；④过去史；⑤家族史。

2. 体格检查　重点检查以下相关体征：①生长发育；②营养状况；③皮肤、黏膜；④指甲、毛发；⑤肝、脾和淋巴结肿大。

3. 实验室检查

（1）外周血象　血涂片如表现红细胞较小、染色浅、中央淡染色区扩大，常提示缺铁性贫血；红细胞呈球形、染色深多提示遗传性球形红细胞增多症；红细胞大小不等，染色浅并有异形、靶形和碎片者，提示地中海贫血；红细胞形态正常则见于急性溶血或骨髓造血功能障碍。

（2）骨髓检查　骨髓涂片对白血病、再生障碍性贫血、营养性巨幼细胞贫血的诊断有决定性意义。骨髓活检对白血病、转移瘤等骨髓病变有诊断价值。

（3）血红蛋白分析检查　该检查对地中海贫血和异常血红蛋白病的诊断有重要意义。

（4）红细胞脆性试验　脆性增高见于遗传性球形红细胞增多症；脆性减低见于地中海贫血。

（5）特殊检查　红细胞酶活力测定对先天性红细胞酶缺陷所致的溶血性贫血有诊断意义。抗人球蛋白试验有助于自身免疫性溶血的诊断；基因分析方法对遗传性溶血性贫血不仅具有诊断意义，还有重要的产前诊断价值。

四、治疗原则

治疗原则包括：①去除病因；②一般治疗；③药物治疗；④输红细胞；⑤造血干细胞移植；⑥并发症治疗。

输血注意事项：①当贫血引起心功能不全时，输红细胞是抢救措施；②对慢性贫血者，如代偿功能良好，可不必输红细胞；必须输注时应成分输血，应注意量及速度，贫血愈严重，每次输注量愈少且速度宜慢，一般选择红细胞悬液，每次 5～10ml/kg，速度不能过快，避免引起心力衰竭和肺水肿；③贫血合并肺炎的患儿，每次输红细胞量更应减少，速度减慢。

第三节　营养性贫血

一、缺铁性贫血

缺铁性贫血（iron deficiency anemia，IDA）是由于体内铁缺乏导致血红蛋白合成减少所致。临床上以小细胞低色素性贫血、血清铁蛋白减少和铁剂治疗有效为特征。缺铁性贫血是儿童最常见的一种贫血，以婴幼儿多见。

★ （一）病因

病因包括：①先天储铁不足；②铁摄入量不足；③生长发育过快；④铁的吸收障碍；⑤铁的丢失过多。

(二)发病机制

缺铁时血红素生成不足，进而血红蛋白合成减少，形成小细胞低色素性贫血。

★ (三)临床表现

以 6 个月至 2 岁多见，主要表现包括：①皮肤黏膜逐渐苍白；②肝脾淋巴结肿大；③非造血系统症状：贫血严重时可出现消化系统症状（食欲下降、异食癖、呕吐、腹泻、口腔炎、舌炎、舌乳头萎缩、萎缩性胃炎、吸收不良综合征）；神经系统（烦躁不安、萎靡不振、精神不集中、记忆力减退、智力下降）；心血管系统症状（心率加快、心脏扩大、心力衰竭）；其他（常合并感染，出现反甲）。

★ (四)实验室检查

(1) 外周血象　呈小细胞低色素性贫血。

(2) 骨髓象　呈增生活跃，以中、晚幼红细胞增生为主。胞浆成熟程度落后于胞核。

(3) 铁代谢的检查　①血清铁蛋白（SF）：可较敏感地反映体内贮存铁情况，在缺铁的铁减少期（ID 期）即已降低，是诊断缺铁 ID 期的敏感指标。②红细胞游离原卟啉（FEP）：当 $FEP > 0.9\mu mol/L$（$500\mu g/dL$）即提示细胞内缺铁。如 SF 值降低、FEP 升高而未出现贫血，这是缺铁红细胞生成缺铁期（IDE 期）的典型表现。③血清铁（SI）、总铁结合力（TIBC）、转铁蛋白饱和度（TS）：此 3 项检查反映血浆中的铁含量，通常在缺铁性贫血期（IDA）才出现异常。

(4) 骨髓可染铁　骨髓涂片用普鲁士蓝染色镜检，细胞外铁减少，红细胞内铁粒细胞数 $< 15\%$，提示贮存铁减少，是反映体内贮存铁的敏感而可靠的指标。

(五)诊断与鉴别诊断

根据病史，尤其是喂养史、临床表现、血象特点，结合有关铁代谢的检查、骨髓象，铁剂治疗有效即可作出诊断。

但应与临床上表现为小细胞低色素性贫血的其他疾病鉴别，如地中海贫血、异常血红蛋白病、维生素 B_6 缺乏性贫血、铁粒幼红细胞性贫血等。

(六)治疗

主要原则为去除病因和补充铁剂。

(1) 一般治疗和去除病因。

(2) 铁剂治疗

① 口服铁剂：铁剂是治疗缺铁性贫血的特效药，常规采用口服二价铁盐制剂。常用的口服铁剂有硫酸亚铁（含元素铁 20%），剂量为元素铁每日 $4 \sim 6mg/kg$，分 3 次口服，以两餐之间口服为宜，同时服用维生素 C，可增加铁的吸收。牛奶、茶、咖啡及抗酸药等与铁剂同服均可影响铁的吸收。口服铁剂 $12 \sim 24h$ 后，烦躁等精神症状减轻，食欲增加。网织红细胞于服药 $2 \sim 3$ 天后开始上升，$5 \sim 7$ 日达高峰，$2 \sim 3$ 周后下降至正常。治疗 $1 \sim 2$ 周后血红蛋白逐渐上升，于治疗 $3 \sim 4$ 周达到正常，正常后再继续服用铁剂 $6 \sim 8$ 周，以增加铁储存。

② 注射铁剂：注射铁剂较容易发生不良反应，故应慎用。

(3) 输红细胞　适应证：①严重贫血，尤其是并发心力衰竭者；②合并感染者；③急需外科手术者。贫血愈严重，每次输注量应愈少，速度愈慢。

(七)预防

主要预防措施包括：①提倡母乳喂养；②生后 $4 \sim 6$ 个月应及时添加含铁丰富且铁吸收率高的辅助食品；③婴幼儿食品应加入适量铁剂加以强化；④对早产儿，宜自 2 个月左右予铁剂预防。

二、营养性巨幼细胞贫血

营养性巨幼细胞贫血（nutritional megaloblastic anemia）是由于维生素 B_{12} 和（或）叶酸缺乏所致的一种大细胞性贫血。主要临床特征是贫血、神经精神症状、红细胞的胞体变大、骨髓中出现巨幼细胞、维生素 B_{12} 和（或）叶酸治疗有效。

★ （一）病因

①摄入量不足；②需要增加；③吸收或代谢障碍。

（二）发病机制

维生素 B_{12} 或叶酸缺乏都可致四氢叶酸减少，进而引起幼稚红细胞内 DNA 合成减少，使其分裂和增殖时间延长，而胞浆中血红蛋白的合成不受影响，导致细胞核的发育落后于胞浆的发育，使红细胞的胞体变大，形成巨幼红细胞。异形的红细胞在骨髓内及血液循环中易被破坏，从而造成贫血。当维生素 B_{12} 缺乏时，可导致中枢和外周神经髓鞘受损，因而出现神经精神症状。

★ （三）临床表现

（1）6 个月至 2 岁多见，起病缓慢。

（2）皮肤黏膜苍黄，虚胖，毛发枯黄，严重者皮肤有瘀点、瘀斑，常伴有肝脾大。

（3）精神神经症状　可出现烦躁不安、易激惹等症状。维生素 B_{12} 缺乏者表现为表情呆滞、嗜睡、少哭不笑，精神运动发育落后、震颤、无意识运动、抽搐、感觉异常、共济失调、踝阵挛及病理征阳性等表现。

（4）消化系统症状　常有厌食、恶心、呕吐、腹泻和舌炎等表现。

★ （四）实验室检查

（1）外周血象　呈大细胞性贫血，血涂片可见巨幼变的有核红细胞，中性粒细胞呈分叶过多现象。网织红细胞、白细胞、血小板计数常减少。

（2）骨髓象　呈增生明显活跃，以红系增生为主，粒、红系均出现巨幼变，表现为胞体大、核染色质粗而松、副染色质明显。

（3）血清维生素 B_{12} 和叶酸测定　血清中两者含量均低于正常值。

（五）诊断

根据临床表现、血象和骨髓象可诊断为巨幼细胞贫血。如精神神经症状明显，则考虑为维生素 B_{12} 缺乏所致。测定血清维生素 B_{12} 或叶酸水平有助于诊断。

（六）治疗

（1）一般治疗和去除病因。

（2）维生素 B_{12} 和叶酸治疗　补充维生素 B_{12} 和（或）叶酸连续数周至临床症状好转、血象恢复正常为止。有精神神经症状者，应以维生素 B_{12} 治疗为主，如单用叶酸反而有加重症状的可能。

第四节　溶血性贫血

一、遗传性球形红细胞增多症

遗传性球形红细胞增多症（hereditary spherocytosis，HS）是一种遗传性溶血性贫血，多为常染色体显性遗传，临床表现为不同程度贫血、反复黄疸、脾大、球形红细胞增多和红细胞渗透脆性增加。本病是因调控红细胞膜蛋白的基因突变导致红细胞膜缺陷，使红细胞膜的变形性、柔韧性减弱，少量水分进入细胞内即易胀破出现溶血，红细胞通过脾时易被破坏而溶解，发生血管外溶血，导致贫血。在慢性病程中，常因感染、劳累或情绪紧张等因素诱发"溶血危象"，贫血、黄疸症状突然加重，伴有寒战、发热、呕吐，脾大显著并有疼痛。病程中还可出现与微小病毒感染有关的"再生障碍危象"，表现为以红系造血受抑为主的骨髓造血功能暂时性抑制，出现严重贫血，不同程度的白细胞和血小板减少。重度贫血、发生溶血危象或再生障碍危象时应输红细胞，脾切除有显著疗效，但不能根除先天缺陷，手术应于 5 岁以后进行。

二、红细胞葡萄糖-6-磷酸脱氢酶缺乏症

红细胞葡萄糖-6-磷酸脱氢酶（G-6-PD）缺乏症是一种 X 连锁不完全显性遗传的溶血性疾病。男性半合子和女性纯合子均发病，G-6-PD 呈显著缺乏。女性杂合子发病与否，取决于其 G-6-PD 缺乏的细胞数量在细胞群中所占的比例，在临床上有不同的表现度。本病是由于调控 G-6-PD 的基因突变导致红细胞内 G-6-PD 缺乏，NADPH 生成不足，GSH 减少，当机体受到氧化物侵害时血红蛋白和膜蛋白均发生氧化损伤最终造成红细胞膜的氧化损伤和溶血。

(一)临床表现

根据诱发溶血的原因分为 5 种临床类型：①伯氨喹型药物性溶血性贫血；②蚕豆病；③新生儿黄疸；④感染诱发的溶血；⑤先天性非球形细胞性溶血性贫血（congenital non spherocytic hemolytic anemia，CNSHA）。

伯氨喹型药物性溶血性贫血是由于服用某些具有氧化特性的药物而引起的急性溶血。此类药物包括：抗疟药（伯氨喹、奎宁等）、镇痛退热药（阿司匹林、安替比林等）、硝基呋喃类、磺胺类药、砜类药、萘苯胺、大剂量维生素 K、丙磺舒、川莲、腊梅花等。常于服药后 1～3 天出现急性血管内溶血。表现为头晕、厌食、恶心、呕吐、疲乏等症状，继而出现黄疸、血红蛋白尿，溶血严重者可出现少尿、无尿、酸中毒和急性肾衰竭。

(二)实验室检查

实验室检查包括红细胞 G-6-PD 缺乏的筛选实验、红细胞 G-6-PD 活性测定、变性珠蛋白小体生成实验、G-6-PD 基因检测，其中红细胞 G-6-PD 活性测定是特异性的直接诊断方法。

(三)治疗

治疗包括：①对急性溶血者，应去除诱因；②在溶血期应水化、碱化，以防止血红蛋白在肾小管内沉积；③如出现肾功能衰竭，应及时采取有效措施；④贫血较重时，可输给 G-6-PD 正常的红细胞；⑤积极治疗新生儿黄疸，防止胆红素脑病。

(四)预防

在 G-6-PD 缺陷高发地区，应进行群体 G-6-PD 缺乏症的筛查。已知为 G-6-PD 缺乏者应避免进食蚕豆及其制品，忌服氧化性药物。

三、地中海贫血

地中海贫血亦称海洋性贫血（thalassemia）、球蛋白生成障碍性贫血，是一组遗传性溶血性贫血。其共同特点是因珠蛋白基因的缺陷使血红蛋白中的珠蛋白肽链有一种或几种合成减少或不能合成，导致血红蛋白的组成成分改变。临床表现为慢性进行性溶血性贫血。本病是由于珠蛋白基因的缺失或点突变所致，以 β 地中海贫血和 α 地中海贫血较为常见。因肽链的生成受抑制程度不同，在临床上表现为轻型、中间型和重型。

（一）临床表现和实验室检查

1. β 地中海贫血 根据病情轻重的不同，分为以下 3 型。

★ （1）重型 又称 Cooley 贫血。患儿 3～12 个月发病，出现贫血，呈慢性进行性加重，表现面色苍白、肝脾大、发育落后、轻度黄疸。由于骨髓代偿性增生导致骨骼变大、髓腔增宽，1 岁后颅骨改变明显，表现为头颅变大、额部隆起、颧高、鼻梁塌陷、眼距增宽，形成地中海贫血特殊面容。实验室检查：外周血象呈小细胞低色素性贫血，红细胞大小不等，中央浅染区扩大，出现异形、靶形、碎片红细胞等；HbF 含量明显增高，大多＞0.40，这是诊断重型 β 地中海贫血的重要依据。

（2）轻型 患者一般无症状或呈轻度贫血，血红蛋白电泳显示 HbA$_2$ 含量增高（0.035～0.060），这是本型的特点，HbF 含量正常。

（3）中间型 多于幼童期起病，其临床表现介于轻型和重型之间，中度贫血，脾脏轻或中度大。外周血象和骨髓象的改变如重型，HbF 含量约为 0.40～0.80，HbA$_2$ 含量正常或增高。

2. α 地中海贫血

（1）静止型 患者无症状。

（2）轻型 患者无症状。

（3）中间型 又称血红蛋白 H 病。多在婴儿期起病，逐渐出现贫血、乏力、肝脾大及轻度黄疸。年长患儿可出现类似重型 β 地中海贫血的特殊面容，外周血象和骨髓象的改变类似重型 β 地中海贫血，HbA$_2$ 及 HbF 含量正常，HbH 升高。

（4）重型 亦称 Hb Bart 胎儿水肿综合征。胎儿常于 30～40 周时出现流产、死胎或娩出后半小时内死亡，胎儿呈重度贫血、黄疸、水肿、肝脾大、腹腔积液、胸腔积液。外周血象改变如重型 β 地中海贫血，血红蛋白中几乎全是 Hb Bart。

（二）治疗

轻型地中海贫血无需特殊治疗。中间型和重型地中海贫血的治疗措施包括：

（1）输血 目前仍是最主要的治疗方法之一。少量输注法仅适用于中间型 α 地中海贫血和 β 地中海贫血。对于重型地中海贫血应从早期开始给予中、高量输血，使血红蛋白含量达 120g/L 左右；然后每隔 2～4 周输注浓缩红细胞 10～15ml/kg，使患儿血红蛋白含量维持在 90～140g/L 以上。

（2）去铁治疗 通常在规则输注红细胞 1 年或 10 单位后进行铁负荷评估，如有铁超负荷（SF＞1000μg/L），则建议应用铁螯合剂，常用去铁胺。

（3）脾切除 脾切除对血红蛋白 H 病和中间型 β 地中海贫血的疗效较好，对重型 β 地中海贫血效果差。因脾切除可降低机体的免疫功能，故建议在 5～6 岁后施行并严格掌握适应证。

（4）造血干细胞移植 异基因造血干细胞移植是目前能根治重型 β 地中海贫血的方法。

第五节 出血性疾病

一、免疫性血小板减少症

免疫性血小板减少症（immune thrombocytopenic，ITP）又称特发性血小板减少性紫癜，是儿童最常见的出血性疾病。该病的临床特征包括：皮肤黏膜自发性出血、束臂实验阳性、血小板减少、出血时间延长和血块收缩不良。

（一）临床表现

本病以 1～5 岁多见，发病前常有急性病毒感染史，以自发性皮肤黏膜出血为突出表现，常伴有鼻衄或齿龈出血，胃肠道大出血、肉眼血尿及颅内出血少见。主要致死原因为颅内出血。

（二）实验室检查

外周血象血小板计数＜$100×10^9$/L，血小板＜$50×10^9$/L 时可见自发性出血。凝血时间正常。新诊断（确诊后＜3 个月）和持续性的 ITP（确诊后 3～12 个月）骨髓象巨核细胞数增多或正常。慢性者（确诊后＞3 个月）巨核细胞显著增多，幼稚巨核细胞增多，但核分叶减少，核-浆发育不平衡，产板巨核细胞明显减少，胞浆中有空泡形成、颗粒减少和胞浆量少等现象。血小板抗体测定主要是 PAIgG 增高。

（三）治疗

主要治疗措施有：①糖皮质激素：常用泼尼松，分次口服。出血严重者可用大剂量地塞米松或甲泼尼龙静脉冲击疗法。②大剂量静脉免疫球蛋白。③血小板输注：一般不主张输血小板，因血液循环中含有大量抗血小板抗体，输注的血小板很快被破坏；只有在合并颅内出血或急性内脏大出血、危及生命时才输注血小板，且同时需予以大剂量肾上腺皮质激素。④脾切除：适用于慢性 ITP，血小板持续＜$50×10^9$/L，尤其是＜$20×10^9$/L，有较严重的出血症状，经内科治疗效果差者，且手术宜在 6 岁以后进行。⑤其他治疗：利妥昔单抗、TPO 和 TPO 受体激动剂、免疫抑制剂、达那唑等。

二、血友病

血友病（hemophilia）是一组遗传性凝血功能障碍的出血性疾病，包括：①血友病甲，即因子Ⅷ缺乏症；②血友病乙，即因子Ⅸ缺乏症。以血友病甲较为常见。其共同特点为终生在轻微损伤后发生长时间出血。

（1）病因和发病机制　血友病甲和血友病乙均为 X 连锁隐性遗传，由女性传递，男性发病。因子Ⅷ、Ⅸ缺乏均可使凝血过程的第一阶段中的凝血活酶生成减少，引起血液凝固障碍，导致出血倾向。

（2）临床表现　皮下组织、口腔、牙龈易于受伤，为出血好发部位。关节积血是血友病最常见的临床表现之一，多见于膝关节，反复出血，常引起膝屈曲、外翻、腓骨半脱位，导致功能丧失，形成特征性的血友病步态。重型血友病甲常发生肌肉出血和血肿。创伤或手术后均可以引起严重的出血。其他部位的出血包括：鼻出血、咯血、呕血、黑便、血便和血尿等；颅内出血是最常见的致死原因之一。

（3）实验室检查　血友病甲、血友病乙实验室检查的共同特点是：①凝血时间延长；②凝血酶原消耗不良；③活化部分凝血活酶时间延长；④凝血活酶生成试验异常。出血时间、凝血酶原时间和血小板正常。

（4）治疗　本病目前尚无法根治。主要治疗方法为替代疗法，将患者所缺乏的因子提高到止血水平，以达到治疗或预防出血的目的。替代药物有：①因子Ⅷ和因子Ⅸ制剂；②冷沉淀物；③凝血酶原复合物；④输血浆。

三、弥散性血管内凝血

弥散性血管内凝血（disseminated intravascular coagulation，DIC）是由多种病因所引起，发生于许多疾病过程中的一种获得性出血综合征。该病主要特征为在某些致病因素作用下，血液凝固机制被激活，凝血功能亢进，在毛细血管和（或）小动、静脉内有大量纤维蛋白沉积和血小板凝集，形成广泛的微血栓。因为凝血过程加速，消耗了大量血浆凝血因子和血小板，同时激活了纤维蛋白溶解系统，引起继发性纤维蛋白溶解亢进，从而导致广泛性出血、休克、栓塞和溶血等一系列相关临床表现。

必须结合临床表现和实验室检查结果进行综合性分析，才能明确诊断。①临床特点：有诱发DIC的原发病，并在此基础上呈现出血倾向、微血管栓塞、休克、溶血等临床征象，或经抗凝治疗有效，即应高度警惕DIC的可能性。②实验室检查：是诊断的重要依据，如在血小板减少、凝血酶原时间延长、纤维蛋白原含量降低、3P试验阳性这4项检查中有3项阳性，结合临床特点即可作出诊断；如仅有2项阳性，则需加测血清FDP含量、优球蛋白溶解及凝血酶时间，如其中有1项阳性，结合临床特点亦可作出诊断。条件允许时，测定AT-Ⅲ、因子Ⅷ活性、D-二聚体等指标均较为可靠。

早诊断、及时治疗是提升DIC治愈率的关键。肝素多在DIC早期应用，使用指征：①处于高凝状态者；②有明显栓塞症状者；③消耗性凝血期表现为凝血因子、血小板及纤维蛋白原进行性下降，且出血逐渐加重、血压下降或休克者；④准备补充凝血因子（如输血、血浆等）或应用纤溶抑制药物而未能确定促凝物质是否仍在起作用时，可先应用肝素。在应用肝素期间必须监测凝血功能，在每次用药前及用药4h后各测凝血时间（试管法）1次，要求凝血时间控制在20～30min内，如<20min可加大肝素剂量，如>30min且出血加重提示用量过大，应停用，必要时静脉缓慢注射鱼精蛋白中和之。

第六节　急性白血病

白血病（leukemia）是我国最常见的小儿恶性肿瘤，其特点为骨髓中某一血细胞过度增生，进入血流并浸润到全身各组织和器官，从而引起一系列相关临床表现。根据增生的白细胞种类的不同，分为急性淋巴细胞白血病（acute lymphoblastic leukemia，ALL）和急性非淋巴细胞白血病（acute non-lymphocytic leukemia，ANLL），儿童以急性淋巴细胞白血病最多见。

一、临床表现

各型急性白血病的临床表现基本相似，大多起病较急，常有发热，贫血，出血，肝、脾、淋巴结肿大，骨、关节疼痛。白血病细胞侵犯脑实质和（或）脑膜时即引起中枢神经系统白血病（central nervous system leukemia，CNSL），以急性淋巴细胞白血病多见，多见于化疗后缓解期，是导致急性白血病复发的主要原因。常见的症状有：颅内压增高，表现为头痛、呕吐、嗜睡等，并可浸润脑膜、脑神经核或神经根及脊髓，引起脑膜刺激征、脑神经麻痹、截瘫。行脑脊液相关检查可确诊：脑脊液清亮或微浊，压力增高；细胞数>10×10^6/L，蛋白>0.45g/L；将脑脊液离心沉淀作涂片检查可发现白血病细胞。睾丸浸润是引起白血病复发的另一重要原因。急性粒细胞白血病的白血病细胞浸润眶骨、颅骨、胸骨、肋骨等，在局部呈块状隆起形成绿色瘤。

二、实验室检查

（1）外周血象　红细胞及血红蛋白均减少，白细胞数增高者约占50%以上，也可正常或减少。白细胞分类以原始细胞和幼稚细胞占多数，血小板减少。

（2）骨髓象　骨髓检查是确诊和评定疗效的重要依据。典型的骨髓象为该类型白血病的原始和幼稚细胞极度增生；幼红细胞及巨核细胞减少。有少数患儿的骨髓表现为增生低下。

（3）组织化学染色　常用来协助鉴别细胞类型。

三、治疗

主要是以化疗为主的综合疗法，其原则是：早诊断、早治疗；应严格明确白血病类型，按照类型选择不同的化疗方案；药物剂量要足，早期予连续适度化疗，长期分阶段规范治疗，交替使用多种药物；要早期防治中枢神经系统白血病和睾丸白血病；支持疗法；持续完全缓解2～3年者方可停止治疗。

第七节　朗格汉斯细胞组织细胞增生症

朗格汉斯细胞组织细胞增生症（langerhans cell histiocytosis，LCH）既往称组织细胞增生症X，根据临床主要表现将<u>本症分为三型：勒-雪病（Letterer-Siwe disease，LS）、韩-薛-柯病（Hand-Schuller-Christian disease，HSC）和骨嗜酸性粒细胞肉芽肿（eosinophilic granuloma of bone，EGB）</u>。其共同的组织学特点是朗格汉斯细胞增生、浸润，并伴有嗜酸性粒细胞、单核-巨噬细胞和淋巴细胞等不同程度的增生。

第八节　噬血细胞性淋巴组织细胞增生症

噬血细胞性淋巴组织细胞增生症（hemophagocytic lymphohistiocytosis，HLH），亦称为噬血细胞综合征，是由于多种致病因素引起机体免疫调节紊乱，巨噬细胞及T细胞过度增殖、活化和高细胞因子血症。导致全身炎症反应、多脏器功能损害的综合征。本病临床表现具有异质性、多样性，与过度增殖和活化的巨噬细胞浸润、细胞因子"风暴"有关，包括：发热，贫血和出血，肝、脾、淋巴结肿大，皮疹，神经系统损害。

➤➤ 同步练习 ➤

一、选择题

1. 营养性巨幼细胞贫血出现神经系统症状主要是由于（　　）。

　　A. 缺乏维生素 B_{12} 　　　　　　B. 缺乏叶酸 　　　　　　C. DNA 合成障碍
　　D. 缺乏四氢叶酸 　　　　　　E. 缺乏维生素 C

2. 小儿白血病中最常见的类型是（　　）。

　　A. 原粒细胞白血病部分分化型 　　　　　　B. 急性淋巴细胞白血病
　　C. 早幼粒细胞白血病 　　　　　　D. 红白血病
　　E. 单核细胞白血病

3. 8 岁男孩，感冒 1 周后全身出现散在瘀点、瘀斑，无发热，查体心肺正常，肝脾不大。门诊查血红蛋白 115g/L，白细胞 8.0×10^9/L，淋巴细胞 0.30，中性粒细胞 0.65，血小板 50×10^9/L。该病最可能诊断为（　　）。

　　A. 过敏性紫癜 　　　　　　B. 免疫性血小板减少症 　　　　　　C. 再生障碍性贫血
　　D. 血友病 　　　　　　E. 急性白血病

4. 血友病是一组遗传性凝血障碍的出血性疾病，下列哪组最多见？（　　）

　　A. 血友病甲 　　　　　　B. 血友病乙 　　　　　　C. 血友病丙
　　D. 血管性假性血友病 　　　　　　E. 以上都不是

5. 生理性贫血发生在什么时候?（   ）

    A. 出生后 2~3 个月　　　　B. 出生后 6 个月　　　　C. 出生后 1 周

    D. 出生后 1~2 个月　　　　E. 出生后 3~4 个月

6. 目前免疫性血小板减少症最常用的治疗方法是（   ）。

    A. 应用肾上腺皮质激素　　　B. 输注血小板　　　　C. 脾切除

    D. 应用静脉人免疫球蛋白　　E. 应用利妥昔单抗

7. 关于遗传性球形红细胞增多症，下列说法错误的是（   ）。

    A. 有黄疸、脾大的表现　　　B. 血液中球形红细胞增多　　C. 红细胞渗透脆性降低

    D. 脾切除治疗有效　　　　　E. 可发生"再生障碍危象"

8. 下列哪一种不属于红细胞内在异常而引起的贫血?（   ）

    A. 地中海贫血　　　　　　　B. 遗传性球形红细胞增多症　　C. G-6-PD 缺乏症

    D. 营养性缺铁性贫血　　　　E. 己糖激酶缺乏症

9. 正常小儿白细胞分类出现两次交叉的年龄为（   ）。

    A. 1~3 天及 1~3 岁　　　　B. 4~6 天及 4~6 岁　　　　C. 7~9 天及 7~8 岁

    D. 10~15 天及 8~9 岁　　　E. 小于 30 天及 9~14 岁

10. 下列哪一种白血病最易发生 DIC?（   ）

    A. 急性粒细胞白血病　　　　B. 急性淋巴细胞白血病　　　C. 急性早幼粒细胞白血病

    D. 急性单核细胞白血病　　　E. 急性巨核细胞白血病

二、问答题

1. 什么是骨髓外造血?

2. 简述小儿贫血的定义及分度。

3. 缺铁性贫血的病因有哪些?

三、病例分析题

    某患儿因间断性腹泻伴面色苍白 1 月余入院，大便 15 次/日，呈糊状便。患儿为母乳喂养，约 4 个月时添加辅食。3 个月时因坏死性小肠结肠炎行小肠大部分切除术，术后一般情况好转。查体：皮肤黏膜苍白，舌细微震颤，心肺（—），肝肋下 2.5cm，脾肋下 1cm。血常规提示：血红蛋白 70g/L，红细胞 $2×10^{12}$/L，白细胞 $6×10^9$/L，部分中性粒细胞有核右移。

1. 初步诊断为哪种贫血?（   ）

    A. 营养性缺铁性贫血　　　　B. 生理性贫血　　　　C. 营养性巨幼细胞贫血

    D. 营养性混合性贫血　　　　E. 再生障碍性贫血

2. 此患儿主要的发病原因为（   ）。

    A. 丢失过多　　　　　　　　B. 喂养不当　　　　C. 生长发育过快，需要增多

    D. 营养物质吸收障碍　　　　E. 慢性感染

3. 为进一步明确诊断，最简便的方法为（   ）。

    A. 血清铁测定　　　　　　　B. 血清维生素 B_{12} 测定　　　C. 血清叶酸含量测定

    D. 红细胞寿命测定　　　　　E. 血涂片检查

4. 选择下列哪项治疗方法最佳（   ）。

    A. 口服铁剂治疗　　　　　　　　　　　　　　B. 肌内注射维生素 B_{12} 治疗

    C. 肌内注射维生素 B_{12} 及口服叶酸治疗　　　D. 口服叶酸治疗

    E. 输血治疗

参考答案

一、选择题

1. A 2. B 3. B 4. A 5. A 6. A 7. C 8. D
9. B 10. C

二、问答题

1. 答：骨髓外造血：小儿出生后，尤其在婴儿期，当发生感染性贫血或溶血性贫血等造血需要增加时，肝、脾和淋巴结可随时适应需要，恢复到胎儿时的造血状态，出现肝、脾、淋巴结肿大，同时外周血中可出现有核红细胞或（和）幼稚中性粒细胞。

2. 答：贫血的定义：血红蛋白在新生儿期 <145g/L，1～4 个月时<90g/L，4～6 个月时<100g/L 为贫血。

贫血的分度：①从正常下限～90g/L 者为轻度；②～60g/L 者为中度；③～30g/L 者为重度；④<30g/L 者为极重度。

3. 答：缺铁性贫血的病因：①先天储铁不足；②铁摄入量不足；③生长发育过快；④铁的吸收障碍；⑤铁的丢失过多。

三、病例分析题

1. C 2. D 3. E 4. C

（黄青）

第十四章　神经肌肉系统疾病

📑 **学习目的**

1. **掌握**　颅内常见感染性疾病的脑脊液改变特点；热性惊厥的特点；急性细菌性脑膜炎的临床表现、脑脊液特点、诊断及治疗原则。

2. **熟悉**　癫痫的发作分类、药物治疗原则；惊厥的常见病因及急救处理；急性细菌性脑膜炎常见致病菌及并发症；病毒性脑炎的临床表现及治疗原则；吉兰-巴雷综合征的临床表现及实验室检查；重症肌无力的实验室检查及治疗。

3. **了解**　肌力分级及小儿暂时性反射；癫痫综合征的临床特点；病毒性脑炎的病因。进行性肌营养不良的临床表现。

 内容精讲

第一节　神经系统疾病检查方法

一、神经系统体格检查

(一)一般检查

（1）意识和精神行为状态　可根据儿童对各种刺激的反应来判断有无意识障碍（意识障碍由轻而重分为嗜睡、意识模糊、浅昏迷和深昏迷）。观察精神行为状态有无异常。

（2）气味　某些特殊气味可作为疾病诊断的线索之一。

（3）面容　某些疾病有特殊面容，如眼距宽、鼻梁低平可见于唐氏综合征。

（4）头颅　头围可粗略反映颅内组织容量。头围过大要注意脑积水、巨脑症等。头围过小应警惕脑发育停滞或脑萎缩。囟门早闭或过小见于小头畸形。囟门增大伴膨隆、压力增高等提示高颅压。

（5）皮肤　某些神经疾病可伴有特征性皮肤损害，包括皮肤色素脱失斑、面部血管纤维瘤、皮肤牛奶咖啡斑、大理石花状纹、鲨鱼样皮疹等。

（6）脊柱　注意有无畸形、异常弯曲、强直、叩痛等，背部中线有无隐窝、窦道。

(二)颅神经检查

包括嗅神经、视神经、动眼神经、滑车神经、展神经、三叉神经、面神经、听神经、前庭神经、舌咽神经、迷走神经、副神经、舌下神经等12对颅神经，检查方法与成人相同，但小儿对检查大多不合作，有时很难完成。

(三)运动功能检查

（1）肌容积　观察有无肌肉萎缩或假性肥大。

（2）肌张力　安静情况下的肌肉紧张度。肌张力增高多见于上运动神经元损害和锥体外系病变。下运动神经元或肌肉疾病时肌张力降低，肌肉松软。

（3）肌力　是肌肉做主动收缩时的力量。肌力分为 6 级。0 级：完全瘫痪，刺激无任何肌收缩；1 级：可见到轻微肌收缩但无肢体移动；2 级：肢体在床上能移动但不能抬起；3 级：肢体能抬离床面但不能对抗人为阻力；4 级：能做部分对抗阻力的运动；5 级：正常。

（4）共济运动　可观察婴儿手拿玩具的动作是否准确。年长儿则能和成人一样完成闭目难立、指鼻、跟膝胫等检查。

（5）姿势和步态　可观察儿童各种运动中姿势有何异常。儿童常见的异常步态包括：痉挛性步态、感觉性共济失调步态、小脑共济失调步态、"鸭步"等。

（6）不自主运动　见于锥体外系疾病，包括舞蹈样运动、扭转痉挛、手足徐动症或抽动等。

(四)感觉功能检查

有浅感觉（痛觉、触觉和温度觉）、深感觉（位置觉、音叉振动觉）、皮质感觉等。具体检查方法与成人基本相同，临床上很难在学龄前儿童完成。

(五)反射检查

儿童的反射检查可分为两大类，第一类为终身存在的反射，即浅反射和腱反射；第二类为暂时性反射，或称原始反射。

1.浅反射和腱反射

（1）浅反射　腹壁反射要到 1 岁后才比较容易引出。提睾反射要到出生 4～6 个月后才明显。

（2）腱反射　腱反射减弱或消失提示神经、肌肉、神经肌肉接头处或小脑疾病；反射亢进和踝阵挛提示上运动神经元疾患。

★2.暂时性反射　出生最初数月婴儿存在许多暂时性反射，随年龄增长，各自在一定的年龄期消失，见表 14-1。当它们在应出现的时间内不出现，或应该消失的时间不消失，或两侧持续不对称都提示神经系统异常。

表 14-1　正常小儿暂时性反射的出现和消失时间

反射	出现时间	消失时间
拥抱反射	初生	3～6 个月
吸吮反射和觅食反射	初生	4～7 个月
握持反射	初生	3～4 个月
颈肢反射	2 个月	6 个月
迈步反射	初生	2 个月
颈拨正反射	初生	6 个月

(六)病理反射

包括 Babinski 征、Chaddock 征、Gordon 征和 Oppenheim 征等。检查方法同成人。

正常 18 个月以下婴儿可呈现双侧 Babinski 征阳性，若该反射明确不对称或 18 个月后继续阳性时提示锥体束损害。

(七)脑膜刺激征

包括颈强直、Kernig 征、Brudzinski 征。检查方法同成人。

二、神经系统辅助检查

★ (一)脑脊液检查

腰椎穿刺取脑脊液（cerebral spinal fluid，CSF）检查，是诊断颅内感染和蛛网膜下腔出血的重要依据。颅内几种常见感染性疾病的脑脊液改变特点见表 14-2。

表 14-2　颅内常见感染性疾病的脑脊液改变特点

	压力	外观	潘氏试验	白细胞	蛋白	糖	氯化物	病原学检查
正常	0.69~1.96kPa	清亮透明	—	(0~10)×10^6/L	0.2~0.4 (g/L)	2.8~4.5mmol/L	117~127mmol/L	—
化脓性脑膜炎	不同程度增高	米汤样浑浊	+~+++	多数>500×10^6/L,多核为主	明显增高	明显降低	多数降低	涂片、培养可发现致病菌
结核性脑膜炎	增高	微浑浊,毛玻璃样	+~+++	多数在(200~500)×10^6/L,淋巴为主	增高	降低	降低	涂片、培养可发现抗酸杆菌
病毒性脑膜炎	正常或轻度增高	清亮	—~+	(50~200)×10^6/L,淋巴为主	正常或轻度增高	正常	正常	特异性抗体阳性,病毒分离可阳性
隐球菌脑膜炎	高或很高	微浑浊	+~+++	数十~数百,淋巴为主	增高	降低	多数降低	涂片墨汁染色和培养可发现致病菌

(二)脑电图和主要神经电生理检查

1. 脑电图（electroencephalography，EEG）　脑电图是对大脑皮层神经元电生理功能的检查。用途主要有两方面：①癫痫的诊断及鉴别诊断；②脑功能障碍的评估。

脑电图检查技术包括：常规 EEG、动态 EEG、录像 EEG。①有无棘波、尖波、棘-慢复合波、尖慢复合波、爆发性快节律或慢节律等癫痫样波，以及它们在不同脑区的分布，是正确诊断癫痫、鉴别诊断、癫痫分型与合理选药的主要实验室依据；②清醒和睡眠记录的背景脑电活动是否正常。

2. 诱发电位　分别经听觉、视觉和躯体感觉通路，刺激中枢神经诱发相应传导通路的反应电位。包括：

（1）脑干听觉诱发电位（brainstem auditory evoked potential，BAEP）：可用于包括新生儿在内的任何不合作儿童的听力筛测，以及昏迷患儿脑干功能评价。

（2）视觉诱发电位（visual evoked potential，VEP）：可分别检出单眼视网膜、视神经、视交叉、视交叉后和枕叶视皮层间视通路各段的损害。婴幼儿可改为闪光刺激诱发，但特异性较差。

（3）体感诱发电位（somatosensory evoked potential，SEP）：以脉冲电流刺激肢体混合神经，沿体表记录感觉传入通路反应电位。脊神经根、脊髓和脑内病变者可出现异常。

3. 其他　肌电图（electromyography，EMG）、神经传导速度（nerve conduction velocity，NCV），帮助弄清被测肌肉、周围神经有无损害及损害性质（神经源性或肌源性）。

(三)神经影像学检查

（1）电子计算机断层扫描（CT）　CT 能较好显示病变中较明显的钙化影和出血灶，但对脑组织分辨率不如 MRI 高，对后颅窝、脊髓病变因受干扰难以清楚辨认。

（2）磁共振成像（MRI）　优点是分辨率高、无放射线、不被骨质所阻挡，能清晰显示颅后窝病变、中线结构病变、脊髓病变等；能清楚分辨灰、白质。缺点是对钙化不敏感，成像速度慢。磁共振成像可显示大部分病变及其组织学特征，但有部分病变需做增强扫描。

（3）其他　如磁共振血管显影（MRA）、数字减影血管显影（DSA）、经颅超声多普勒（TCD）用于诊断脑血管疾病。单光子发射断层扫描（SPECT）和正电子发射断层扫描（PET）对癫痫放电源的确认有重要帮助。

第二节　癫　痫

癫痫（epilepsy）是指同一患者在无热或其他诱因情况下，长期反复地出现至少两次或两次以上的癫痫发作过程。癫痫发作是大脑神经元异常放电引起的发作性皮质功能异常所出现的一组临床症状，临床有多种发作表现，包括局灶性或全身性的运动、感觉异常，或认知行为、自主神经功能障碍。

一、病因

癫痫的病因目前分 6 类，包括遗传性、结构性、感染性、免疫性、代谢性和病因未明。注意不能混淆诱发因素和致病因素的关系，诱发因素是指可能导致癫痫发作的各种体内外因素，诱发因素只能诱发癫痫发作，而不能导致癫痫这个疾病。

二、分类

国际抗癫痫联盟（International League Against Epilepsy，ILAE）任命的分类和术语委员会在 2017 年正式提出了癫痫的新分类体系，对确定癫痫病因、选择治疗策略及评估患儿病情与预后均有重要价值。

★ (一)癫痫发作分类

根据发作起始的临床表现和脑电图特征主要分为局灶性发作、全面性发作和起始不明的发作。

局灶性发作是指这种发作，每一次都起源于固定的单侧半球的致痫网络，可以起始后扩散或者不扩散至双侧脑网络，包括运动起始和非运动起始两组。

全面性发作是指这种发作每一次起源于双侧半球的致痫网络的某一点，且迅速扩散至双侧网络，伴有意识障碍，包括运动性及非运动性。

(二)癫痫及癫痫综合征分类

癫痫目前分为局灶性、全面性、兼有全面性及局灶性、不能确定分类性四种类型。某些癫痫患者，无论其病因是否相同，因具有一组相近症状与体征，在临床上特称癫痫综合征。明确癫痫综合征对于治疗选择、判断预后等有重要指导意义。目前已总结确定了三十多种癫痫综合征。可参阅专科书籍。

三、临床表现

(一)癫痫发作的临床特点

1.局灶性（部分性、局限性）发作　根据发作时意识是否清楚，可分为意识清楚的局灶性发作和意识受损的局灶性发作；若发作时意识情况不详，可直接根据起始症状分为运动起始发作和非运动起始发作。

2.全面性发作　指发作期间两侧半球同步放电，均伴有不同程度的意识丧失，包含两个亚型：运动型全面性发作（强直-阵挛、强直、阵挛、肌阵挛、肌阵挛-强直-阵挛、肌阵挛-失张力、失张力、癫痫性痉挛）和非运动型全面性发作（失神、不典型失神、失神伴肌阵挛、失神伴眼睑肌阵挛）。

（1）强直-阵挛发作　也称大发作，主要分为两期。①强直期：开始为全身骨骼肌伸肌或屈肌强直性收缩伴意识丧失、呼吸暂停与发绀。②阵挛期：继强直期全身反复、短促的猛烈屈曲性抽动。发作时 EEG 呈全脑棘波或棘慢复合波发放，有部分患儿有先兆。

（2）强直发作　突发全身肌肉强直收缩伴意识丧失，使患儿固定于某种姿势，但持续时间较肌阵挛长。

（3）阵挛发作　仅有肢体、躯干或面部肌肉节律性抽动而无强直发作成分。

（4）肌阵挛发作　为突发的全身或部分骨骼肌"触电"样短暂收缩，常表现为突然点头、前倾或后仰，或双臂快速抬起。

（5）失张力发作　全身或躯体某部分的肌肉张力突然短暂性丧失而引起姿势的改变，伴意识障碍。患儿可突然跌倒、头部着地甚至头碰伤，或者表现为头下垂、肢体突然下垂、屈髋屈膝等。

（6）失神发作　过度换气往往可以诱发其发作。发作时突然停止正在进行的活动，意识丧失但不摔倒，手中物品不落地，双眼凝视，持续数秒后意识恢复，不能回忆发作过程。EEG 有典型的全脑同步 3Hz 棘慢复合波。

（二）癫痫综合征的临床特点

儿科常见的几种癫痫综合征：

1.伴中央颞区棘波的儿童良性癫痫　是儿童最常见的癫痫综合征，约占 15％以上。与遗传相关，发病高峰为学龄期。与睡眠关系密切，3/4 的发作在入睡后不久及睡醒前。发作大多起始于一侧口面部，呈局灶性发作，故部分患儿可明确描述，但有部分患儿很快继发全身性强直-阵挛发作伴意识丧失。查体无异常。发作时 EEG 背景正常，在中央区和颞中区可见棘波、尖波或棘-慢复合波，一侧、两侧或交替出现，在睡眠期异常波增多。本病预后良好，药物易于控制，学习、生长发育不受影响，大多在 12～16 岁前停止发作。

2.婴儿痉挛　又称 West 综合征，发病高峰为生后 4～8 个月，以频繁的痉挛发作、特异性高峰失律 EEG 图形、精神运动发育倒退为临床特征。病因复杂，发病前已有宫内、围生期或生后脑损伤证据，治疗效果差，80％以上存在遗留智力低下和运动发育落后等危险。

3.Lennox-Gastaut 综合征（Lennox-Gastaut syndrome，LGS）　是儿童时期最常见的一种癫痫综合征，25％以上有婴儿痉挛病史。每天有多种形式发作，其中以强直发作最多见，其次为肌阵挛发作、失张力发作、不典型失神等。多数患儿的智力和运动发育倒退。EEG 显示在异常慢波背景活动上重叠 1.5～2.5Hz 慢-棘慢复合波及棘波节律。治疗困难，预后不良。

4.热性惊厥附加症（febrile seizures plus，FS＋）　热性惊厥（FS）的年龄超过 6 岁和（或）出现无热的全面强直阵挛发作，称为 FS＋。如果有典型 FS 或 FS＋家族史，FS＋同时伴失神发作、或伴肌阵挛发作、或伴失张力发作等，则称为遗传性癫痫伴热性惊厥附加症〔曾称全面性癫痫伴热性惊厥附加症（generalized epilepsies with febrile seizures plus，GEFS＋）〕。

（三）癫痫的共患病

癫痫的临床表现主要是癫痫发作，近年研究证明癫痫不仅是临床发作，且常伴有各种神经行为共患病，包括精神疾病、认知障碍及社会适应行为障碍。故癫痫本质上是一种以癫痫发作为主，同时伴有不同程度的神经精神共病的谱系疾病。

四、诊断

按以下五个步骤进行诊断：①明确癫痫发作及癫痫诊断；②明确癫痫发作类型；③明确癫痫

及癫痫综合征类型；④明确癫痫病因；⑤明确功能障碍和共患病。一般可根据病史、查体、影像学检查、脑电图检查来确诊。其中脑电图是诊断癫痫最重要的实验室检查，如脑电图中出现棘波、尖波、棘-慢复合波、尖慢波散发等痫样波发放者，有利于癫痫的诊断。

五、治疗

早期合理的治疗，可使 70%～90% 患儿的癫痫发作得到完全或大部分控制。多数患儿经治疗后可望癫痫不再复发。

1. 病因治疗 应尽可能努力进行癫痫病因学诊断，积极进行病因治疗。

★2. 药物治疗 癫痫的最主要治疗方法是抗癫痫药物治疗，国内常见的抗癫痫药物，详见表 14-3。

表 14-3　国内儿科常用抗癫痫药

药物名称	日维持用量	日最大剂量（口服）	每日使用次数	有效血药浓度 /（mg/L）	常见不良反应
卡马西平	10～20mg/kg	1000mg	2～3 次	8～12	过敏反应、白细胞减少
氯硝西泮	0.1～0.2mg/kg	10mg	2～3 次		嗜睡、共济失调及行为异常
苯巴比妥	3～5mg/kg	180mg	1～3 次	15～40	嗜睡、共济失调、多动
苯妥英钠	4～8mg/kg	250mg	2～3 次	10～20	齿龈增生、多毛、头晕、乏力、共济失调、白细胞减少
丙戊酸钠	20～30mg/kg	2000mg	2～3 次 缓释片1～2 次	50～100	肝功能损害、体重增加、震颤、血小板减少、胰腺炎
拉莫三嗪	单药：1～15mg/kg 与丙戊酸合用：1～5mg/kg 与肝酶诱导剂合用：5～15mg/kg	单药：500mg 与丙戊酸合用：200mg 与肝酶诱导剂合用：700mg	1～2 次	5～18	过敏反应、肝肾衰竭、弥散性血管内凝血、疲倦、恶心、白细胞减少
左乙拉西坦	20～60mg/kg	3000mg	2 次	10～40	易激惹、血小板减少
奥卡西平	20～46mg/kg（片剂）20～60mg/kg（混悬液）	2400mg	2 次	12～24	过敏反应、低血钠、白细胞减少、头晕和嗜睡
托吡酯	单药：3～6mg/kg 添加治疗：5～9mg/kg	单药：1000mg 添加：1600mg	2 次	4.0～25	注意力受损、青光眼、低热、闭汗、找词困难、肾结石、体重减轻
唑尼沙胺	4～12mg/kg	600mg	1～3 次	7～40	皮疹、肾结石、少汗、困倦、乏力、运动失调、白细胞降低，肝功能损害

抗癫痫药物治疗的基本原则如下。

（1）早期治疗　对首次发作轻微，且无其他脑损害伴随表现者，也可待第二次发作后再用药。

（2）根据发作类型选药　详见表 14-4。

表 14-4　根据发作类型选择抗癫痫药

发作类型	一线药物	可以考虑的药物	可能加重发作的药物
全面强直阵挛发作	丙戊酸 拉莫三嗪 卡马西平 奥卡西平	左乙拉西坦 托吡酯	卡马西平 奥卡西平 苯妥英钠 （加重同时存在的失神或肌阵挛发作）
强直或失张力发作	丙戊酸	拉莫三嗪 托吡酯	卡马西平 奥卡西平
失神发作	丙戊酸 乙琥胺① 拉莫三嗪	氯硝西泮 左乙拉西坦 托吡酯 唑尼沙胺	卡马西平 奥卡西平 苯妥英钠
肌阵挛发作	丙戊酸 左乙拉西坦 托吡酯	氯硝西泮 唑尼沙胺	卡马西平 奥卡西平 苯妥英钠
局灶性发作	卡马西平 拉莫三嗪 奥卡西平 左乙拉西坦 丙戊酸	托吡酯 苯妥英钠 苯巴比妥 唑尼沙胺	

①国内未上市。

（3）首选单药治疗　约 3/4 的病例仅用一种抗癫痫药物即能控制其发作。如经 2～3 种单药物合理治疗无效，尤其是多种发作类型患儿，应考虑 2～3 种作用机制互补的药物联合治疗。

（4）用药剂量个体化　从小剂量开始，根据疗效、患者依从性以及血药浓度逐渐增加并调整剂量。

（5）定期监测血药浓度　一般经过 5 个半衰期服药时间可达该药稳定的血浓度。

（6）如需替换药物，应逐渐过渡。

（7）长期规则服药　一般应在服药后至少连续 2 年不发作，且脑电图提示癫痫样放电完全或者基本消失，才开始逐渐减药。

（8）缓慢停药　减停过程一般要大于 3～6 个月。避免在青春期来临减量与停药。

（9）定期复查　整个治疗过程中均应定期随访，密切观察疗效与药物不良反应。至少每年应复查一次动态 EEG。定期监测血、尿常规或肝肾功能。定期监测药物血浓度。

3. 癫痫外科治疗　对有明确局灶性癫痫发作起源的难治性癫痫，可考虑外科治疗。

4. 其他疗法　生酮饮食疗法，免疫治疗。

第三节　惊　厥

惊厥（convulsion）是儿科最常见的急症之一，它是指全身或局部骨骼肌群突然发生不自主收缩，常伴有意识障碍。

★一、病因及分类

引起惊厥的病因众多复杂，见表 14-5。

表 14-5　惊厥的常见病因

病因	颅内疾病	颅外疾病
感染性	细菌脑膜炎、脑脓肿、病毒脑炎、病毒性脑膜炎、寄生虫、真菌性脑膜炎（隐球菌性脑膜炎）	热性惊厥 中毒性脑病 破伤风
非感染性	癫痫、颅内损伤与出血、先天发育畸形（脑发育异常、脑积水、神经皮肤综合征）、颅内占位（肿瘤、囊肿、血肿）	缺氧缺血性脑病、代谢性疾病（水电解质紊乱、低血糖、肝肾衰竭、Reye综合征、遗传代谢性疾病）、中毒（药物、食物、毒物）

二、临床表现

不同病因和神经系统受累部位不同，其发作形式和严重程度也不相同。惊厥的临床表现与痫性发作相似，大多数患儿表现形式为强直-阵挛发作、强直发作、阵挛发作或肌阵挛发作。

新生儿及婴儿常有不典型惊厥发作，可表现为突发瞪眼、咀嚼、流涎、呼吸暂停、青紫，或面部、肢体局灶或多灶性抽动、局部或全身性肌阵挛等。

★三、热性惊厥

热性惊厥（febrile seizure，FS）　发病年龄为 3 个月～5 岁，发热初期或体温快速上升期出现的惊厥，排除颅内感染以及引发惊厥的任何其他急性病，既往没有无热惊厥史，即可诊断为热性惊厥。是儿童时期最常见的惊厥性疾病。

(一)临床表现

典型 FS 发生在热性疾病初期，体温骤然上升（大多 39℃）时，70％以上与上呼吸道感染有关，其他伴发于中耳炎、出疹性疾病、下呼吸道感染或急性菌痢等疾病。多数呈全身强直-阵挛发作，少数也有其他发作形式，如肌阵挛、失神等。持续数秒至 15min，可伴发作后短暂嗜睡。患儿发作后除原发疾病表现外，一切恢复如常，不留任何神经系统体征。在国外，绝大多数 6 岁后不再发病，但我国及东南亚地区患儿到 7～8 岁后不再发作。在一次发热疾病过程中约 75％的患儿只有一次发作，个别有两次发作。约 29％～55％的患儿会在今后出现发热疾病时再次或多次 FS 发作。其危险因素包括：①起病早（<6 个月）；②家族史阳性；③长程热性惊厥易反复出现长程热性惊厥；④发作时体温<38.5℃。

热性惊厥根据临床特点可分为单纯型和复杂型两种。

(二)热性惊厥的防治

热性惊厥绝大多数是良性病程，要避免过度治疗。对单纯型 FS，仅针对原发病处理即可。惊厥如超过 5min 应积极处理，包括保持呼吸道通畅，吸氧，降温，监测生命体征。首选地西泮 0.3～0.5mg/kg 静脉注射（一次总量不超过 10mg；婴儿不超过 2mg），苯巴比妥钠负荷量 10mg/kg 静脉注射（目前该药仅作为止惊治疗的二线、三线治疗），10％水合氯醛 0.5ml/kg 保留灌肠，如无效，则按癫痫持续状态处理。

对有复发倾向者，可于发热开始即使用地西泮 0.3mg/kg，可间隔 8h 应用 1 次，最多连用 3 次。长期预防可选用丙戊酸或苯巴比妥或左乙拉西坦口服。

第四节 急性细菌性脑膜炎

急性细菌性脑膜炎，也称为化脓性脑膜炎是化脓性细菌引起的脑膜炎症。临床以急性发热、惊厥、意识障碍、颅内压增高、脑膜刺激征以及脑脊液脓性改变为特征。

一、致病菌和入侵途径

不同年龄，常见病原菌不同。2 个月以下幼婴和新生儿、以及原发或继发性免疫缺陷病者，易发生肠道革兰氏阴性杆菌和金黄色葡萄球菌脑膜炎，前者以大肠埃希菌最多见。3 个月～3 岁以流感嗜血杆菌、肺炎链球菌和脑膜炎双球菌多见；学龄前和学龄期以脑膜炎双球菌、肺炎链球菌、流感嗜血杆菌和金黄色葡萄球菌多见。致病菌可通过血流（最常见）、邻近组织器官感染、皮肤脑膜直接通道等途径感染。

二、病理

主要为脑膜血管的炎症反应，表现为广泛性软脑膜、蛛网膜、表层脑组织血管充血、大量炎性细胞浸润和纤维蛋白渗出，很少有坏死，可伴有脑水肿。

★三、临床表现

典型临床表现可概括为三个方面。

（1）感染中毒及急性脑功能障碍症状　包括发热、烦躁不安、程度不等的意识障碍。脑膜炎双球菌感染可有瘀斑、瘀点和休克。

（2）颅内压增高表现　头痛、呕吐、惊厥，婴儿可有前囟饱满与张力增高、头围增大等。脑疝时，可出现呼吸不规则、突然意识障碍加重或瞳孔不等大等。

（3）脑膜刺激征　颈强直、Kernig 征和 Brudzinski 征阳性。

年龄<3 个月的幼婴和新生儿化脓性脑膜炎表现多不典型，主要差异在：①体温可高、可低，或不发热，甚至体温不升；②颅压增高表现可不明显；③惊厥症状可不典型；④脑膜刺激征不明显。

四、实验室检查

1.脑脊液检查　是确诊本病的重要依据，参见表14-2。典型病例表现为压力增高，外观混浊似米汤样。白细胞总数显著增多，≥1000/mm³，分类以中性粒细胞为主。糖含量常明显降低，蛋白显著增高。有时涂片革兰氏染色检出致病菌，或细菌培养呈阳性。

2.其他

（1）血培养　疑是化脓性脑膜炎病例均应完善血培养检查，早期病例血培养可呈阳性。

（2）皮肤瘀斑、瘀点涂片　是发现脑膜炎双球菌重要而简便的方法。

（3）外周血象　白细胞总数大多明显增高，中性粒细胞增高为主。

（4）血清降钙素原（PCT）　>0.5ng/ml 提示细菌感染。

★五、并发症和后遗症

（1）硬脑膜下积液　主要表现为经化脓性脑膜炎有效治疗 48～72h 后，体温不退或退而复升，意识障碍、惊厥或颅压增高等症状无好转。头颅透光检查（＋），CT 扫描提示硬膜下腔增宽。硬膜下穿刺放液量>2ml，蛋白定量>0.4g/L。

（2）脑室管膜炎　主要发生在治疗被延误的婴儿。临床表现同硬脑膜下积液，且脑脊液始终无法正常化，CT 见脑室扩大。侧脑室穿刺蛋白定量>0.4g/L。病死率和致残率高。

（3）抗利尿激素异常分泌综合征　炎症刺激垂体后叶导致抗利尿激素过量分泌，可引起低钠血症和血浆低渗透压，常被化脓性脑膜炎本身的表现掩盖。

（4）脑积水　是由炎症破坏蛛网膜颗粒、静脉窦栓塞或脑脊液循环通路堵塞引起。表现为烦躁不安、嗜睡、惊厥发作、呕吐，头颅进行性增大，骨缝分离，前囟扩大饱满、头颅破壶音和头皮静脉扩张。可分为交通性脑积水与阻塞性脑积水。

（5）各种神经功能障碍　如神经性耳聋、智力障碍、癫痫、脑性瘫痪、视力障碍和行为异常等。

六、诊断

凡婴幼儿有感染中毒症状、颅压增高表现、脑膜刺激征阳性，可考虑为中枢神经系统感染，结合脑脊液检查，可确立诊断。

★七、鉴别诊断

除化脓菌外，结核杆菌、病毒、真菌等均可引起脑膜炎，并出现与化脓性脑膜炎某些相似的临床表现而要注意鉴别。脑脊液检查尤其是病原学检查是鉴别诊断的关键，见表14-2。

八、治疗

1. 抗生素治疗

（1）用药原则　早期、足量、有效（静脉用药，药物为杀菌剂且易透过血-脑屏障）、足疗程。

（2）病原菌明确前的抗生素选择　新生儿推荐氨苄西林＋头孢噻肟（早期新生儿）或万古霉素＋头孢噻肟（晚期新生儿）；1个月以上的患儿推荐万古霉素＋一种第三代头孢菌素。

（3）病原菌明确后的抗生素选择

① 临床症状无好转时，根据药敏试验更换抗生素。

② 临床症状已有好转时，根据药敏试验加用抗生素，原抗生素可继续使用。

（4）抗生素疗程　肺炎链球菌和流感嗜血杆菌脑膜炎，静脉滴注10～14天；脑膜炎球菌者7天；金黄色葡萄球菌和革兰氏阴性杆菌脑膜炎应21天以上。若有并发症，还应适当延长疗程。

2. 肾上腺皮质激素　常用地塞米松0.2～0.6mg/（kg·d），连续用2～3天。

3. 并发症的治疗

（1）硬膜下积液　少量积液无需处理。如积液量较大，须作硬膜下穿刺放出积液，每次、每侧不超过15ml。个别迁延不愈患者，需外科手术引流。

（2）脑室管膜炎　需进行侧脑室穿刺引流，结合用药安全性，选择合适抗生素脑室内注入。

（3）脑积水　主要依赖手术治疗。

4. 对症和支持治疗　脱水，降颅压，控制惊厥发作，维持水、电解质及酸碱平衡。

第五节　病毒性脑炎

病毒性脑炎是指多种病毒引起的颅内脑实质炎症。若炎症过程主要存在脑膜，则称为病毒性脑膜炎；如大脑实质、脑膜同时受累，称为病毒性脑膜脑炎。大多患者病程自限性。

一、病因

在中枢神经病毒感染病例中，仅有1/4～1/3能确定其致病病毒，其中肠道病毒占80%，其次为虫媒病毒、腺病毒、单纯疱疹病毒、腮腺炎病毒和其他病毒等。

二、病理

脑膜和（或）脑实质广泛性充血、水肿，伴淋巴细胞和浆细胞浸润。可见炎症细胞在小血管周围呈袖套样分布，血管周围组织神经细胞变性、坏死和髓鞘崩解。在有的脑炎患者，见到明显脱髓鞘病理表现，但相关神经元和轴突却相对完好。

三、发病机制

各种病毒经相应途径进入淋巴系统繁殖，然后经病毒血症感染颅外某些脏器。进一步繁殖，即可能入侵脑或脑膜组织，出现中枢神经症状。若宿主对病毒抗原发生强烈免疫反应，将进一步导致脱髓鞘、血管与血管周围脑组织损害。

四、临床表现

病情轻重差异很大，取决于病变主要是在脑膜或脑实质。一般说来，病毒性脑炎的临床经过较脑膜炎严重，重症脑炎更易发生急性期死亡或后遗症。

1. 病毒性脑膜炎 急性起病，主要表现为发热、恶心、呕吐、软弱、嗜睡。年长儿会自诉头痛，婴儿则烦躁不安，易激惹。少有严重意识障碍和惊厥。可有脑膜刺激征，但无局限性神经系统体征。病程大多在1～2周内。

2. 病毒性脑炎 起病急，临床表现因病变在脑实质的部位、范围和严重程度不同而有不同。

（1）弥漫性大脑病变 主要表现为发热、反复惊厥发作、程度不等的意识障碍和颅压增高症状。严重者出现脑疝。部分患儿伴偏瘫或肢体瘫痪表现。

（2）额叶皮层运动区病变 反复惊厥发作，伴发热或无热。

（3）额叶底部 颞叶边缘系统病变 精神情绪异常，伴或不伴发热。由单纯疱疹病毒引起者最严重（包涵体脑炎），病死率高。

不少患者同时兼有上述多种表现。当病变累及锥体束时出现病理征阳性。

五、辅助检查

（1）脑电图 以弥漫性或局限性异常慢波背景活动为特征，少数伴有棘波、棘-慢综合波。某些患者脑电图也可正常。

（2）脑脊液检查 外观清亮，压力正常或增加。白细胞数正常或轻度增多，分类计数以淋巴细胞为主，蛋白质大多正常或轻度增高，糖含量正常。涂片和培养无细菌发现。

（3）病毒学检查 部分患儿脑脊液病毒培养及特异性抗体检测为阳性。恢复期血清特异性抗体滴度高于急性期4倍以上有诊断价值。PCR法检测脑脊液病毒DNA或RNA。

（4）MRI 显示病变较CT敏感，并可发现脑干、小脑等处的异常病变。

★六、治疗

病程呈自限性，主要治疗原则包括：

①维持水、电解质平衡，保证合理营养供给；②控制脑水肿和颅高压；③控制惊厥发作及严重精神行为异常；④呼吸道和心血管功能的监护与支持；⑤抗病毒药物，如阿昔洛韦、更昔洛韦等。

第六节 脑性瘫痪

脑性瘫痪（脑瘫）是指发育早期阶段各种原因所致的非进行性脑损伤，导致患儿持续存在的中枢性运动障碍和姿势异常、活动受限综合征。

一、病因

许多围生期危险因素被认为与脑瘫的发生有关，胚胎早期阶段的发育异常为最重要原因。

二、临床表现

★**1. 基本表现**　脑瘫是以出生后非进行性运动发育异常为特征，一般有以下 4 种表现。

（1）运动发育落后和瘫痪肢体运动障碍。

（2）肌张力异常　可表现为肌张力增高、瘫痪肢体松软和变异性肌张力不全等。

（3）姿势异常　可出现多种肢体异常姿势，并因此影响正常运动功能的发挥。

（4）反射异常　多种原始反射消失延迟。腱反射活跃，踝阵挛（＋）、Babinski 征（＋）。

2. 临床类型　按运动障碍性质分为：①痉挛型；②手足徐动型；③肌张力低下型；④强直型；⑤共济失调型；⑥震颤型；⑦混合型。

3. 伴随症状和疾病　可有智力障碍、癫痫、语言发育障碍、视力障碍、听力障碍等。

三、治疗原则

治疗原则包括：①早期发现和早期治疗；②促进正常运动发育，抑制异常运动和姿势；③采取综合治疗手段；④医师指导和家庭训练相结合，以保证患儿得到持之以恒的正确治疗。

第七节　吉兰-巴雷综合征

吉兰-巴雷综合征（Guillain-Barré syndrome，GBS）又称急性感染性多发性神经根神经炎，以肢体对称性弛缓性瘫痪为主要临床特征。病程自限。

一、病因

GBS 的病因虽不完全明了，但与下列因素有关。

（1）感染因素　约 2/3 的 GBS 患者在病前 6 周内有明确前驱感染史。病原体主要包括：①空肠弯曲菌：是 GBS 最主要的前驱感染病原体；②巨细胞病毒：居第二位；③其他病原体：主要包括 EB 病毒、带状疱疹病毒、AIDS 和其他病毒以及肺炎支原体感染等。

（2）疫苗接种　仅少数 GBS 的发病与接种疫苗有关。

（3）免疫遗传因素　推测存在遗传背景的易感个体，受到外来刺激（如感染）后引起的异常免疫反应，破坏神经原纤维，从而导致本病的发生。

二、病理分类

GBS 患者周围神经可主要表现为髓鞘脱失，或轴索变性，或两者皆有。可主要损伤周围神经的运动纤维、或同时损伤运动和感觉纤维，从而形成不同特征的临床表现和病理类型。目前主要分为以下四种类型：①急性炎症性脱髓鞘性多神经病（AIDP）；②急性运动轴索型神经病（AMAN）；③急性运动感觉轴索型神经病（AMSAN）；④Miller-Fisher 综合征（MFS）。

★三、临床表现

发病以学龄前和学龄期儿童为主，病前可有腹泻或呼吸道感染病史。

（1）运动障碍　是该病的主要临床表现。呈急性或亚急性起病，四肢，尤其下肢弛缓性瘫痪是本病的基本特征。两侧基本对称，以肢体近段或远段为主，或近、远段同时受累。瘫痪可能在数天或数周内从下肢向上发展，但绝大多数的进行性加重不超过 3～4 周。最急者也可在起病 24h 内出现严重肢体瘫痪，和（或）呼吸肌麻痹。部分患者伴有对称或不对称颅神经麻痹，甚至危及生命。

（2）感觉障碍　感觉障碍症状相对轻微，主要表现为神经根痛和皮肤感觉过敏。可有颈强直、Kernig 征阳性。

（3）自主神经功能障碍　主要表现为多汗、便秘、一过性尿潴留、血压轻度增高或心律失常等。

四、实验室检查

（1）脑脊液检查　80％～90％的 GBS 患者脑脊液中蛋白增高，但白细胞计数和其他均正常，这是本病特征。然而，这种蛋白-细胞分离现象一般要到起病后第 2 周才出现。

★（2）神经传导功能测试　AIDP：运动和感觉神经传导速度减慢、远端潜伏期延长和反应电位时程增宽，波幅减低不明显；AMAN：运动神经反应电位波幅显著减低；AMSAN：同时有运动和感觉神经电位波幅减低，传导速度基本正常。

（3）脊髓磁共振　典型者可显示神经根强化。

五、诊断

中华医学会神经病学分会神经免疫学组 2010 年 8 月提出的中国吉兰-巴雷综合征诊治指南。AIDP 的诊断标准如下：①常有前驱感染史，呈急性或亚急性起病，进行性加重，多在两周左右达高峰；②对称性肢体无力，重症者可有呼吸肌无力，四肢腱反射减低或消失；③脑脊液出现蛋白-细胞分离现象；④电生理检查：运动神经传导期潜伏期延长，运动神经传导速度减慢，F 波异常，传导阻滞，异常波形离散等。

六、治疗

（1）护理　①保持呼吸道通畅，勤翻身，防止坠积性肺炎或褥疮；②吞咽困难者要鼻饲，以防吸入性肺炎；③保证充足的水分、热量和电解质供应；④尽早对瘫痪肌群康复训练，防止肌肉萎缩，促进恢复；⑤补充 B 族维生素、辅酶、ATP，神经生长因子等，促进神经恢复。

（2）呼吸肌麻痹的抢救　对呼吸肌麻痹、呼吸衰竭、颅神经麻痹致咽喉分泌物积聚者，应及时作气管切开或插管，必要时使用呼吸机以保证有效通气和换气。

（3）免疫调节治疗　大剂量免疫球蛋白［400mg/(kg·d)］，连用 5 天，或 2g/kg 分 2 日静脉滴注。目前多数专家认为皮质激素对本病治疗无效。

第八节　重症肌无力

重症肌无力（myasthenia gravis，MG）是一种获得性自身免疫性神经肌肉接头疾病，主要由抗乙酰胆碱受体（AChR-Ab）介导。临床上无力性运动障碍典型表现为"晨轻暮重"，即无力症状在休息后缓解，活动后加重。MG 患者体液中存在乙酰胆碱受体（ACh-R）抗体，与 ACh 共同争夺 ACh-R 结合部位。并直接破坏 ACh-R 和突触后膜，使 ACh-R 数目减少，突触间隙增宽，致 ACh 在重复冲动中与受体结合的概率越来越小，很快被水解、灭活，或在增宽的间隙中弥散性流失，临床出现肌肉病态性易疲劳现象。抗胆碱酯酶可抑制 ACh 的降解，增加其与受体结合机会从而增强终板电位，使肌力改善。

一、临床表现

1. 儿童期重症肌无力　发病高峰是 2～3 岁，女孩多见。病程经过缓慢，其间可交替地完全缓解或复发，呼吸道感染可使病情加重。与成人不同，小儿 MG 很少与胸腺瘤并存，但偶可继发于桥本甲状腺炎等引起的甲状腺功能减退。临床主要表现三种类型。①眼肌型：最多见。单纯眼外肌受累，多数见一侧或双侧眼睑下垂，晨轻暮重。反复用力做睁闭眼动作也可使症状更明显。②脑干型：主要表现为第Ⅸ、Ⅹ、Ⅻ对颅神经所支配的咽喉肌群受累。突出症状是吞咽或构音困难、声音嘶哑等。③全身型：主要表现运动后四肢肌肉疲劳无力，严重者卧床难起，呼吸肌无力时危及生命。

2. 新生儿期重症肌无力 包括两种类型。①新生儿暂时性重症肌无力：重症肌无力女患者妊娠后娩出的新生儿可能出现全身肌肉无力。数天或数周后，肌力可恢复正常。②先天性重症肌无力：因遗传性 ACh-R 离子通道异常，患儿出生后全身肌无力和眼外肌受累，症状持续，不会自然缓解，治疗效果差。

二、诊断

（1）药物诊断性试验 依酚氯铵或新斯的明药物试验时可见肌力很快明显改善，2～5min 后作用消失为阳性反应，有助确立诊断。

（2）肌电图检查 表现为重复电刺激中反应电位波幅的快速降低，对本病诊断较有特异性。

（3）血清抗 ACh-R 抗体检查 若阳性有诊断价值。

（4）胸部 CT 检查 明确有无胸腺瘤。

三、治疗

（1）胆碱酯酶抑制剂 是多数患者的主要治疗药物。首选溴吡斯的明。

（2）糖皮质激素 长期规律应用可明显降低复发率。首选泼尼松。

（3）免疫抑制剂 对于眼肌型 MG，若效果不理想，可选择非类固醇类免疫抑制剂治疗。

（4）胸腺切除术 对于药物难控制病例可考虑切除胸腺。

（5）大剂量静脉注射丙种球蛋白和血浆交换疗法。

★（6）肌无力危象的识别与抢救 治疗过程中患儿可发生两种肌无力危象。

① 重症肌无力危象：重症肌无力患者临床症状迅速恶化，并出现生命危险。注射新斯的明能使症状迅速改善。

② 胆碱能危象：因胆碱酯酶抑制剂过量引起，除明显肌无力外，尚有严重毒蕈碱样症状。采用依酚氯铵 1mg 肌内注射来鉴别，胆碱能危象者出现症状短暂加重，重症肌无力危象者会因用药而减轻。

（7）禁用/慎用药物 大环内酯类抗生素、氨基糖苷类抗生素、普鲁卡因胺、奎宁、普萘洛尔、β 受体阻滞剂、青霉胺、肉毒杆菌毒素等药物有加重神经肌肉接头传递障碍的作用，应避免或谨慎使用。

第九节 进行性肌营养不良

进行性肌营养不良是一组遗传性肌肉变性疾病，其中假肥大型肌营养不良为小儿时期最常见、最严重的一型。Duchenne 肌营养不良（Duchenne muscular dystrophy，DMD）、Becker 肌营养不良（Becker muscular dystrophy，BMD）代表假肥大型肌营养不良的两种不同类型。本病是由于染色体 Xp21 上编码抗肌萎缩蛋白的基因突变所致，属 X-连锁隐性遗传病。

主要临床表现：①进行性肌无力和运动功能倒退，独立行走后步态不稳，易跌倒，行走摇摆如鸭步态，大多 10 岁后丧失独立行走能力；②Gower 征；③假性肌肥大和广泛肌萎缩。血清磷酸肌酸激酶显著增高。肌电图呈典型肌病表现，周围神经传导速度正常。肌肉活检显微镜下可见肌纤维轻重不等的广泛变性坏死。对活检肌肉组织进行抗肌萎缩蛋白的细胞免疫化学诊断，或采血 DNA 序列分析可证实抗肌萎缩蛋白基因突变或缺失。尚无特效治疗。

同步练习

一、选择题

1. 正常小儿前囟闭合最晚时间是（　　）。

　A. 10 个月　　　　　　B. 1 岁半　　　　　　　　C. 2 岁

　D. 2 岁半　　　　　　E. 3 岁

2. 单纯性高热惊厥的特点不包括以下哪项？（　　）

　A. 惊厥多为部分性发作　　B. 发作前后神经系统无异常

　C. 有明显的遗传倾向　　　D. 惊厥持续多在 10min 以内

　E. 有年龄特点

二、名词解释

1. 屏气发作

2. 癫痫持续状态

三、问答题

1. 脑膜刺激征包括哪些？

2. 儿童神经系统的检查中，为什么会特别注意皮肤的检查？

3. 癫痫发作分类中，局灶性发作与全面性发作最主要的区别是什么？

4. 简述热性惊厥的特点。

5. 简述典型急性细菌性脑膜炎的脑脊液特点。

6. 简述急性细菌性脑膜炎的并发症有哪些？

7. 简述颅内常见感染性疾病的脑脊液改变特点。

8. 简述吉兰-巴雷综合征的脑脊液特点。

参考答案

一、选择题

1. C　2. A

二、名词解释

1. 屏气发作：是呼吸运动暂停的一种异常性格行为问题，多发生于 6～18 月婴幼儿，5 岁前会逐渐自然消失。

2. 癫痫持续状态：是指一次癫痫发作连续 30min 以上，或反复发作而间歇期意识无好转超过 30min 者。

三、问答题

1. 答：脑膜刺激征包括颈强直、Kernig 征、Brudzinski 征。

2. 答：因在组织胚胎发育过程中，皮肤与神经系统同属于中胚层，故皮肤的异常往往预示神经系统的异常。

3. 答：发作时一开始是否有意识丧失为最主要区别。

4. 答：热性惊厥的特点：①首次发作年龄于生后 3 个月～5 岁；②常有热性惊厥家族史；③惊厥发生在体温骤然上升（大多 39℃）时；④多数呈全身强直-阵挛发作；⑤持续数秒至 15min，可伴有发作后短暂嗜睡；⑥发作后不留神经系统体征；⑦在一次发热疾病过程中，约 75% 的患儿只有一次发作，个别有两次发作；⑧约 29%～55% 的患儿会在今后出现发热疾病时再次发作；⑨预后良好，2 周后查脑电图正常。

5. 答：典型病例表现为压力增高，外观混浊似米汤样。白细胞总数显著增多，≥1000/mm³，分类以中性粒细胞为主。糖含量明显降低，蛋白含量显著增高。有时涂片革兰氏染色检查出致病菌，或细菌培养呈阳性。

6. 答：①硬脑膜下积液；②脑室管膜炎；③抗利尿激素异常分泌综合征；④脑积水；⑤各种神经功能障碍。

7. 答：

	压力	外观	潘氏试验	白细胞	蛋白	糖	氯化物	病原学检查
正常	0.69~1.96kPa	清亮透明	—	(0~10)×10⁶/L	0.2~0.4g/L	2.8~4.5mmol/L	117~127mmol/L	—
化脓性脑膜炎	不同程度增高	米汤样浑浊	+~+++	多数>500×10⁶/L 多核为主	明显增高	明显降低	多数降低	涂片、培养可发现致病菌
结核性脑膜炎	增高	微浑浊,毛玻璃样	+~+++	多数在(200~500)×10⁶/L,淋巴为主	增高	降低	降低	涂片、培养可发现抗酸杆菌
病毒性脑膜炎	正常或轻度增高	清亮	—~+	(50~200)×10⁶/L,淋巴为主	正常或轻度增高	正常	正常	特异性抗体阳性,病毒分离可阳性
隐球菌脑膜炎	高或很高	微浑浊	+~+++	数十~数百,淋巴为主	增高	降低	多数降低	涂片墨汁染色和培养可发现致病菌

续表

8. 答：脑脊液中蛋白增高，但白细胞计数和其他均正常，即蛋白-细胞分离现象，这是本病的特征。

（杨赟）

第十五章　内分泌疾病

📘 **学习目的**

　　1. 掌握　先天性甲状腺功能减退症的临床表现、实验室检查、诊断及治疗；儿童糖尿病的临床表现、实验室检查、诊断及治疗；酮症酸中毒的诊断及治疗。

　　2. 熟悉　生长激素缺乏症的临床表现、实验室检查、诊断及治疗；中枢性尿崩症的病因、临床表现、实验室检查和治疗；性早熟的病因及分类、临床表现、实验室检查、诊断和治疗；先天性甲状腺功能减退症的病因、预后；先天性肾上腺皮质增生症的临床表现、实验室检查、诊断及治疗。

📖 **内容精讲**

第一节　概　　述

　　内分泌系统是人体重要的调节系统之一，它与神经系统、免疫系统相互调节共同作用，维持人体生理功能的完整和稳定。

　　内分泌系统由内分泌器官组成，包括垂体、甲状腺、甲状旁腺、肾上腺、胰腺、性腺。内分泌系统有四个轴，分别是：下丘脑-垂体-生长轴、下丘脑-垂体-甲状腺轴、下丘脑-垂体-肾上腺轴、下丘脑-垂体-性腺轴。下丘脑-垂体-生长轴是下丘脑分泌生长激素释放激素和生长抑素，调节垂体生长激素的分泌，生长激素作用于肝脏等组织刺激胰岛素样生长因子1（IGF-1）的分泌，IGF-1作用于长骨促进生长。下丘脑-垂体-甲状腺轴是指在下丘脑分泌的促甲状腺激素释放激素的作用下垂体前叶分泌促甲状腺激素（TSH），TSH与甲状腺滤泡上皮细胞表面的受体相结合，刺激甲状腺激素的合成与释放。下丘脑-垂体-肾上腺轴包括了下丘脑、垂体、肾上腺三者复杂的反馈调节活动，在免疫、消化、情绪以及能量代谢等多种人体生理活动中起着重要的作用。下丘脑-垂体-性腺轴是下丘脑以脉冲形式分泌促性腺激素释放激素刺激腺垂体分泌促性腺激素，即黄体生成素和促卵泡生成素，促进卵巢和睾丸发育，并分泌雌二醇和睾酮。

第二节　生长激素缺乏症

　　生长激素缺乏症（growth hormone deficiency，GHD）是由于腺垂体合成和分泌生长激素部分或完全缺失，或由于生长激素分子结构异常等所致的生长发育障碍性疾病。患儿身高处在同年龄、同性别正常健康儿童生长曲线第3百分位数以下或低于平均数减两个标准差，符合矮身材标准。

一、病因

　　（1）原发性　包括下丘脑-垂体功能障碍和遗传性生长激素缺乏。

　　（2）继发性　常继发于下丘脑、垂体或其他颅内肿瘤、感染、细胞浸润、放射性损伤和头颅创伤等。其中产伤是国内 GHD 的最主要的病因。

(3) 暂时性。

二、临床表现

特发性生长激素缺乏症多见于男孩，患儿出生时身长和体重均正常，1 岁以后出现生长速度减慢，身高落后比体重低下更为显著。身高低于同年龄、同性别正常健康儿童生长曲线第 3 百分位数以下（或低于平均数减两个标准差），身高年增长速率＜5cm，智能发育正常。患儿虽生长落后，但身体各部比例匀称。骨骼发育落后，骨龄落后于实际年龄 2 岁以上，但与其身高年龄相仿，骨骺融合较晚。多数青春期发育延迟。

部分生长激素缺乏症患儿同时伴有一种或多种其他垂体激素缺乏，这类患儿除生长迟缓外，尚伴随其他激素缺乏症状。

三、实验室检查

(1) 生长激素刺激试验　包括生理性刺激和药物刺激试验。由于各种生长激素（GH）刺激试验均存在一定局限性，必须两种以上药物刺激试验结果都不正常时，才可确诊为生长激素缺乏症。

(2) 血 GH　24h 分泌谱测定。

(3) 胰岛素样生长因子（IGF-1）和胰岛素样生长因子结合蛋白（IGFBP-3）的测定。

(4) 其他辅助检查　①X 线检查：常用左手腕、掌、指骨正位片评定骨龄。GHD 患儿骨龄常落后于实际年龄 2 岁以上。②头颅 MRI 检查：了解下丘脑及垂体病变。

(5) 其他内分泌检查。

(6) 染色体核型分析。

★四、诊断和鉴别诊断

(1) 诊断　依据：①匀称性身材矮小，身高落后于同年龄、同性别正常儿童生长曲线的第 3 百分位数以下；②生长缓慢，年生长速率＜5cm；③骨龄落后于实际年龄 2 岁以上；④两种药物激发试验结果均示 GH 峰值低下（＜10μg/L）；⑤智能正常；⑥排除其他影响生长的疾病。

(2) 鉴别诊断　需与家族性矮身材、体质性生长及青春期延迟、特发性矮身材、先天性卵巢发育不全综合征、先天性甲状腺功能减退症、骨骼发育障碍、其他内分泌代谢病引起的生长落后等疾病鉴别。

五、治疗

(1) 生长激素　基因重组人生长激素替代治疗已被广泛应用，治疗应持续至骨骺愈合为止。治疗时年龄越小，效果越好。

(2) 同时伴有性腺轴功能障碍的患儿骨龄达 12 岁时可开始用性激素治疗。

第三节　中枢性尿崩症

尿崩症是由于患儿完全或部分丧失尿液浓缩功能，以多饮、多尿、尿比重低为特点的临床综合征。其中较多见的是由于抗利尿激素（ADH）［又名精氨酸加压素（AVP）］分泌或释放不足引起，称中枢性尿崩症。

一、病因

(1) 特发性　因下丘脑视上核或室旁核神经元发育不全或退行性病变所致。

（2）器质性（继发性）　任何侵犯下丘脑、垂体柄或神经垂体的病变都可发生尿崩症。常见有肿瘤、损伤、感染及其他等。

（3）家族性（遗传性）。

★二、临床表现

本病可发生于任何年龄，以烦渴、多饮、多尿为主要症状。尿比重低且固定。婴幼儿由于喂水不足可发生便秘、低热、脱水甚至休克，严重脱水可致脑损伤及智力缺陷。儿童可出现少汗、皮肤干燥苍白、精神不振、食欲低下、体重不增、生长缓慢等症状。如充分饮水，一般情况正常，无明显体征。

★三、实验室检查

（1）尿液检查　尿比重小于 1.005，尿渗透压可低于 200mmol/L。

（2）血生化检查　血渗透压正常或偏高。

（3）禁水试验　尿崩症患儿持续排出低渗尿，血清钠和血渗透压分别上升超过 145mmol/L 和 295mmol/L，体重下降 3%～5%。

（4）加压素试验　禁水试验结束后行加压素试验。

（5）血浆抗利尿激素测定。

（6）影像学检查　选择性进行头颅 X 线平片、CT 或 MRI 检查，以排除颅内肿瘤。

四、鉴别诊断

中枢性尿崩症需与其他原因引起的多饮、多尿相鉴别，如高渗性利尿、高钙血症、低钾血症、继发性肾性多尿、原发性肾性尿崩症、精神性多饮等疾病。

五、治疗

（1）病因治疗。

（2）药物治疗　①鞣酸加压素；②1-脱氨-8-D-精氨酸加压素；③其他药物：如噻嗪类利尿药、氯磺丙脲、氯贝丁酯、卡马西平等。

第四节　性早熟

性早熟是指女孩在 8 岁、男孩在 9 岁以前呈现第二性征。

一、病因和分类

性早熟按下丘脑-垂体-性腺轴功能是否提前发动分为中枢性性早熟和外周性性早熟两类。

1. 中枢性性早熟（真性性早熟）　包括特发性性早熟、继发性性早熟及其他疾病（少数未经治疗的原发性甲状腺功能减退症患者可出现中枢性性早熟）。

2. 外周性性早熟（假性性早熟）　包括性腺肿瘤、肾上腺疾病、外源性物质及其他疾病引起。

3. 部分性性早熟　也称不完全性性早熟，包括单纯性乳房早发育、单纯性阴毛早现和单纯性早初潮等。

★二、临床表现

性早熟以女孩多见，中枢性性早熟的临床特征是提前出现的性征发育，身高和体重过快的增长和骨骼成熟加速，成年后的身材反而较矮小。

外周性性早熟的性发育过程与上述规律迥异。

颅内肿瘤所致的性早熟患儿在病程早期常仅有性早熟表现，后期始见颅内压增高、视野缺损等定位征象。

★三、实验室检查

（1）促性腺激素释放激素（GnRH）刺激试验　LH峰值＞5U/L或LH/FSH峰值＞0.6～1.0，可认为其性腺轴功能已经启动。

（2）骨龄测定　性早熟患儿一般骨龄超过实际年龄。

（3）B超检查　选择盆腔B超检查女孩卵巢、子宫的发育情况；男孩注意睾丸、肾上腺皮质等部位。

（4）CT或MRI检查　怀疑颅内肿瘤或肾上腺疾病所致者，应进行头颅MRI或腹部CT检查。

（5）其他检查　根据临床表现可进一步选择其他相应检查。

四、诊断和鉴别诊断

性早熟的诊断首先要确定是否为性早熟；其次是判断性早熟属于中枢性或外周性；第三是寻找病因。特发性性早熟的诊断过程主要是排除其他原因所致的性早熟，特别是与中枢神经系统、肾上腺、性腺、肝脏的肿瘤鉴别。

五、治疗

（1）病因治疗。

（2）药物治疗　主要采用促性腺激素释放激素类似物。

第五节　先天性甲状腺功能减退症

先天性甲状腺功能减退症简称先天性甲低，是由于甲状腺激素合成不足或是由于甲状腺素受体缺陷所造成的一种疾病。

按病变涉及的位置可分为原发性和继发性。根据病因可分为散发性和地方性。

一、病因

1. 散发性先天性甲低

（1）甲状腺不发育、发育不全或异位　是造成先天性甲低最主要的原因，约占90%，亦称原发性甲低。多见于女孩。

（2）甲状腺激素合成障碍　多为常染色体隐性遗传病。

（3）促甲状腺激素（TSH）、促甲状腺素释放激素（TRH）缺乏　亦称下丘脑-垂体性甲低或中枢性甲低。TSH单一缺乏者甚为少见，常与其他垂体激素缺乏并存。

（4）甲状腺或靶器官反应低下　前者是对TSH无反应；后者是对T_3、T_4不反应。

（5）母亲因素　母亲服用抗甲状腺药物或母亲患自身免疫性疾病，存在抗甲状腺抗体，均可通过胎盘影响胎儿，造成甲低，亦称暂时性甲低，通常3个月后好转。

2. 地方性先天性甲低　多因孕妇饮食缺碘，致使胎儿碘缺乏。

★二、临床表现

主要特点：智能落后、生长发育迟缓、生理功能低下。

1. 新生儿期症状　患儿常为过期产，巨大儿，前、后囟大；胎便排出延迟、腹胀、便秘、脐疝、黄疸、少动多睡、反应迟钝、喂养困难、哭声低且少、体温低、末梢循环差，皮肤斑纹或有硬肿现象。

2. 典型症状　多数患儿常在出生半年后症状明显而就诊。

（1）特殊面容和体态　颈短，头大，皮肤苍黄、干燥，毛发稀少，面部黏液水肿，眼睑水肿，眼距宽，鼻梁低平，唇厚，舌大而宽厚，常伸出口外。身材矮小，躯干长而四肢短小，上部量/下部量＞1.5，腹部膨隆，常有脐疝。

（2）神经系统　动作发育迟缓，智能发育低下，表情呆板、淡漠，神经反射迟钝。

（3）生理功能低下　精神、食欲差，安静少动，对周围事物反应少，嗜睡，声音低哑，体温低而怕冷。脉搏及呼吸均缓慢，心音低钝，全身肌张力较低，肠蠕动减慢，腹胀和便秘。可伴心包积液，心电图呈低电压、P-R 间期延长、T 波平坦等改变。

3. 地方性甲状腺功能减退症

（1）"神经性"综合征　以共济失调、痉挛性瘫痪、聋哑和智能低下为特征，但身材正常且甲状腺功能正常或仅轻度减低。

（2）"黏液水肿性"综合征　以显著的生长发育和性发育落后，黏液性水肿，智能低下为特征，血清 T_4 降低，TSH 增高，约 25% 患儿有甲状腺肿大。

4. TSH 和 TRH 分泌不足　临床症状较轻。

★三、实验室检查

（1）新生儿筛查　出生后 2～3 天的新生儿干血滴纸片检测 TSH 浓度作为初筛，结果＞15～20mU/L 时，再采集血标本检测血清 T_4 和 TSH 以确诊。

（2）血清 T_4、T_3、TSH 测定　任何新生儿筛查结果可疑或临床有可疑症状的小儿都应检测血清 T_4 和 TSH 浓度，如 T_4 降低、TSH 明显增高时确诊。血清 T_3 在甲状腺功能减低时可能降低或正常。

（3）TRH 刺激试验　对疑有 TSH 或 TRH 分泌不足的患儿，可按 $7\mu g/kg$ 静注 TRH，正常者在注射后 20～30min 出现 TSH 峰值，90min 后回至基础值。不出现反应峰时应考虑垂体病变，若 TSH 反应峰甚高或持续时间延长，则提示下丘脑病变。

（4）骨龄测定　患儿骨龄明显落后于实际年龄。

（5）放射性核素检查　检测患儿甲状腺发育情况及大小、形状和位置。

四、诊断与鉴别诊断

根据典型的临床症状和甲状腺功能测定，诊断不甚困难。但在新生儿期不易确诊，应对新生儿进行群体筛查。需与先天性巨结肠、佝偻病、21-三体综合征、骨骼发育障碍性疾病鉴别。

★五、治疗

本病应早期确诊，尽早治疗，以避免对脑发育的损害。一旦诊断确立，应终身服用甲状腺制剂，不能中断，否则前功尽弃。

常用药物有两种：①L-甲状腺素钠片，一般起始量为每日 $8～9\mu g/kg$，大剂量为每日 $10～15\mu g/kg$。②甲状腺片：现临床基本不用。

用药量应根据甲状腺功能及临床表现进行适当调整，治疗开始应每 2 周随访 1 次；在血清 T_4 和 TSH 正常后，可改为每 3 个月一次；服药 1～2 年后可减为 6 个月 1 次。

六、预后

确诊后应立即开始正规治疗，出生 3 个月内开始治疗，预后良好。6 个月后才开始治疗，智能会受到严重损害。

第六节　先天性肾上腺皮质增生症

先天性肾上腺皮质增生症（congenital adrenocortical hyperplasia，CAH）是一组由于肾上腺皮质激素合成过程中酶的缺陷所引起的疾病，属常染色体隐性遗传病。

一、病因和病理生理

先天性肾上腺皮质增生症时，由于糖皮质激素、盐皮质激素、性激素合成过程中有不同部位的酶缺陷致使糖皮质激素、盐皮质激素合成不足，而在缺陷部位以前的各种中间产物在体内堆积。雄激素合成也增多。

★二、临床表现

本症以女孩多见。本病的临床表现取决于酶缺陷的部位及缺陷的严重程度。21-羟化酶缺乏症（21-OHD）是先天性肾上腺皮质增生症中最常见的一种，占典型病例的 90%～95%，可表现为单纯男性化型、失盐型、非典型型三种类型。常见的有以下几种类型（表 15-1）。

表 15-1　各种类型 CAH 的临床特征

酶缺陷		盐代谢	临床类型
21-羟化酶	失盐型	失盐	男性假性性早熟，女性假两性畸形
	单纯男性化型	正常	同上
11β-羟化酶		高血压	同上
17-羟化酶		高血压	男性假两性畸形，女性性幼稚
3β-羟类固醇脱氢酶		失盐	男性、女性假两性畸形
类固醇生成急性调节蛋白		失盐	男性假两性畸形，女性性幼稚
18-羟化酶		失盐	男、女性发育正常

三、实验室检查

1. 生化检测

（1）尿液 17-羟类固醇、17-酮类固醇和孕三醇测定　其中 17-酮类固醇是反映肾上腺皮质分泌雄激素的重要指标，肾上腺皮质增生症患者 17-酮类固醇明显升高。

（2）血液 17-羟孕酮、肾素-血管紧张素原、醛固酮、脱氢表雄酮、去氧皮质酮及睾酮等的测定　17-羟孕酮明显升高是 21-羟化酶缺乏的特异性指标，较可靠的诊断依据。

（3）血电解质测定　失盐型可有低钠血症、高钾血症。

（4）血皮质醇、促肾上腺皮质激素（ACTH）测定。

2. 其他检查

（1）染色体检查　有利于鉴定性别。

（2）X 线检查　拍摄左手腕掌指骨正位片，判断骨龄。患者骨龄常超过年龄。

（3）CT 或 MRI 检查　可发现双侧肾上腺增大。

（4）基因诊断。

四、诊断和鉴别诊断

本病如能早期诊断、早期治疗，可维持患儿的正常发育和生活，因此早期确诊极为重要，并需与其他相关疾病鉴别：①失盐型易误诊为先天性肥厚性幽门狭窄或肠炎。②单纯男性化型应与真性性早熟、男性化肾上腺肿瘤相鉴别。

★五、治疗

（1）及时纠正水、电解质紊乱（针对失盐型患儿） 静脉补液可用生理盐水，有代谢性酸中毒则用 0.45% 氯化钠和碳酸氢钠溶液。忌用含钾溶液。

（2）长期治疗

① 糖皮质激素 一般氢化可的松为每日 $10\sim20\text{mg/m}^2$，分 $2\sim3$ 次口服。

② 盐皮质激素 口服氟氢可的松 $0.05\sim0.1\text{mg/d}$，症状改善后渐减停。

（3）手术治疗。

六、预防

①新生儿筛查；②产前诊断。

第七节　儿童糖尿病

糖尿病（diabetes mellitus，DM）是由于胰岛素缺乏所造成的糖、脂肪、蛋白质代谢紊乱症，分为原发性和继发性两类。原发性糖尿病分为：①1 型糖尿病，又称胰岛素依赖性糖尿病；②2 型糖尿病，亦称非胰岛素依赖性糖尿病；③青年成熟期发病型糖尿病；④新生儿糖尿病。98% 的儿童糖尿病为 1 型糖尿病。

一、病因和发病机制

目前认为是在遗传易感性基因的基础上，在外界环境因素的作用下，引起自身免疫反应，导致胰岛 B 细胞的损伤和破坏，当胰岛素分泌减少至正常的 10% 时，即出现临床症状。遗传、环境、自身免疫等因素在 1 型糖尿病发病过程中起到重要作用。

二、病理生理

胰岛 B 细胞大都被破坏，分泌胰岛素明显减少而分泌胰高血糖素的细胞和其他细胞则相对增生即引起代谢紊乱。

★三、临床表现

（1）1 型糖尿病患者起病较急骤，多有感染或饮食不当等诱因。

（2）典型症状为多饮、多尿、多食和体重下降（即"三多一少"），出现消瘦、精神不振、倦怠乏力等体质显著下降症状。

（3）约 40% 糖尿病患儿在就诊时即处于酮症酸中毒状态，常因急性感染、过食、诊断延误、突然中断胰岛素治疗等因素诱发，多表现为：起病急，进食减少，恶心，呕吐，腹痛，关节或肌肉疼痛，皮肤黏膜干燥等脱水表现，呼吸深长，呼气中带有酮味，脉搏细速，血压下降，体温不升，甚至嗜睡，淡漠，昏迷。

（4）病程较久，对糖尿病控制不好时可发生生长落后、智能发育迟缓、肝大，称为 Mauriac 综合征。

（5）晚期可出现蛋白尿、高血压、肾功能衰竭等糖尿病肾病表现，还可出现白内障、视力障碍、视网膜病变，甚至双目失明。

（6）儿童糖尿病有特殊的自然病程，即急性代谢紊乱期、暂时缓解期、强化期、永久糖尿病期。

★四、实验室检查

1.尿液检查

（1）尿糖 尿糖定性一般阳性。尿糖可间接反映糖尿病患儿血糖控制情况。

(2) 尿酮体　糖尿病伴有酮症酸中毒时呈阳性。

(3) 尿蛋白　可反应肾脏病变。

2. 血液检查

(1) 血糖　①患儿有"三多一少"典型症状,其餐后任意时刻血糖≥11.1mmol/L。②空腹血糖≥7.0mmol/L。③2h口服葡萄糖耐量试验≥11.1mmol/L。符合以上任意一项标准即可诊断为糖尿病。

(2) 血脂　血清胆固醇、甘油三酯和游离脂肪酸明显增加。治疗适当时则可使之降低。检测血脂水平,有助于判断病情控制情况。

(3) 血气分析　酮症酸中毒在1型糖尿病患儿中发生率极高,当血气分析显示患儿血 pH<7.30,HCO_3^-<15mmol/L 时,即有代谢性酸中毒存在。

(4) 糖化血红蛋白　正常人 HbA1C<7%,治疗良好的糖尿病患儿应<7.5%,如>9%时则表示血糖控制不理想。因此 HbA1C 可作为近期病情是否有效控制的指标。

3. 葡萄糖耐量试验　用于空腹血糖正常或正常高限,餐后血糖高于正常而尿糖偶尔阳性的患儿。

五、诊断

典型的病例诊断并不困难。对有口渴、消瘦、遗尿症状的患儿;或有糖尿病家族史者;或有不明原因的脱水、酸中毒的患儿都应考虑本病的可能性。

★六、治疗

治疗是综合性的,包括胰岛素治疗、饮食管理、运动锻炼、自我血糖监测及精神心理支持治疗。

1. 糖尿病酮症酸中毒的治疗　酮症酸中毒迄今仍然是儿童糖尿病急症死亡的主要原因。

(1) 液体治疗　主要针对脱水、酸中毒和电解质紊乱。酮症酸中毒时脱水量约为100ml/kg,一般均属等渗性脱水。因此,应遵循下列原则输液:输液开始的第1h,按20ml/kg(最大量1000ml)快速静滴0.85%氯化钠溶液,以纠正血容量、改善血循环和肾功能。第2~3h,按10ml/kg静滴0.45%氯化钠溶液。当血糖<17mmol/L后,改用含有0.2%氯化钠的5%葡萄糖液静滴。要求在开始的12h内至少补足累积损失量的一半。在此后的24h内,可视情况按60~80ml/kg静滴同样溶液,以供给生理需要量和补充继续损失量。在患儿开始排尿后应立即在输入液体中加入氯化钾溶液,一般按每日2~3mmol/kg补给,并应监测心电图或血钾浓度。

对酮症酸中毒不宜常规使用碳酸氢钠溶液,补充水分和胰岛素可以矫正酸中毒。仅在 pH<7.1,HCO_3^-<12mmol/L 时,可按2mmol/kg给予1.4%碳酸氢钠溶液静滴,先用半量。当血 pH≥7.2时即停用,避免酸中毒纠正过快引起碱中毒而脑内仍为酸中毒,从而加重脑水肿。

(2) 胰岛素治疗　糖尿病酮症酸中毒时多采用小剂量胰岛素静脉滴注治疗。首先静推胰岛素0.1U/kg,然后按每小时0.1U/kg。当血糖<17mmol/L时,应将输入液体换成含0.2%氯化钠的5%葡萄糖液。能进食后或血糖下降至11mmol/L时,改为胰岛素皮下注射,每次0.25~0.5U/kg,每4~6h 1次,直至患儿血糖稳定为止。

(3) 控制感染　酮症酸中毒常并发感染,须在急救同时采用有效抗生素治疗。

2. 长期治疗措施

(1) 饮食管理　糖尿病的饮食管理是进行计划饮食而不是限制饮食。

① 每日总热能需要量:每日所需热量(kcal)为1000+[年龄×(80~100)],对年幼儿宜偏高。全日热量分配为早餐1/5,中餐和晚餐分别为2/5,每餐中留出少量(5%)做餐间点心。

② 食物的成分和比例：蛋白质15%～20%，碳水化合物50%～55%，脂肪30%。

（2）胰岛素治疗　胰岛素的种类、剂量、注射方法都与疗效有关。

① 胰岛素制剂：目前胰岛素制剂有短效胰岛素（RI）、中效的珠蛋白胰岛素（NPH）、长效的鱼精蛋白锌胰岛素（PZI）。

② 胰岛素治疗方案：新诊断的患儿，轻症者胰岛素一般用量为每日0.5～1.0U/kg，出现明显临床症状以及酮症酸中毒恢复期开始治疗时胰岛素需要量往往大于1U/kg。NPH和RI按2:1。每日皮下注射两次：早餐前30min，2/3总量；晚餐前30min，1/3总量。

③ 胰岛素剂量的调整：应根据用药日血糖或尿糖结果，调整次日的胰岛素用量，每2～3天调整剂量一次，直至尿糖不超过＋＋。

④ 胰岛素长期治疗过程中的注意事项：a.胰岛素过量：胰岛素过量可致Somogyi现象。由于胰岛素过量，在午夜至凌晨时发生低血糖，在反调节激素作用下使血糖升高，清晨出现高血糖。b.胰岛素不足：胰岛素不足可致清晨现象。c.胰岛素耐药。

（3）运动治疗。

（4）宣教和管理。

（5）血糖监测。

（6）预防并发症　预防微血管继发损害所造成的肾功能不全、视网膜和心肌等病变。

同步练习

问答题

1.先天性甲状腺功能减退症新生儿期临床表现是什么？
2.先天性甲状腺功能减退症的典型症状是什么？
3.儿童糖尿病的诊断标准是什么？
4.酮症酸中毒如何液体治疗？

参考答案

问答题

1.答：先天性甲状腺功能减退症新生儿期临床表现是：常为过期产，巨大儿，前、后囟大。胎便排出延迟、腹胀、便秘、脐疝、黄疸、少动多睡、反应迟钝、喂养困难、哭声低且少、体温低、末梢循环差，皮肤斑纹或有硬肿现象。

2.答：① 特殊面容和体态：颈短，头大，皮肤苍黄、干燥，毛发稀少，面部黏液水肿，眼睑水肿，眼距宽，鼻梁低平，唇厚，舌大而宽厚，常伸出口外。身材矮小，躯干长而四肢短小，上部量/下部量＞1.5，腹部膨隆，常有脐疝。

② 神经系统：动作发育迟缓，智能发育低下，表情呆板、淡漠，神经反射迟钝。

③ 生理功能低下：精神、食欲差，安静少动，对周围事物反应少，嗜睡，声音低哑，体温低而怕冷。脉搏及呼吸均缓慢，心音低钝，全身肌张力较低，肠蠕动减慢，腹胀和便秘。可伴心包积液，心电图呈低电压、P-R间期延长、T波平坦等改变。

3.答：儿童糖尿病的诊断标准是：① 患儿有"三多一少"典型症状，其餐后任意时刻血糖≥11.1mmol/L。② 空腹血糖≥7.0mmol/L。③ 2h口服葡萄糖耐量试验≥11.1mmol/L。符合以上任意一项标准即可诊断为糖尿病。

4.答：液体治疗主要针对脱水、酸中毒和电解质紊乱。酮症酸中毒时脱水量约为100ml/kg，一般均属等渗性脱水。因此，应遵循下列原则输液：输液开始的第1h，按20ml/kg（最大量1000ml）快速静滴0.85%氯化钠溶液，以纠正血容量、改善血循环和肾功能。第2～3h，按10ml/kg静滴0.45%氯化钠溶液。当血糖＜17mmol/L后，改用含有0.2%

氯化钠的5%葡萄糖液静滴。要求在开始的12h内至少补足累积损失量的一半。在此后的24h内，可视情况按60～80ml/kg静滴同样溶液，以供给生理需要量和补充继续损失量。在患儿开始排尿后应立即在输入液体中加入氯化钾溶液，一般按每日2～3mmol/kg补给，并应监测心电图或血钾浓度。对酮症酸中毒不宜常规使用碳酸氢钠溶液，补充水分和胰岛素可以矫正酸中毒。仅在pH<7.1，HCO_3^-<12mmol/L时，可按2mmol/kg给予1.4%碳酸氢钠溶液静滴，先用半量，当血pH≥7.2时即停用，避免酸中毒纠正过快引起碱中毒而脑内仍为酸中毒，从而加重脑水肿。

（罗娟娟）

第十六章 遗传性疾病

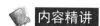 学习目的

1.掌握 唐氏综合征的临床表现和诊断；苯丙酮尿症、肝豆状核变性的临床表现、诊断及治疗措施。

2.熟悉 遗传性疾病的临床分类，染色体病的临床特征；先天性卵巢发育不全综合征、先天性睾丸发育不全综合征的临床表现及实验室检查；糖原贮积症、黏多糖贮积病的临床表现、诊断。

3.了解 本章其他内容。

内容精讲

第一节 遗传学概述

一、前言

遗传性疾病是指遗传物质发生改变而引起的或者是由致病基因所控制的疾病，具有先天性、终身性和家族性的特征。遗传性疾病不等同于先天性疾病，先天性疾病是指出生时即表现临床症状的疾病。

二、遗传性疾病的临床分类

遗传性疾病可分为五类。①染色体病：是人类最多见的先天性遗传病，包括常染色体疾病、性染色体疾病；②单基因遗传病：又可分为常染色体显性遗传、常染色体隐性遗传、X 连锁隐性遗传、X 连锁显性遗传和 Y 连锁遗传；③线粒体疾病；④基因组印记；⑤复杂遗传病，又称多基因疾病。

三、遗传性疾病的诊断

1.病史的采集

（1）对有先天畸形、特殊面容、生长发育障碍、智能发育落后、性发育异常或有遗传病家族史者，应做详细的家系调查和家谱分析。

（2）记录母亲妊娠史。

（3）应详细询问母亲孕期用药史及疾病史。

（4）详细询问不良物理、化学或生物环境因素暴露史。

2.体格检查

（1）头面部注意头围，有无小头畸形、小下颌畸形，耳的大小、耳位高低，眼距、眼裂、鼻翼发育，有无唇裂、腭裂和高腭弓，有无毛发稀疏和颜色异常。

（2）注意上身长与下身长的比例、指距、手指长度、乳头距离，注意脊柱、胸廓异常，注意关节活动是否正常，注意皮肤和毛发色素、手纹、外生殖器等。

（3）注意黄疸、肝脾大、心脏异常听诊音和神经系统症状等。

3. 实验室诊断技术　　常用的检查方法有染色体核型分析、荧光原位杂交（FISH）技术、微阵列比较基因组杂交技术、DNA 测序和生化学测定等。

4. 常见遗传病诊断思路　　首先依赖病史、症状、体征及常规辅助检查等。结合家谱分析、传统细胞遗传学技术、血尿串联质谱、代谢物检测、酶活性分析、遗传学技术等。

四、遗传咨询

1. 定义　　遗传咨询是由咨询医师和咨询者即遗传病患者本人、携带者或其家属，就某种遗传病在一个家庭中的发生、再发风险和防治上所面临的问题进行一系列的交谈和讨论，是家庭预防遗传病患儿出生的最有效的方法。内容涉及肿瘤遗传咨询、生殖遗传咨询、胚胎植入前基因诊断、产前筛查、遗传病诊断及风险评估、基因检测指导个体化用药、遗传性疾病临床研究、遗传咨询相关教育等。

2. 遗传咨询应遵循的原则

（1）遗传咨询人员应态度亲和，密切注意咨询对象的心理状态并予以疏导。

（2）遗传咨询人员应尊重咨询对象的隐私权，对咨询对象提供的病史及家族史给予保密。

（3）遵循知情同意的原则。

3. 遗传咨询需注意的问题

（1）初始风险评估。

（2）知情同意。

（3）信息和教育。

（4）基因检测结果的处理。

（5）心理支持。

五、遗传性疾病的治疗和预防

(一)遗传病的治疗原则与策略

治疗的基本策略包括：①临床水平的内、外科治疗及心理治疗等；②在代谢水平上对代谢底物或产物的控制；③蛋白质功能的改善。

治疗的方法分为：①对因治疗；②对症治疗；③姑息治疗。

(二)遗传病的预防

建立遗传性疾病三级预防体系，综合开展孕前、孕产期和婴幼儿的危险因素识别、风险评估、检测预警以及早期干预等关键性技术研发应用，是减少遗传性疾病危害的核心。

1. 一级预防　　携带者筛查——凡本人或家族成员有遗传病或先天畸形史、家族中多次出现或生育过智力低下儿或反复自然流产者，应进行遗传咨询，找出病因，明确诊断。

2. 二级预防　　产前诊断——在遗传咨询的基础上，通过直接或间接地对孕期胚胎或胎儿进行生长和生物标记的检测，有目的地进行产前诊断，可减少遗传病患儿出生。

3. 三级预防　　新生儿筛查——新生儿可疑有遗传病，出生后应尽早利用血生化检查、影像学、遗传学检测等方法做出早期诊断，针对其发病原因进行结构畸形的修复，以及功能缺陷的对因、对症、姑息治疗等。遗传性疾病的新生儿筛查纳入标准见表 16-1。

表 16-1　遗传性疾病的新生儿筛查纳入标准

1. 及早查明病因可给新生儿带来明显的健康益处
2. 症状出现前，机体已经出现生化改变
3. 具有合适高通量筛选的高敏感度与特异性的检测条件
4. 对患儿可提供具有疾病针对性的治疗和护理措施
5. 后期的社会与经济效益大大超过筛查成本

第二节　临床细胞遗传学-染色体疾病

一、唐氏综合征

唐氏综合征（Down syndrome，DS）又称 21-三体综合征，是人类最早被确定的染色体病，母亲年龄愈大，发生率愈高。

(一)遗传学基础

细胞遗传学特征是第 21 号染色体呈三体征，其发生主要是由于亲代之一的生殖细胞在减数分裂形成配子时，或受精卵在有丝分裂时，21 号染色体发生不分离，胚胎体细胞内存在一条额外的 21 号染色体。

(二)临床表现

主要特征为智能落后、特殊面容和生长发育迟缓，并可伴有多种畸形。

1. 特殊面容　出生时即有，表情呆滞。眼裂小，眼距宽，双眼外眦上斜，可有内眦赘皮；鼻梁低平，外耳小；硬腭窄小，常张口伸舌，流涎多；头小而圆，前囟大且关闭延迟；颈短而宽，常呈嗜睡和喂养困难。

2. 智能落后　本病最突出、最严重的临床表现。绝大部分患儿都有不同程度的智能发育障碍，随年龄的增长日益明显。

3. 生长发育迟缓　患儿出生的身长和体重均较正常儿低，生后体格发育、动作发育均迟缓，身材矮小，骨龄落后于实际年龄，出牙迟且顺序异常；四肢短，韧带松弛，关节可过度弯曲；肌张力低下，腹膨隆，可伴有脐疝；手指粗短，小指尤短，中间指骨短宽且向内弯曲。

4. 伴发畸形　可伴发隐睾、无月经、无生育能力、先天性心脏病、消化道畸形。先天性甲状腺功能减退症、急性淋巴细胞性白血病发病率高于正常人群，免疫功能低下，易患感染性疾病。

5. 皮纹特点　可有通贯手和特殊皮纹。

(三)实验室检查

1. 细胞遗传学检查　根据核型分析可分为三型。

（1）标准型　约占患儿总数 95%，核型为 47,XY(或 XY)，+21。

（2）易位型　约占 2.5%～5%，是发生于近着丝粒染色体的互相易位，称罗伯逊易位（着丝粒融合）。

（3）嵌合体型　约占 2%～4%，核型为 46,XY（或 XX）/47,XY（或 XX），+21。

2. 荧光原位杂交　本病患者的细胞中呈现，3 个 21 号染色体的荧光信号。

(四)诊断与鉴别诊断

典型病例根据特殊面容、智能与生长发育落后、皮纹特点等不难作出临床诊断，但应作染色体核型分析以确诊。本病应与先天性甲状腺功能减退症鉴别，后者有颜面黏液性水肿、头皮干燥、皮肤粗糙、喂养困难、便秘、腹胀等症状。

(五)治疗

目前尚无有效治疗方法，要采用综合措施。

(六)遗传咨询

标准型 21-三体综合征的再发风险为 1%，孕母年龄愈大，风险率愈高。对于生育过唐氏综合征患儿的孕妇以及其他高危孕妇（如高龄孕妇），应在怀孕期间进行羊水染色体检查，预防唐氏综合征患儿的出生。

（七）产前筛查

孕母外周血血清学筛查是目前被普通接受的孕期筛查方法。羊水穿刺可作出最终诊断。

二、先天性卵巢发育不全综合征

先天性卵巢发育不全综合征又称 Turner 综合征（Turner syndrome，TS），因性染色体 X 呈单体性所致，该病也是人类唯一能生存的单体综合征。

（一）遗传学基础

本病是由于细胞内 X 染色体缺失或结构发生改变所致。

（二）临床表现

多因身材矮小、青春期无性征发育、原发性闭经等就诊。

典型的 TS 患儿在新生儿期可见颈后皮肤过度折叠以及手、足背发生水肿等特殊症状。

儿童常见于 3 岁后身高增长缓慢，生长速率明显下降，青春期无生长加速。颈短，50%有颈蹼，后发际低；乳距增宽；皮肤多痣，有肘外翻。青春期无性征发育、原发性闭经、外生殖器呈幼稚型，不育。患者常伴有其他先天畸形，如主动脉缩窄，肾脏畸形，指（趾）甲发育不良，第4、5掌骨较短等。患儿智能正常或稍低。

（三）实验室检查

1. 染色体核型分析　异常核型有以下类型。

（1）单体型　45，X 是最多见的一型，具有典型症状。

（2）嵌合型　45，X/46，XX 或 45，X/47，XXX，也较常见，临床症状轻重不一。若患者以 45，X 细胞为主，其表型与单体型相似。

（3）X 染色体结构异常　短臂或长臂的整臂缺失相对多见。

2. 内分泌激素检查　垂体促性腺激素黄体生成素（LH）、促卵泡激素（FSH）明显升高，E2 降低，提示卵巢功能衰竭。

3. B 超检查　显示子宫、卵巢发育不良，严重者呈纤维条索状。

（四）诊断

典型病例根据特征性临床表现不难做出临床诊断，结合常规核型分析可确诊。

（五）治疗

1. 矮身材的治疗　明确诊断后每晚临睡前皮下注射重组人生长激素 0.15U/kg。

2. 雌激素替代治疗　一般从 12～14 岁开始，先用小剂量治疗 6～12 个月，逐步增加到成年人替代治疗剂量。2 年后可进行周期性雌激素-孕激素治疗，有助于患者第二性征发育。青春期前慎用性激素。

（六）产前诊断

可采用羊水穿刺、脐带血的核型分析。

三、先天性睾丸发育不全综合征

先天性睾丸发育不全综合征又称 Klinefelter 综合征，是一种性染色体疾病，由于性染色体异常导致睾丸发育不全和不育，是男性不育的常见原因之一。

(一)临床表现

男性表型，体格较瘦长，指间距大于身高。乳房女性化约占40%。青春期发育常延缓，一般不能生育（偶有例外）。体格检查发现男性第二性征不明显，无胡须，无喉结，皮肤白皙，睾丸小，阴毛发育差。智商水平处于正常范围内。

(二)实验室检查

1. 外周血细胞染色体核型分析　染色体核型标准型三体型为47，XXY，其他尚有染色体四体型、五体型。

2. 生化检验　血清睾酮降低，垂体促性腺激素黄体生成激素（LH）、促卵泡激素（FSH）升高。

3. 其他检验　患者精液中一般无精子生成，病理检查见精曲小管玻璃样变，其睾丸间质细胞（Leydig细胞）虽有增生，但内分泌活力不足。

(三)治疗

如能早期发现，患者自11~12岁开始应进行雄激素治疗，一般采用长效睾酮制剂治疗。

四、DiGeorge 综合征

DiGeorge 综合征是以先天性甲状旁腺功能减退和胸腺发育不良所致的细胞免疫缺陷为特征的一类染色体缺失综合征，是由于22号染色体q11.2区域微小缺失所致。现在更广泛称为22q11.2缺失综合征。

(一)遗传学基础

由于22号染色体长臂q11.2区域包含约33~44个基因片段连续性缺失所致。

(二)临床表现

本病临床症状类型及严重性多变，多同时患有先天性心脏病，尤其是圆锥动脉干畸形。也常可见免疫缺陷所致的反复感染，上颚畸形、小下颌、低位耳、宽距眼等多见于北欧族群。多有发育迟缓、认知功能及学习障碍等。

(三)实验室检查

常用手段包括：荧光原位杂交（FISH）、多重连接探针扩增（MLPA）、微阵列比较基因组杂交技术（aCGH）等。

(四)诊断与鉴别诊断

诊断需依靠典型的临床症状和遗传学检测。主要的鉴别诊断如下：

（1）Smith-Lemli-Opitz综合征　由于 *DHCR 7* 基因缺陷引起的胆固醇代谢异常，临床表现为多发畸形及发育迟滞，伴血清7-脱氢胆固醇升高。

（2）眼-耳-脊柱（Goldenhar）综合征　一种以眼、耳、颜面部及脊柱畸形为主要症状的罕见先天性畸形。

（3）CHARGE综合征　一种以眼部和中枢神经系统畸形、先天性心脏病、后鼻孔闭锁、生长发育迟滞、泌尿生殖道畸形以及耳部畸形为特征的联合畸形，为常染色体显性遗传。

(五)治疗

无特效治疗方法，治疗主要集中于畸形的纠正、针对性治疗及精神症状的早期诊断及干预等。

(六)遗传咨询

为常染色体显性遗传,90%患者为新发 22q11.2 缺失,约 10%缺失遗传自父母。

(七)产前诊断

高危妊娠的产妇可在孕早、中期接受分子遗传学检测。

第三节　单基因遗传疾病

一、概述

遗传代谢病是遗传性生化代谢缺陷的总称,是由于基因突变,引起蛋白质分子在结构和功能上发生变化,导致酶、受体、载体等的缺陷,使机体的生化反应和代谢出现异常,反应底物或中间代谢产物在体内大量蓄积,引发一系列临床表现的一大类疾病。

(一)遗传代谢病的分类

遗传代谢病可根据先天性缺陷所累及的生化物质进行分类,分为氨基酸代谢病、碳水化合物代谢病、脂肪酸氧化障碍、有机酸代谢病、尿素循环障碍及高氨血症、溶酶体贮积病、线粒体代谢异常、核酸代谢异常、金属元素代谢异常、内分泌异常等。

(二)遗传代谢病的发病机制

由于基因突变,导致蛋白酶功能低下,因此该酶参与的生化反应和代谢出现异常,或底物堆积、或产物缺乏、或旁路代谢产物产生过多,造成病理性损害。

(三)遗传性代谢病常见的症状与体征

遗传性代谢病在各年龄段均可发病,其临床表现有急性危象期、缓解期和缓慢进展期。急性症状和检验异常包括急性代谢性脑病、高氨血症、代谢性酸中毒、低血糖等,随年龄不同有差异,全身各器官均可受累,以神经系统以及消化系统的表现较为突出。

(四)遗传性代谢病的诊断

遗传性代谢病的诊断依赖实验室检查。血、尿常规分析,生化检测等可有助于对遗传代谢病进行初步判断。确诊需根据疾病进行特异性底物、产物或者中间代谢物的测定。串联质谱技术、气相色谱-质谱技术、酶学测定、基因诊断对该病的诊断有重要意义。

二、苯丙酮尿症

苯丙酮尿症(phenylketonuria,PKU)是因苯丙氨酸羟化酶基因突变导致酶活性降低,苯丙氨酸(phenylalanine,Phe)及其代谢产物在体内蓄积导致疾病。是较为常见的常染色体隐性遗传疾病。

(一)病因

由于患儿苯丙氨酸羟化酶活性降低,不能将苯丙氨酸转化为酪氨酸,导致苯丙氨酸在血液、脑脊液及组织中浓度极高,通过旁路代谢产生大量苯丙酮酸、苯乙酸、苯乳酸和对羟基苯乙酸,高浓度的苯丙氨酸及其代谢物导致脑损伤。

(二)临床表现

患儿出生时正常,通常在 3~6 个月时始出现症状,1 岁时症状明显,表现为:

(1)神经系统　智能发育落后最为突出,有行为异常,可有癫痫小发作,少数呈现肌张力增高和腱反射亢进。

（2）皮肤 在出生数月后因黑色素合成不足，头发由黑变黄，皮肤白皙。皮肤湿疹较常见。

（3）体味 由于尿和汗液中排出较多苯乙酸，可有明显鼠尿臭味。

(三)辅助检查

（1）新生儿疾病筛查 新生儿哺乳 3～7 天，采集足跟末梢血滴于厚滤纸上，晾干后寄送筛查实验室，测定血中 Phe 的浓度，当 Phe 浓度大于切割值，则进一步检查确诊。

（2）苯丙氨酸浓度测定 正常浓度＜120μmol/L（2mg/dL），经典型 PKU＞1200μmol/L，中度 PKU 介于 360～1200μmol/L，轻度 PKU 介于 120～360μmol/L。

（3）尿蝶呤图谱分析。

（4）二氢生物蝶啶还原酶（DHPR）活性测定。

（5）DNA 分析。

(四)诊断和鉴别诊断

根据智能落后、头发由黑变黄、特殊体味和血苯丙氨酸升高，排除四氢生物蝶呤（BH$_4$）缺乏症就可以确诊。

(五)治疗原则

（1）一旦确诊立即治疗。开始治疗年龄愈小，预后越好。

（2）主要采用低苯丙氨酸配方奶治疗，待血浓度降到理想浓度时，可逐渐少量添加天然饮食。首选母乳，较大婴儿添加食品应以低蛋白、低苯丙氨酸为原则，量和次数随血 Phe 浓度而定。Phe 浓度过高或者过低都将影响生长发育。

（3）在饮食治疗中，应定期测定血 Phe 浓度，根据患儿具体情况调整食谱。低苯丙氨酸饮食治疗至少持续到青春期，终生治疗对患者更有益。

（4）成年女性患者在怀孕前应重新开始饮食控制，直至分娩，以免高苯丙氨酸血症影响胎儿。

（5）对有本病家族史的夫妇及先证者可进行 DNA 分析，进行产前诊断。

（6）对诊断 BH$_4$ 缺乏症患者，需补充 BH$_4$、5-羟色胺和 L-DOPA，二氢生物蝶呤还原酶缺乏症采用饮食限制苯丙氨酸摄入、5-羟色胺和 L-DOPA 及四氢叶酸治疗。

（7）沙丙蝶呤，在部分欧美国家已经开始用其治疗 PKU。

三、肝豆状核变性

肝豆状核变性又称 Wilson 病，是一种常染色体隐性遗传性疾病，因 ATP 7B 基因异常，导致铜在体内贮积。临床上以肝硬化、眼角膜 K-F 环和锥体外系三大表现为特征。

(一)病因

因 ATP 7B 基因突变，导致铜蓝蛋白和铜氧化酶活性降低，铜自胆汁中排出锐减，但由于患者肠道吸收铜功能正常，大量铜贮积在体内重要脏器组织，影响细胞的正常功能。

(二)临床表现

患儿肝内铜的贮积在婴儿期即已开始，5～12 岁发病最多见。临床上以肝损害最常见，可表现为肝硬化、慢性活动性肝炎、急性或亚急性肝炎和暴发型肝炎等，严重者出现肝脾质地坚硬、腹腔积液、食管静脉曲张、脾功能亢进、出血倾向、肝功能不全等。

神经系统症状多在 10 岁以后出现，可出现程度不等的锥体外系症状，如腱反射亢进、病理反射、肌张力改变、精细动作困难、肢体震颤、面无表情、构音及书写困难等。

晚期患者在眼角膜出现 K-F 环。

（三）辅助检查

（1）血清铜蓝蛋白　正常值为 200～400mg/L，患儿通常低于 200mg/L。

（2）血清铜氧化酶活性　患儿明显降低。

（3）24 小时尿铜排出量增高，正常应＜40μg。

（4）K-F 环检查　在角膜边缘可见呈棕灰、棕绿或棕黄色的色素环，色素环宽约 1～3mm。K-F 环自角膜上缘开始出现，然后形成环状。

（四）诊断和鉴别诊断

根据肝脏和神经系统症状、体征和实验室检查结果，特别是角膜 K-F 环阳性，血清铜蓝蛋白低于 200mg/L，铜氧化酶吸光度低于 0.17 可确立诊断。

（五）治疗原则

治疗目的是防止或减少铜在组织内蓄积，应终身治疗。越早治疗，预后越好。早期治疗可使症状消失。

（1）促进铜排泄的药物　主要有青霉胺，从小剂量开始，逐步增加，最大剂量 20mg/kg，每日 2～3 次，首次应行青霉素皮试，服用过程中需补充维生素 B₆。

（2）减少铜吸收的药物　常用锌制剂，服后大便排铜增加，减少体内铜的蓄积。青霉胺和锌盐合用可减少青霉胺用量，两药合用时间隔 2～3h，以免影响效果。

（3）低铜饮食　避免食用含铜量高的食物。

四、糖原贮积症

糖原贮积症（glycogen storage disease，GSD）是一组由于先天性酶缺陷所造成的糖原代谢障碍性疾病。其共同特征是糖原代谢异常，多数可见到糖原在肝脏、肌肉、肾脏等组织中储积量增加。根据临床表现和受累器官分为肝糖原贮积症和肌糖原贮积症。表 16-2 为部分糖原贮积症的酶缺陷与主要临床表现。

表 16-2　部分糖原贮积症的酶缺陷与主要临床表现

型号和病名	酶缺陷	主要临床表现
0 型	糖原合成酶	酮症低血糖
Ⅰa 型 von Gierke 病	葡萄糖-6-磷酸酶	矮小、肝大、低血糖
Ⅱ 型 Pompe 病	α-1,4-葡萄糖苷酶	肌张力低下、肥厚型心肌病、心脏扩大
Ⅲ 型 Cori 病	脱支酶	低血糖、惊厥、肝大
Ⅳ 型 Andersen 病	分支酶	肝大、进行性肝硬化
Ⅴ 型 McArdle 病	肌磷酸化酶	疼痛性肌痉挛、血红蛋白尿
Ⅵ 型 Hers 病	肝磷酸化酶	轻度低血糖、生长迟缓、肝大
Ⅶ 型 Tarui 病	肌磷酸果糖激酶	肌痉挛、肌红蛋白尿
Ⅸ 型	肝磷酸化酶激酶	肝大

糖原贮积症Ⅰa 型

（一）病因

糖原贮积症Ⅰa 型是由于葡萄糖-6-磷酸酶基因缺陷所致的常染色体隐性遗传性疾病，是肝糖原贮积症最常见的类型。

(二)临床表现

患儿临床表现轻重不一,重者表现为新生儿低血糖、乳酸酸中毒;婴儿期肝大、生长落后、身材矮小、鼻出血、大便次数多,少数低血糖惊厥,患儿多有娃娃脸、四肢相对瘦弱。特异性生化改变有低血糖、乳酸酸中毒、高尿酸、高血脂及肝酶升高,B超常有肝肾增大,X线摄片可出现骨质疏松。长期并发症中肝腺瘤和进行性肾功能不全最突出。

(三)辅助检查

实验室检查有生化异常、口服糖耐量试验、胰高血糖素刺激试验、肝组织活检和DNA分析。其中基因突变分析是分型最可靠的依据。

(四)诊断

根据病史、体征和血生化检测结果可作出临床诊断,口服糖耐量试验或胰高血糖素刺激试验可辅助诊断。准确分型需进行基因诊断。

(五)治疗原则

治疗的总目标是维持血糖正常,抑制低血糖所继发的各种代谢紊乱,延缓并发症的出现。饮食治疗是治疗的重要手段,日间少量多次喂给碳水化合物食物和夜间使用鼻饲点滴葡萄糖[10mg/(kg·min)]维持,以维持血糖4~5mmol/L为宜。在严重低血糖时,静脉给予葡萄糖0.5g/(kg·h)。

五、黏多糖贮积病

黏多糖贮积病(mucopolysaccharidosis,MPS)是一组因黏多糖降解酶缺乏的疾病,使酸性黏多糖不能完全降解,导致黏多糖积聚在机体不同组织,产生骨骼畸形、智能障碍、肝脾大等一系列临床症状和体征。

(一)发病机制

不同的黏多糖需不同的溶酶体酶降解,任何一种酶的缺陷都会造成氨基酸聚糖链分解障碍,在溶酶体内积聚,尿中排出增加。

(二)临床表现

1.体格发育障碍　患者一般出生时正常,其共同特征是在出生1年出现生长落后,主要表现为矮小、面容较丑陋、头大、鼻梁低平、鼻孔大、唇厚、前额和双颧突出、毛发多而发际低、颈短等。有的类型有角膜混浊、关节进行性畸变、胸廓畸形、脊柱后凸或侧凸、膝外翻、爪形手、早期出现肝脾大、耳聋、心脏增大等。

2.智力发育落后　患儿精神神经发育在周岁后逐渐迟缓,除ⅠS、Ⅳ型和Ⅵ型外,都伴有智能落后。黏多糖病除Ⅱ型为X连锁隐性遗传外,其余均属常染色体隐性遗传病。

(三)辅助检查

(1)尿黏多糖测定　通常用甲苯胺蓝法。

(2)骨骼X线检查。

(3)酶学分析。

(4)DNA分析　基因突变分析是分型最可靠的证据。

(四)诊断和鉴别诊断

(1)根据临床特殊面容和体征、X线片表现以及尿黏多糖阳性可作出临床诊断。

(2)家族史中有黏多糖贮积症患者对早期诊断有帮助。

注意与佝偻病、先天性甲状腺功能减退症、黏脂贮积病各型、甘露糖累积病、GM₁ 神经节苷脂沉积病等鉴别。

(五)治疗原则

以往无病因治疗方法，近年酶替代治疗开始在临床上应用。家庭如需生育二胎，需进行遗传咨询及产前诊断。

六、甲基丙二酸血症

甲基丙二酸血症（methylmalonic acidemia，MMA）是一种常染色体隐性遗传性疾病，主要是由于甲基丙二酰辅酶 A 变位酶缺陷或其辅酶钴胺素（维生素 B_{12}）代谢缺陷所致。

(一)病因

根据酶缺陷类型分为甲基丙二酰辅酶 A 变位酶缺乏（mut 型）和辅酶钴胺素代谢障碍两大类。

(二)临床表现

早发型患者多于 1 岁内起病，以神经系统症状最为严重，常伴发巨幼细胞贫血，可有肝肾功能损害。甲基丙二酰辅酶 A 变位酶缺乏患者发病早，多数在出生后 1 周发病，出生时正常，迅速进展为嗜睡、呕吐、脱水，随后出现代谢性酸中毒、呼吸困难、肌张力低下。

迟发型患者多在 4~14 岁出现症状，甚至于成年期起病，常合并脊髓、外周神经、肝、肾、眼、血管及皮肤等多系统损害，儿童或青少年时期表现为急性神经系统症状。

(三)辅助检查

（1）一般检查 常规生化等检查。

（2）串联质谱血酰基肉碱检测。

（3）气相色谱-质谱尿有机酸检测。

（4）酶学分析。

（5）DNA 分析。

（6）影像学检查 脑 CT、MRI 扫描常见对称性基底节损害。MRI 显示双侧苍白球异常信号，可表现为脑白质脱髓鞘变性、软化、坏死、脑萎缩及脑积水等。

(四)诊断和鉴别诊断

临床表现无特异性，最常见的症状是反复呕吐、嗜睡、惊厥、运动障碍、智力及肌张力低下。确诊依据血丙酰肉碱、丙酰肉碱与乙酰肉碱比值升高和尿甲基丙二酸、甲基柠檬酸、3-羟基丙酸显著增加。

需与继发性甲基丙二酸血症鉴别。后者多因母亲慢性胃肠和肝胆疾病、营养障碍，导致患者自胎儿期即处于维生素 B_{12} 及叶酸缺乏状态。

(五)治疗原则

治疗原则为减少代谢毒物的生成和（或）加速其清除。

1. 急性期治疗 应以补液、纠正酸中毒为主，同时限制蛋白质摄入，供给足够热能。若持续高氨血症（血氨>600μmol/L），则需要通过腹膜透析或血液透析去除毒物代谢物。补充左旋肉碱 100~300mg/(kg·d)。维生素 B_{12} 1mg/d，肌内注射，连续 3~6 日。应用新霉素或甲硝唑治疗，可以降低体内甲基丙二酸的水平。

2. 长期治疗

（1）饮食治疗 限制天然蛋白质摄入，给予不含异亮氨酸、缬氨酸、苏氨酸和蛋氨酸的特殊配方奶粉或蛋白粉。

（2）维生素 B_{12} 有效型患者每周肌内注射维生素 B_{12} 1～2 次，部分患者可口服甲基钴胺素。

（3）左旋肉碱　常用剂量 50～200mg/(kg·d)。

（4）甜菜碱和叶酸　用于合并同型半胱氨酸血症、贫血患者。

（5）甲硝唑或新霉素　可减少肠道细菌产生的丙酸。

同步练习

一、选择题

1. 唐氏综合征的临床表现中哪项是错误的？（　　　）

　　A. 外耳小　　　　　　　　　B. 身材矮小　　　　　　　C. 通贯手

　　D. 皮肤粗糙　　　　　　　　E. 手指短粗

2. 苯丙酮尿症的遗传形式为（　　　）。

　　A. 常染色体隐性遗传　　　　B. 常染色体显性遗传　　　C. X 连锁显性遗传

　　D. X 连锁隐性遗传　　　　　E. 多基因隐性遗传

3. 唐氏综合征染色体绝大部分为（　　　）。

　　A. 12-三体型　　　　　　　　B. 21-三体标准型　　　　　C. D/G 易位型 21-三体

　　D. 嵌合型 21-三体　　　　　　E. G/G 易位型 21-三体

4. 典型苯丙酮尿症是由于肝内缺乏下列哪种酶所致？（　　　）

　　A. 酪氨酸酶　　　　　　　　B. 苯丙氨酸羟化酶　　　　C. 鸟苷三磷酸环化水合酶

　　D. 二氢生物蝶呤还原酶　　　E. 谷氨酸脱羧酶

5. 先天性代谢病的常见临床症状，不包括（　　　）。

　　A. 代谢性酸中毒　　　　　　B. 生长迟缓　　　　　　　C. 呕吐

　　D. 多发畸形　　　　　　　　E. 血清乳酸降低

6. 正常男性的染色体核型为（　　　）。

　　A. 46，XY　　　　　　　　　B. 46，XX　　　　　　　　C. 44，XY

　　D. 23，XY　　　　　　　　　E. 45，XY

7. 患儿女孩，10 岁，系患 Turner 综合征，下列哪种染色体核型最常见（　　　）。

　　A. 46，Xdel(Xp)　　　　　　B. 45，X　　　　　　　　C. 45，X/46XX

　　D. 46，Xdel(Xq)　　　　　　E. 46，X L(Xp)

8. 患儿 8 个月，近 2 周来抽搐 5 次。体检：智力发育落后，表情呆滞，皮肤白嫩，头发黄褐色。尿有鼠尿臭味。脑电图检查有异常，尿三氯化铁试验阳性。其诊断为（　　　）。

　　A. 癫痫　　　　　　　　　　B. 呆小病　　　　　　　　C. 唐氏综合征

　　D. 苯丙酮尿症　　　　　　　E. 黏多糖病

9. 男孩，5 岁，因黄疸、肝脾大伴肢体震颤，言语不清，流口水，血清铜蓝蛋白 50mg/L，尿铜 $8\mu mol/24h$（$500\mu g/24h$），诊断为肝豆状核变性。下列方案中哪项是主要的？（　　　）

　　A. 避免食用含铜高的食物

　　B. 应用硫酸锌干扰肠内铜的吸收

　　C. 应用保肝药及加强营养保护肝脏

　　D. 应用 D 青霉胺螯合体内铜

　　E. 应用盐酸苯海索、东莨菪碱对抗锥体外系症状

10. 小儿染色体病中最常见的为（   ）。

    A.18 三体综合征　　　　　　B.13 三体综合征　　　　　　C.5P-综合征

    D.21 三体综合征　　　　　　E.脆性 X 染色体综合征

二、问答题

1. 根据遗传物质的结构和功能改变的不同，可将遗传性疾病分为哪几大类？

2. 简述唐氏综合征的主要临床表现。

3. 简述苯丙酮尿症的临床表现。

4. 简述肝豆状核变性的主要临床表现。

5. 什么是 K-F 环？

三、病例分析题

患儿，男，8 个月，母乳喂养，因反复抽搐发作，智力低下入院。入院体检：反应迟钝，毛发呈黄褐色，皮肤白皙，尿具鼠尿臭样气味。追问病史，家属告知其生后未采足跟血进行先天性疾病筛查。

1. 目前诊断主要考虑什么？

2. 还需完善哪些检查？

3. 治疗方法主要有哪些？

参考答案

一、选择题

1.D　2.A　3.B　4.B　5.E　6.A　7.B　8.D
9.D　10.D

二、问答题

1. 答：遗传性疾病可分为五类：①染色体病；②单基因遗传病；③线粒体疾病；④基因组印记；⑤复杂遗传病。

2. 答：①特殊面容：眼裂小、眼距宽、双眼外眦上斜、内眦赘皮；鼻梁低平，外耳小；硬腭窄小，常张口伸舌，流涎多；头小而圆，前囟大且关闭延迟；颈短而宽，常呈嗜睡和喂养困难；②智能落后；③生长发育迟缓；④伴发畸形：男孩隐睾、女孩无月经、先天性心脏病、消化道畸形等；⑤皮纹特点：通贯手。

3. 答：①神经系统：智能发育落后、癫痫小发作等；②皮肤：头发由黑变黄，皮肤白皙，皮肤湿疹较常见；③体味：尿和汗液中有明显鼠尿臭味。

4. 答：①肝损害：肝硬化、慢性活动性肝炎、急性或亚急性肝炎和暴发型肝炎等，严重者出现腹腔积液、食管静脉曲张、脾功能亢进、出血倾向、肝功能不全等；②神经系统症状：锥体外系症状；③眼角膜 K-F 环。

5. 答：K-F 环是肝豆状核变性的重要体征，由于铜沉积导致在角膜边缘可见棕灰、棕绿或棕黄色的色素环，色素环宽约 1～3mm。K-F 环自角膜上缘开始出现，然后形成环状。

三、病例分析题

1. 答：苯丙酮尿症。

2. 答：苯丙氨酸浓度测定、尿蝶呤图谱分析、DHPR 活性测定、DNA 分析等。

3. 答：主要采用低苯丙氨酸配方奶治疗，若需添加天然饮食，首选母乳；低苯丙氨酸饮食治疗至少持续到青春期。

（洪虹）

第十七章　儿童急救

 学习目的

  1. 掌握　儿童生存链，儿童心搏呼吸骤停的诊断及处理；急性呼吸衰竭的定义及临床表现；急性中毒的诊断和处理。

  2. 熟悉　儿童心搏呼吸骤停的病因；急性呼吸衰竭的诊断、评估及治疗；中毒途径。

  3. 了解　急性呼吸衰竭病因与病理生理；急性中毒的机制和预防。

 内容精讲

第一节　儿童心肺复苏

  心肺复苏术（cardiopulmonary resuscitation，CPR）是指采取一系列急救措施，恢复已中断的呼吸及循环功能，为急救技术中最重要而关键的抢救措施。心肺复苏的最终目标不仅是重建呼吸和循环，而且要维持脑细胞功能，不遗留神经系统后遗症。

★一、儿童心搏呼吸骤停的病因

  引起小儿心搏呼吸骤停的病因，一是疾病，二是意外伤害。

★二、儿童心搏呼吸骤停的诊断

  ①症状：突然昏迷，呼吸停止，部分病例可有一过性抽搐，面色灰暗或发绀；②体征：瞳孔散大、对光反射消失、大动脉搏动消失、心音消失；③心电图可见等电位线、电机械分离或心室颤动等。

  凡突然昏迷及大动脉搏动消失即可确诊。对可疑病例应先行复苏术。

三、儿童生存链

  儿童生存链包括 5 个环节：①防止心搏呼吸骤停；②尽早进行心肺复苏；③迅速启动急救医疗服务系统；④快速高级生命支持；⑤综合的心搏骤停后治疗。

  1. 基本生命支持（basic life support，BLS）　包括生存链中的前 3 个环节，BLS 是恢复自主循环、挽救心搏呼吸骤停患者生命的基础。

  2. 高级生命支持（advanced life support，ALS）　ALS 为儿童心肺复苏的第二阶段，重点是最大限度改善预后。

  3. 心肺复苏后的综合治疗　主要针对自主循环恢复后的治疗和护理。

★四、心搏呼吸骤停的处理

  对于心搏呼吸骤停的抢救，强调黄金 4min，即在 4min 内进行 BLS，并且在 8min 内进行 ALS。

  1. 快速评估和启动急救医疗服务系统　快速评估环境对患儿和抢救者是否安全、评估患儿的呼吸（5～10s之内作出判断）和反应性、检查大血管搏动（10s之内作出判断），迅速决定是否需要进行CPR。

2. 迅速实施 CPR 对于自主循环恢复和避免复苏后神经系统后遗症非常重要。婴儿和儿童CPR顺序为 C-A-B，即胸外按压（circulation，C）、开放气道（airway，A）和建立呼吸（breath，B）；对于新生儿，心搏骤停多为呼吸因素所致，其 CPR 顺序为 A-B-C。

（1）胸外按压（C） 胸外按压指征：当患者无反应、无自主呼吸或只有无效的喘息样呼吸时，应立即实施胸外按压。

胸外按压方法：①双指法：适用于新生儿或婴儿，操作详见新生儿窒息；②双手按压法：适用于儿童或成人复苏，将一手掌根部重叠放在另一手背上，十指相扣，使下面手的手指抬起，手掌根部垂直按压胸骨下半部。注意避免按压到剑突和肋骨。按压深度：胸廓前后径的 1/3（婴儿约 4cm，儿童约为 5cm）。按压频率：至少 100 次/分。按压部位：患儿胸骨中下 1/3 交界处或乳头连线下方 1cm。

（2）开放气道（A） 首先应清理口、咽、鼻分泌物、呕吐物或异物，开放气道多采取仰头抬颏法，疑有颈椎损伤者可使用托颌法。

（3）建立呼吸（B）

① 口对口人工呼吸：此法适合于院外现场急救。呼吸频率儿童 18～20 次/分，婴儿 30～40 次/分，应避免过度通气。口对口呼吸时，吸氧浓度＜18%，操作时间过长时施救者易疲劳，也有感染疾病的可能，故应尽快用复苏器辅助呼吸。

② 球囊-面罩通气：常用的气囊通气装置为自动充气式气囊，可采取"EC"钳方式进行球囊-面罩通气。正压通气时应观察患儿胸部起伏以了解辅助通气效果；如胸廓抬起不明显，应考虑是否存在气道梗阻。

③ 胸外按压与人工呼吸的协调：单人复苏时，胸外按压和人工呼吸比为 30∶2，双人复苏则为 15∶2。如果高级气道建立后，胸外按压与人工呼吸可不再进行协调，胸外按压频率不少于100 次/分；呼吸频率为 8～10 次/分。

（4）除颤（defibrillation，D） 在医院外发生，且未被目击的心搏骤停先给予 5 个周期CPR（约 2min），然后使用自动体外除颤器（AED）；若目击突发性心搏骤停，或心电监护显示有无脉性室性心动过速或心室颤动时，应尽早除颤。第一次除颤能量用 2J/kg，第二次除颤，则能量至少升至 4J/kg，但不超过 10J/kg。除颤后立即（＜10s）恢复 CPR，应注意纠正可能影响除颤成功的因素，如不恰当的通气、氧合状态不良、酸碱失衡、操作不当等。

3. 迅速启动急救医疗服务系统（emergency medical services，EMS） 如果现场有 2 人施救，则一人在实施 CPR，另一人迅速启动 EMS。若只有一人施救，则在实施 5 个循环的 CPR 后，联络 EMS，并尽快恢复 CPR，直至急救医务人员抵达。

4. ALS 在 BLS 基础上要及时转运到有条件的医疗急救中心进行 ALS。条件允许时，BLS和 ALS 应同时进行。

（1）高级气道通气 包括放置口咽气道或鼻咽气道，喉面罩通气道，食管-气管联合导气管等。

（2）供氧 自主循环尚未恢复前，使用 100% 纯氧复苏；自主循环后根据动脉血氧饱和度逐步调整供氧，保证动脉血氧饱和度≥94%。

（3）建立与维持输液通路 首选周围静脉通路，必要时可同时建立周围静脉通路和中心静脉通路。90s 内不能建立静脉通路时应快速建立骨内通路。

（4）药物治疗 常用急救药物选择如下。

① 肾上腺素：是目前复苏的首选药物。肾上腺素是正性肌力药物，能升高主动脉舒张压和冠状动脉灌注压。静脉或骨内给药剂量为 0.01mg/kg，（1∶10000 溶液 0.1ml/kg），最大剂量 ≤1mg；气管内给药（ET）剂量为 0.1mg/kg，最大剂量≤2.5mg；必要时每隔 3～5min 重复 1 次。

② 碳酸氢钠：目前不主张常规给予碳酸氢钠，当自主循环建立及抗休克液体输入后，可依血气分析结果来决定是否用碳酸氢钠。

③ 阿托品：目前已不再推荐阿托品作为心肺复苏的常规治疗药物。

④ 葡萄糖：由于高血糖和低血糖均可导致脑损伤，因此危重患儿应密切监测血糖浓度。低血糖时，应静脉或骨内给予葡萄糖 0.5～1.0g/kg（新生儿用 10％葡萄糖 5～10ml/kg，婴儿和儿童用 25％葡萄糖 2～4ml/kg，青少年用 50％葡萄糖 1～2ml/kg）。CPR 后常出现应激性高血糖，因此 CPR 期间宜用无糖液体，血糖高于 10mmol/L 即要控制。

⑤ 钙剂：儿童 CPR 不常规应用钙剂。

⑥ 纳洛酮：为阿片受体拮抗剂，用于阿片类药物过量。<5 岁或体重≤20kg 者用 0.1mg/kg，≥5 岁或体重≥20kg 者用 2mg，静脉或骨内给药。

⑦ 腺苷：是终止室上性心动过速的有效药物，应在心电监护下用药。腺苷不得用于预激综合征（W-P-W 综合征）和非规则宽 QRS 波群心动过速（QRS 波时限>0.09s）。

⑧ 胺碘酮：用于多种心律失常，对于心室颤动，经 CPR、2～3 次电除颤、注射肾上腺素无效后，可使用胺碘酮。剂量为 5mg/kg，静脉或骨内给药，可重复给药 2 次至总剂量达 15mg/kg。用药时应监测心电图和血压。

⑨ 利多卡因：用于室性心动过速、心室颤动和频发性室性期前收缩。可静脉或骨内给药，每次剂量为 1mg/kg，维持剂量为 20～50ug/(kg·min)。

（5）其他治疗　对复苏后出现的颅内高压、低血压、心律失常等应给予处理。

第二节　急性呼吸衰竭

小儿呼吸衰竭多为急性呼吸衰竭，是儿科重要的危重病。主要发生在婴幼儿，尤其是新生儿时期，是导致患儿心搏呼吸骤停的主要原因，也是新生儿和婴幼儿第一位死亡原因。

呼吸衰竭有着明确的病理生理含义，单靠临床难以确诊，要根据血气分析做诊断。低氧性呼吸衰竭定义为：在排除青紫型心脏病的前提下，患儿在吸入氧浓度（FiO_2）>60％时，动脉血氧分压<60mmHg。高碳酸血症性呼吸衰竭定义为：急性期 $PaCO_2$>50mmHg。传统上呼吸衰竭分为两型，Ⅰ型呼吸衰竭：低氧血症而无二氧化碳潴留（PaO_2<60mmHg，$PaCO_2$ 正常或降低）；Ⅱ型呼吸衰竭：低氧血症伴 CO_2 潴留（PaO_2<60 mmHg，$PaCO_2$>50mmHg）。

★一、临床表现

1.原发疾病的临床表现　如肺炎、脑炎等表现。

2.呼吸衰竭的早期表现　严重肺部疾病发生呼吸衰竭时早期表现常有不同程度呼吸困难、三凹、鼻翼扇动等，在新生儿及较小的婴儿，可在呼气时出现呻吟。神经肌肉性疾病患儿发生呼吸衰竭在早期无明显呼吸窘迫表现，吸气性凹陷并不出现，只有呼吸节律改变，严重者可有呼吸暂停。

3.重要脏器的功能异常

（1）心血管系统　早期低氧和高碳酸血症可引起心率和心排出量的增加，而严重低氧血症可致心排出量降低，低氧和高碳酸血症可引起肺动脉压增高。

（2）呼吸系统　急性呼吸窘迫综合征（acute respiratory distress syndrome，ARDS）在急性

呼吸衰竭中较为常见。ARDS 时肺的气体交换障碍、肺顺应性降低、胸片显示肺弥漫性浸润。儿童 ARDS 的常见触发因素有：严重窒息、脓毒血症、休克、心脏外科手术后并发症、重症肺炎、肺的化学损伤、血液系统恶性肿瘤等。

(3) 中枢神经系统　可出现头痛、激惹、焦虑、神志模糊、嗜睡等。

(4) 肾脏　呼吸衰竭时可导致水钠潴留，有时发生水肿、少尿或无尿。

(5) 血液系统　慢性的呼吸衰竭可引起外周血红细胞增多。

(6) 代谢　由于无氧代谢，乳酸产生量增加，使血 pH 值明显降低。

★二、诊断和评估

1. 根据呼吸衰竭的临床表现进行诊断和评估　虽然血液气体分析是诊断呼吸衰竭的重要手段，但对患儿病情的诊断和评价，不能只靠血气，还要根据病史、临床表现和其他检查手段才能做出全面的诊断分析。当怀疑发生呼吸衰竭时，应迅速评估通气状态，包括呼吸运动是否存在及呼吸频率、呼吸运动幅度、是否存在发绀与上呼吸道梗阻。此外，在低氧及高碳酸血症时，患儿意识状态常有改变，如少动、少哭、意识模糊与激惹交替等。当出现明显的呼吸困难并影响到重要脏器的功能时，往往提示存在严重的呼吸衰竭。

2. 对肺气体交换障碍程度的评估　在评估氧合状态时应同时考虑血氧分压和给氧浓度。①采用肺泡-动脉氧分压差（A-aDO$_2$）能对呼吸衰竭的严重程度作出判断。肺弥散功能正常时，肺泡氧分压（P$_A$O$_2$）与动脉血氧分压（PaO$_2$）的差值＜10mmHg。当肺部疾病严重影响气体弥散或存在肺内或肺外分流时，P$_A$O$_2$ 与 PaO$_2$ 差值增大，差值越大，肺部病变越重。②在临床也常用氧合指数 PaO$_2$/FiO$_2$ 评估呼吸衰竭的严重程度，该比值越小，肺部疾病越重。临床上常将 PaO$_2$/FiO$_2$＜300 诊断为急性肺损伤，PaO$_2$/FiO$_2$＜200 诊断为 ARDS。PaCO$_2$ 水平直接反映肺泡通气量的变化，血 pH 结合 PaCO$_2$，可以判断酸碱平衡紊乱是代谢因素还是呼吸因素，这在呼吸衰竭的临床评估中很重要。

三、治疗

1. 一般治疗　将患儿置于舒适的体位，容易呕吐的患儿应侧卧位，以免发生误吸和窒息。应加强肺部理疗，如翻身、拍背、吸痰等，保持气道通畅，减少呼吸道阻力和呼吸做功。适当的营养支持，保持液体及电解质平衡。

2. 原发病的治疗　尽快治疗诱发呼吸衰竭的原发疾病。

3. 氧疗与呼吸支持

(1) 无创性通气支持　呼吸衰竭患者早期应给予供氧，低氧血症用普通给氧效果不好者，可应用持续正压给氧（CPAP）或双水平气道内正压通气（BiPAP）。

(2) 人工机械通气　机械通气已成为治疗严重呼吸衰竭的主要手段。机械通气适应证有：①急性呼吸衰竭；②肺内气体交换障碍；③心肺复苏；④过度换气治疗颅内高压。

4. 特殊的呼吸支持　包括：①体外膜氧合器；②液体通气；③高频通气；④吸入 NO；⑤吸入氦气；⑥肺泡表面活性物质的应用。

第三节　儿童急性中毒

某些物质接触人体或进入体内后，通过各种机制，引起机体的生理功能失常，导致暂时或永久性的病理状态甚至死亡，这一过程称为中毒。小儿中毒多发生在婴幼儿至学龄前期。婴幼儿时期常发生误服药物中毒，而学龄前期主要为摄入或接触毒性物质中毒。小儿的中毒与周围环境密切相关，常为急性中毒。年幼无知、缺乏生活经验、不能辨别有毒或无毒是造成小儿中毒的主要原因。

★一、中毒的处理

处理原则为：发生急性中毒时，抢救分秒必争。在毒物性质未明确时，按一般的中毒治疗原则抢救患儿。以排出毒物为首要措施，尽快减少毒物对机体造成的损害；维持呼吸、循环等重要器官的功能；采取措施减少毒物的吸收，促进毒物排泄。

1. 现场急救 使患儿保持安静，确保呼吸道通畅，建立有效呼吸和循环。应监测患者的血氧饱和度、心率，做心电图检查；建立静脉输液通路；必要时给予气管插管，机械通气。

2. 清除毒物 根据中毒的途径、毒物种类及中毒时间采取相应排毒方式。

（1）排出体内尚未吸收的毒物 液体性毒（药）物在误服后 30min 内基本被吸收，而固体毒（药）物在误服后 1～2h 内基本被吸收，故中毒后迅速采取措施减少毒物吸收可使中毒程度显著减轻。

① 催吐：催吐是排除胃内毒物最简便和最好的方法，适用于年龄较大、神志清醒和合作的患儿。有食管静脉曲张、溃疡病、严重心脏病、昏迷或惊厥的患者，汽油、煤油、强酸或强碱等中毒及 6 个月以下婴儿不能采用催吐方法。催吐一般在中毒后 4～6h 内进行。

② 洗胃：洗胃最适用于流质食物或水溶性毒物中毒，洗胃可清洗出尚在胃内的毒（药）物，并可进行毒物鉴定。一般洗胃应在服入毒物后 1～4h 内进行，但有些油状物在胃内可残留 12h 以上。严重腐蚀性毒物中毒或食管静脉曲张的患儿，禁忌洗胃。常用的洗胃液有：温水、1∶10000 的高锰酸钾、2％～5％的碳酸氢钠、鞣酸、生理盐水。可将活性炭加水，在洗胃后灌入或吞服入胃，以迅速吸附毒物。腐蚀性毒物中毒不能洗胃时可用中和法，牛奶可起中和作用。

③ 导泻：毒物进入肠道，应服泻剂，以使毒物尽快排出。常用的泻药有硫酸钠或硫酸镁，口服或由胃管灌入。中枢抑制药（如苯巴比妥钠）中毒时不宜使用硫酸镁导泻，以防中枢抑制加重。

④ 全肠灌洗：中毒时间较久，毒物已达小肠或大肠，常用大量液体作高位连续灌洗（儿童约用 1500～3000ml），直至洗出液变清为止。洗肠液常用清水或 1％温盐水，也可加入活性炭。

⑤ 皮肤黏膜的毒物清除：应立即脱去污染的衣服，用大量清水冲洗被污染的皮肤，特别注意毛发及指甲部位，或用中和方法清除强酸、强碱。如用清水清洁酸、碱等毒物应冲洗 10min 以上。

⑥ 对于吸入中毒，应将患儿移离被毒气污染的现场，及时吸氧。

⑦ 止血带应用：对注射中毒或蛇咬、蝎蜇中毒，应在肢体近心端用止血带结扎，以不让止血带远端的脉搏消失为适度，每 10～30min 放松 1 次。

（2）促进已吸收毒物的排出

① 利尿：加强利尿是加速毒物排出的重要措施。静脉点滴 5％～10％葡萄糖溶液可以冲淡体内毒物浓度，增加尿量，促使毒物排泄。常用呋塞米 1～2mg/kg 静注；20％甘露醇 0.5～1g/kg 静脉滴注，保证尿量在 6～9ml/(kg·h)。在利尿期间应监测尿量、液体入量、血清电解质等。

② 碱化或酸化尿液：碱化尿液后可使弱酸性毒物如水杨酸和苯巴比妥清除率增加；酸化尿液后，可增加弱碱类毒物的排出。碱化尿液常采用碳酸氢钠溶液 1～2mmol/kg（1～2mEq/kg）静脉滴注 1～2h，维持尿 pH 7.5～8 为标准。酸化尿液可用维生素 C 1～2g 加入 500ml 溶液中静脉滴入。

③ 血液净化方法：常用的方法有：a. 透析疗法：如腹膜透析、血液透析、血液持续净化-持续肾脏替代治疗等。b. 血液灌流法：将患者血液经过体外循环，用吸附剂吸除毒物后再输回体

内，是目前常用的中毒救治方法。适用于有机磷农药、地西泮类、巴比妥类、洋地黄类、茶碱类、抗抑郁药、酚类等中毒。c.血浆置换：能清除与血浆蛋白结合的毒物。d.换血疗法：目前临床较少采用。

④ 高压氧的应用：可用于一氧化碳、氨气、硫化氢、氰化物等中毒。

3.特异性解毒剂的应用 详见《儿科学》（第9版）表17-1。

4.其他对症治疗 针对症状采取适当对症治疗，是抢救中毒的重要一环。应及时处理各种中毒所致的严重症状，如惊厥、呼吸困难、循环衰竭等。

二、中毒的预防

做好如下几项工作：

(1) 管好药品、农药及其容器，避免小儿接触、玩耍。

(2) 避免小儿进入施用农药或储存毒物的场所活动。

(3) 做好识别有毒动、植物和化学品的宣传工作，教育儿童不要吃不明食物。

同步练习

一、选择题

1. 以下哪项是儿童中毒催吐的禁忌证？（　　）

　　A.室间隔缺损并艾森曼格综合征　　　　　　　B.7个月婴儿

　　C.患食管炎的5岁患儿　　　　　　　　　　　D.有癫痫病史的2岁患儿

　　E.变质变酸食品

2. 以下哪个方法不能促进已吸收毒物的排泄？（　　）

　　A.利尿　　　　　　　　B.碱化或酸化尿液　　　　　　C.血液净化

　　D.高压氧治疗　　　　　E.肛门导泻

3. 以下哪项不是新斯的明中毒的有效解毒剂？（　　）

　　A.解磷定　　　　　　　B.阿托品　　　　　　　　　　C.乙酰胺

　　D.氯解磷定　　　　　　E.双复磷

4. 关于中毒急救原则的叙述，不正确的是（　　）。

　　A.口服中毒者必须尽早洗胃，以免毒物吸收

　　B.尽量尽早应用特异性解毒剂

　　C.对症治疗，尽量缓解症状

　　D.输10%GS可促进已吸收的毒物从体内排出

　　E.尽快排出体内或体表未吸收毒物

5. 一天上午，一5岁儿童独自在家中玩耍，3h后妈妈回到家中，发现患儿倒在地上，手上有一瓶已经开盖的农药敌敌畏，患儿全身湿冷，呻吟，旁边呕吐物为大蒜味，请问该患儿最不可能出现的症状是（　　）。

　　A.抽搐　　　　　　　　B.双肺细密水泡音　　　　　　C.大汗淋漓

　　D.瞳孔散大　　　　　　E.大小便失禁

6. 关于口服中毒后洗胃术，以下叙述错误的是（　　）。

　　A.洗胃的目的是清洗出尚在胃内的毒物，并进行毒物鉴定

　　B.洗胃后可将活性炭加水注入胃内

　　C.洗胃至胃液清澈即可

    D. 摄入 1h 以上者，有些毒物已经吸收，洗胃意义作用不大

    E. 常用洗胃液有冰盐水、鞣酸、2%碳酸氢钠液等

7. 误服强酸后，以下哪项处理措施得当？（　　　）

    A. 立即洗胃或催吐　　　　　B. 胃内注入少量弱碱并禁食　　　C. 胃内注射纯碱中和强酸

    D. 立即手术切除受损组织　　　E. 硫酸镁导泻

8. 抢救惊厥患儿，首选药物是（　　　）。

    A. 安乃近　　　　　　　　　　B. 地西泮　　　　　　　　　　C. 奋乃近

    D. 苯巴比妥　　　　　　　　　E. 氯丙嗪

9. 对于经消化道吸入毒物患儿，用高锰酸钾洗胃时，最佳浓度为（　　　）。

    A. 1∶1500　　　　　　　　　　B. 1∶5000　　　　　　　　　　C. 1∶10000

    D. 1∶20000　　　　　　　　　　E. 1∶2500

10. 抢救急性一氧化碳中毒的方法，正确的是（　　　）。

    A. 碱化血液　　　　　　　　　B. 利尿药　　　　　　　　　　C. 机械通气

    D. 高压氧　　　　　　　　　　E. 甘露醇

11. 夏天，患儿在田间玩耍，午饭后就突然呕吐伴有腹泻、腹痛、大汗淋漓等症状，应首先考虑为（　　　）。

    A. 毒虫咬伤　　　　　　　　　B. 农药中毒　　　　　　　　　C. 中暑

    D. 细菌性痢疾　　　　　　　　E. 胃肠型感冒

12. 呼吸性酸中毒时一般不补碳酸氢钠液，其主要危害为（　　　）。

    A. 碱中毒　　　　　　　　　　B. 二氧化碳潴留　　　　　　　C. 氧离曲线右移

    D. 低钾血症　　　　　　　　　E. 高钠血症

13. 抗高排低阻型休克治疗，首选的血管活性药物为（　　　）。

    A. 酚妥拉明　　　　　　　　　B. 肾上腺素　　　　　　　　　C. 去甲肾上腺素

    D. 山莨菪碱　　　　　　　　　E. 异丙肾上腺素

14. 对于休克液体复苏，首剂常用2∶1等张含钠液，其剂量和速度正确的是？（　　　）

    A. 10～20ml/kg，于 30～60min 内输完　　　　　　B. 5～10ml/kg，于 1h 内输完

    C. 5～10ml/kg，于 3h 内输完　　　　　　　　　　D. 20～50ml/kg，于 3h 内输完

    E. 30～40ml/kg，于 3h 内输完

15. 心肺复苏中，如何保持气道通畅？（　　　）

    A. 气管内插管　　　　　　　　B. 气管切开　　　　　　　　　C. 禁食

    D. 安置口咽插管　　　　　　　E. 保持鼻吸气位

16. 在无心电监护条件下，复苏过程应用肾上腺素后仍然无心率，下一步操作是（　　　）。

    A. 注射异丙肾上腺素　　　　　B. 给予电除颤　　　　　　　　C. 静注葡萄糖

    D. 继续心脏按压　　　　　　　E. 使用碳酸氢钠

17. 儿童咽喉部气道异物，以下紧急处理措施正确的是（　　　）。

    A. 倒立并拍背　　　　　　　　B. 海姆立克法　　　　　　　　C. 立即使用纤维支气管镜取出

    D. 立即气管插管　　　　　　　E. 用手指挖出异物

18. 正确的胸外按压手法进行心肺复苏，脑血流量最高可达生理情况下的（　　　）。

    A. 20%　　　　　　　　　　　B. 25%　　　　　　　　　　　C. 30%

    D. 60%　　　　　　　　　　　E. 80%

19. 儿童心肺复苏电除颤剂量为（　　　）。

A. 首次与重复应用剂量均为 1J/kg

B. 首次 2J/kg，重复应用可依次增到 4J/kg 及 8J/kg

C. 首次与重复应用剂量均为 3J/kg

D. 首次与重复应用剂量均为 4J/kg

E. 首次 1J/kg，重复应用剂量 2J/kg

20. 人工正压通气的有效标志为（   ）。

A. 血压上升　　　　　　　　　B. 呼吸监护仪提示存在呼吸运动

C. 尿量增多　　　　　　　　　D. 两肺可闻及呼吸音

E. 胸廓随加压而起伏

二、名词解释

1. 胸外心脏按压

2. 人工呼吸

3. 高级生命支持

4. 猝死

5. 心搏骤停

三、问答题

1. 小儿心搏呼吸骤停的临床表现是什么？

2. 小儿急性中毒的常见症状有哪些？

3. 急性中毒的处理原则是什么？

4. 对于溺水引起的呼吸心跳停止的患儿应如何保持呼吸道通畅？

5. 小儿 CPR 的程序如何？

6. 简述胸外按压的指征及方法。

7. 胸外按压和人工呼吸应如何协调？

8. 氧合指数 PaO_2/FiO_2 的临床意义？

9. 呼吸衰竭的早期表现有哪些？

10. 机械通气的适应证有哪些？

11. 简述如何促进已吸收毒物的排出。

四、病例分析题

1. 男性，10 岁，在田间玩耍后，出现呕吐、出汗、流泪、气急、肌肉抽动，昏迷住某医院抢救。由于病情危重，经多方抢救无效而死亡。其死亡最常见原因应是（   ）。

A. 中毒性休克　　　　　　B. 急性肾功能衰竭　　　　　　C. 呼吸衰竭

D. 中毒性心肌炎　　　　　　E. 电解质酸碱平衡紊乱

2. 女，13 岁，自服苯巴比妥钠 100 片，神志障碍 20h。查体：深昏迷呼吸不规则，血压 90/60mmHg，双肺清晰，心率 118 次/分，律齐，无杂音。目前最重要的抢救措施是（   ）。

A. 洗胃　　　　　　　　　B. 大量输液　　　　　　　　C. 导泻

D. 利尿　　　　　　　　　E. 血液透析

3. 农村女孩，9 岁，因头痛误服敌鼠钠盐。1 周后皮肤出现大片瘀斑，肉眼血尿。在当地应用氢化可的松 300mg/d，及氨甲苯酸治疗 3 天，出血反有加重，转来我院。用大剂量维生素 K 治疗 1 周，痊愈。问敌鼠钠盐中毒引起出血机制主要与以下哪项异常有关？（   ）

A. 血小板数量减少　　　　　　B. 血小板功能异常

C. 毛细血管脆性增加　　　　　　D. 凝血因子 Ⅱ、Ⅶ、Ⅸ、Ⅹ 合成减少

E. 凝血因子Ⅷ、Ⅸ、Ⅺ减少

4. 某宾馆一青年女性不省人事，送来急诊室，发病现场无特殊发现。体检：血压 16.9/10.4kPa（130/80mmHg），呼吸深大，眼球内陷，皮肤弹性差，左侧上臂见较多针眼、双肺呼吸音粗，心率 120 次/分，律齐，BUN 7.4mmol/L，Cr 133mmol/L，血糖 26mmol/L，CO_2CP 15vol/L，目前最可能的诊断是（　　　）。

A. 毒品过量　　　　　　B. 脑血管意外　　　　　C. 急性左心衰竭

D. 糖尿病酮症酸中毒　　E. 感染性休克

参考答案

一、选择题

1.A　2.E　3.C　4.A　5.D　6.E　7.B　8.D
9.C　10.D　11.B　12.B　13.C　14.A　15.E
16.D　17.B　18.C　19.B　20.E

二、名词解释

1.胸外心脏按压：指持续而有节律地按压胸骨。由于按压使胸腔内压增加，间接按压左右心室，使血液流入大动脉，建立循环，为心脏自主节律的恢复创造条件。

2.人工呼吸：是用人工方法或机械方法来推动肺、膈肌或胸廓的运动，使气体被动进入和排出肺脏，以保证机体氧的供给和二氧化碳的排出。

3.高级生命支持：为心肺复苏的第二阶段，有经验的医护人员参与此事的抢救工作，并有明确的分工，协调处理呼吸，胸外按压，辅助药物应用，输液，监护及必要的记录。

4.猝死：指平素健康的人或病情稳定或正在改善中的患者，突然发生意料之外的循环、呼吸停止，在发病 6h 内死亡。

5.心搏骤停：是指患者的心脏在正常或无重大病变的情况下受到严重的打击，如急性心肌缺血、电击、急性中毒等，致使心脏突然停搏，有效泵血功能消失，引起全身严重缺血、缺氧。若及时采取正确有效的复苏措施，有可能恢复，否则即可导致死亡。

三、问答题

1.小儿心搏呼吸骤停的临床表现为突然昏迷，呼吸停止，部分有一过性抽搐，面色灰暗或发绀，瞳孔散大和对光反射消失，大动脉（颈、股动脉）搏动消失，听诊心音消失。如做心电图检查可见等电位线、电机械分离或心室颤动等。

2.小儿急性中毒的常见症状多为腹痛、腹泻、呕吐、惊厥或昏迷，严重者可出现多脏器功能衰竭等。

3.急性中毒的处理原则为：发生急性中毒时，应立即治疗，否则会失去抢救机会。在毒物性质未明确时，按一般的中毒治疗原则抢救患儿。在一般情况下，以排出毒物为首要措施，尽快减少毒物对机体的损害；维持呼吸、循环等生命器官的功能；采取各种措施减少毒物的吸收，促进毒物的排泄。

4.保持呼吸道通畅的方法：①首先应去除呼吸道内的分泌物及液体、异物或呕吐物，有条件时予以口、鼻等上呼吸道吸引；②将患儿头向后仰，抬高下颌，一只手置于患儿的前额，将头向背部倾斜处于正中位，颈部稍微伸展；③用另一只手的几个手指放在下颌骨的颌下，提起下颌骨向外上方，注意不要让嘴闭上或推颌下组织，以免阻塞呼吸道；④当颈椎完全不能运动时，通过推下颌来开通呼吸道，也可以放置口咽导管，使口咽部处于开放状态。

5.答：胸外按压（C）、开放气道（A）和建立呼吸（B）。

6.答：（1）指征　当患儿无反应、无自主呼吸或只有无效的喘息样呼吸时，应立即实施胸外按压。

（2）方法　①双指法：适用于新生儿或婴儿；②双手按压法：适用于儿童或成人复苏，将一手掌根部重叠放在另一手背上，十指相扣，使下面手的手指抬起，手掌根部垂直按压胸骨下半部。注意胸外按时不要按压到剑突和肋骨。按压深度：胸廓前后径的 1/3（婴儿约为 4cm，儿童约为 5cm）。按压频率：至少为 100 次/分。按压部位：患儿胸骨中下 1/3 交界处或乳头连线下方 1cm。

7.答：单人复苏时，胸外按压和人工呼吸比为 30∶2，若为双人复苏则为 15∶2。若高级气道建立后，胸外按压与人工呼吸可不再进行协调，胸外按压频率不少于 100 次/分；呼吸频率为 8～10 次/分。

8.答：其临床意义与 $A-aDO_2$ 类似，该比值越小，肺部疾病越重。临床上将 $PaO_2/FiO_2<300$ 诊断为急性肺损伤，$PaO_2/FiO_2<200$ 诊断为急性呼吸窘迫综合征（ARDS）。

9.答：严重肺部疾病发生呼吸衰竭时早期表现常有不同程度呼吸困难、三凹、鼻翼扇动等，在新生儿及较小的婴儿，可在呼气时出现呻吟。神经肌肉性疾病患儿发生呼吸衰竭在早期无明显呼吸窘迫表现，吸气性凹陷并不出现，只有呼吸节律改变，严重者可有呼吸暂停。

10.答：①急性呼吸衰竭；②肺内气体交换障碍；③心肺复苏；④过度换气治疗颅内高压。

11.答：① 利尿：静脉点滴 5%～10% 葡萄糖溶液可以冲淡体内毒物浓度，增加尿量，促使排泄。

应用利尿药可帮助排出毒物，常用呋塞米 1～2mg/kg 静脉注射，也可用 20% 甘露醇 0.5～1g/kg 静脉滴注利尿。

② 碱化或酸化尿液：碱化尿液后可使弱酸如水杨酸和苯巴比妥清除率增加；酸化尿液后，可使弱碱类毒物排出增加。

③ 血液净化方法：常用的方法有透析疗法、血液灌流法、血浆置换、换血疗法等。

④ 高压氧的应用：可用于一氧化碳、氨气、硫化氢、氰化物等中毒。

四、病例分析题

1.C　2.E　3.D　4.D

（钟小明）

模拟测试题

A1 型选择题（每一道试题下面有 A、B、C、D、E 五个备选答案，请从中选择一个最佳答案。）

1. 小儿肺炎应用抗生素治疗，一般停药时间为（　　）。

    A. 体温正常，咳嗽消失

    B. 体温正常后 5～7 天，症状消失

    C. 体温正常后 5～7 天，临床症状体征基本消失后 3 天

    D. 体温正常后 2 周，肺部体征消失

    E. 体温正常后 3～4 天，症状消失

2. 按计划免疫程序，5 个月小儿应接种（　　）。

    A. 乙肝疫苗　　　　　　B. 乙脑疫苗　　　　　　C. 百白破混合制剂

    D. 麻疹疫苗　　　　　　E. 腮腺炎疫苗

3. 麻疹的出疹顺序为（　　）。

    A. 面部→躯干→四肢，1 日出齐

    B. 颈部→四肢→躯干，1 日出齐

    C. 耳后、颈部发际→面部、躯干、上肢→下肢足部，3 日出齐

    D. 耳后、颈部发际→面部、躯干、上肢→下肢足部，1 日出齐

    E. 面部→四肢→躯干，3 日出齐

4. 新生儿缺氧缺血性脑病最常见的原因是（　　）。

    A. 一氧化碳中毒　　　　B. 围生期窒息　　　　　C. 产伤

    D. 脑血管栓塞　　　　　E. 贫血

5. 以下哪项不是新生儿窒息的病因？（　　）

    A. 母亲因各种疾病所致母血含氧不足　　　　B. 子宫、胎盘血流障碍

    C. 脐带血流受阻　　　　　　　　　　　　　D. 颅内出血

    E. 分娩时用麻醉剂过量

6. 咳嗽变异型哮喘诊断依据中，错误的是（　　）。

    A. 有家族过敏史　　　　B. 咳嗽持续≥1 个月

    C. 常伴有发热　　　　　D. 咳嗽、运动后加重

    E. 用支气管扩张药可使咳嗽发作缓解

7. 小儿重型与轻型腹泻的主要区别点是（　　）。

    A. 高热　　　　　　　　B. 恶心、呕吐、纳呆　　C. 每日大便次数达 10 余次

    D. 水、电解质明显紊乱　E. 大便呈蛋花汤样或水样

8. 有关支气管哮喘下列哪一条是不正确的？（　　）

    A. 哮喘是多种细胞和细胞组分参与的气道慢性炎症

    B. 气道高反应性是哮喘最基本的特征

    C. 呼吸道病毒感染是哮喘发作的重要诱因

    D. 哮喘是单基因遗传病

E.哮喘的长期防治首选吸入糖皮质激素

9.单纯疱疹病毒脑炎治疗时应首选下列哪种药物?（　　　）

  A.阿昔洛韦　　　　　　　　B.地塞米松　　　　　　　　C.干扰素

  D.利巴韦林　　　　　　　　E.青霉素

10.下列哪一项是抗结核病的首选和必选药?（　　　）

  A.异烟肼　　　　　　　　　B.利福平　　　　　　　　　C.链霉素

  D.乙胺丁醇　　　　　　　　E.吡嗪酰胺

11.小儿秋季腹泻最常见的病原体是（　　　）。

  A.柯萨奇病毒　　　　　　　B.流感病毒　　　　　　　　C.轮状病毒

  D.致病性大肠埃希菌　　　　E.金黄色葡萄球菌

12.发病率高、死亡率高的时期是（　　　）。

  A.胎儿期　　　　　　　　　B.幼儿期　　　　　　　　　C.青春期

  D.婴儿期　　　　　　　　　E.新生儿期

13.先天性甲状腺功能减退症的最主要病因是（　　　）。

  A.甲状腺不发育或发育不全　B.甲状腺激素合成途径中酶缺陷

  C.促甲状腺激素缺陷　　　　D.母亲有自身免疫性疾病

  E.孕妇饮食中缺碘

14.静脉补钾的浓度以下哪种正确?（　　　）

  A.0.4%　　　　　　　　　　B.3%　　　　　　　　　　　C.0.35%

  D.0.45%　　　　　　　　　 E.<0.3%

15.对一个孕34周早产儿进行检查，发现下列中哪项并不具备?（　　　）

  A.皮肤发亮，水肿毳毛多　　B.头发乱如绒线头

  C.指甲未达指尖　　　　　　D.足纹遍及整个足底

  E.耳郭软，甚至可折叠，耳舟不清楚

16.糖尿病酮症酸中毒时空腔内产生（　　　）。

  A.腐烂味　　　　　　　　　B.大蒜味　　　　　　　　　C.肝臭

  D.烂苹果味　　　　　　　　E.鼠尿味

17.小儿时期最常见的心律失常为（　　　）。

  A.期前收缩　　　　　　　　B.房室传导阻滞　　　　　　C.心房纤颤

  D.室性心动过速　　　　　　E.阵发性室上性心动过速

18.早产儿有呼吸暂停，主要是因为（　　　）。

  A.肺泡数量相对少　　　　　B.呼吸中枢相对不成熟　　　C.肺泡表面活性物质少

  D.肋间肌肌力弱　　　　　　E.膈肌位置高

19.先天性甲状腺功能减退症在新生儿筛查时测定的是（　　　）。

  A.血清碘　　　　　　　　　B.T_3、T_4　　　　　　　　C.TSH

  D.游离T_3、游离T_4　　　　E.游离T_3、游离T_4、TSH

20.哪项不是21-三体综合征的常见体征?（　　　）

  A.眼距宽，眼外侧上斜　　　　　　　　　　　　　　　B.骨龄落后

  C.韧带松弛，四肢及指趾细长　　　　　　　　　　　　D.头围小于正常

  E.舌常伸出口外

21.4:3:2溶液的组成成分是（　　　）。

	10%葡萄糖	生理盐水	1.4%NaHCO₃
A.	3份	4份	2份
B.	4份	2份	3份
C.	2份	4份	3份
D.	4份	3份	2份
E.	2份	3份	4份

22. 关于母乳营养素的特点，下列哪项是错误的？（　　）

　　A. 蛋白质生物价值高，且酪蛋白含量较少

　　B. 不饱和脂肪酸较多

　　C. 乳糖含量高，且以乙型乳糖为主

　　D. 维生素 K 含量较低

　　E. 含矿物质锌、铜、碘较低

23. 下列关于先天性肥厚性幽门狭窄的叙述，哪项是正确的？（　　）

　　A. 生后 1～3 周出现呕吐　　　B. 呕吐进行性加重

　　C. 可见胃型及蠕动波　　　　　D. 钡餐提示幽门呈"鸟嘴"形

　　E. 以上都对

24. 急性坏死性肠炎的休克属于（　　）。

　　A. 感染性休克　　　　　　B. 失血性休克　　　　　　C. 中毒性休克

　　D. 感染性与失血性休克　　E. 感染性中毒性休克

25. 正常小儿前囟闭合最晚的年龄是（　　）。

　　A. 10 个月　　　　　　　B. 1 岁半　　　　　　　C. 1 岁 8 个月

　　D. 2 岁半　　　　　　　E. 3 岁

26. 低出生体重儿是指（　　）。

　　A. 出生体重不足 1000g 的新生儿

　　B. 出生体重不足 1500g 的新生儿

　　C. 出生体重不足 2000g 的新生儿

　　D. 出生体重不足 2500g 的新生儿

　　E. 出生体重不足 2500～4000g 的新生儿

27. 风湿热的初发与再发多与下列哪种病原菌感染有关（　　）。

　　A. A 组甲型溶血性链球菌　　B. A 组乙型溶血性链球菌　　C. 皮肤溶血性链球菌

　　D. 肺炎双球菌　　　　　　　　E. 金黄色葡萄球菌

28. 足月儿缺氧缺血性脑病最常见的神经病理学改变是（　　）。

　　A. 脑水肿　　　　　　　B. 皮质梗死　　　　　　　C. 脑细胞萎缩

　　D. 颅内出血　　　　　　E. 脑室周围白质软化

29. 动脉导管解剖上关闭的年龄，约 80% 婴儿于生后（　　）。

　　A. 3 个月　　　　　　　B. 6 个月　　　　　　　C. 9 个月

　　D. 12 个月　　　　　　 E. 18 个月

30. 下列抗结核药均为全杀菌药的是（　　）。

　　A. 异烟肼、链霉素　　　B. 异烟肼、利福平　　　C. 利福平、吡嗪酰胺

　　D. 链霉素、吡嗪酰胺　　E. 链霉素、利福平

31. 中毒型菌痢止惊首选（　　）。

A. 地西泮   B. 苯巴比妥   C. 苯妥英钠

D. 异丙嗪   E. 咪达唑仑

32. 典型水痘的临床特点是（   ）。

A. 向心性改变   B. 离心性改变   C. 体温升高开始出疹

D. 热退疹出   E. 疹退后可见脱皮

33. 在 X 线片上（球管标准距离下摄影），新生儿心脏的直径占胸部宽度的（   ）。

A. 25%   B. 33%   C. 50%

D. 60%   E. 80%

34. 风湿热的二级预防措施是（   ）。

A. 长期服用阿司匹林   B. 长期使用长效青霉素   C. 长期使用糖皮质激素

D. 加强锻炼，增强体质   E. 卧床休息

35. 风湿性关节炎的特点是（   ）。

A. 游走性多发性大关节炎   B. 对称性小关节炎

C. 强直性关节炎   D. 单个大关节的红、肿、热、痛、功能障碍

E. 关节腔化脓

36. 小儿腹泻合并代谢性酸中毒时，以下哪项不正确？（   ）

A. 轻症不需要另给碱性液体

B. 纠正酸中毒，碳酸氢钠为首选药物

C. 酸中毒纠正后，血钙血钾随之恢复正常

D. 碱性溶液需要量可按公式计算

E. 先给总需要量的 1/2

37. 哮喘持续状态的处理，不恰当的是（   ）。

A. 吸氧、镇静   B. 补液、纠正酸中毒

C. 肾上腺皮质激素类静脉滴注   D. 沙丁胺醇雾化吸入

E. 色甘酸钠吸入

38. 下列哪项不符合正常新生儿的特点？（   ）

A. 胎龄满 37～42 周，体重在 2500g 以上

B. 胃呈横位，贲门括约肌不发达，幽门括约肌较发达，易溢乳

C. 出生时血液中红细胞数高，血红蛋白中以 HbF 为主

D. 具有特殊的神经反射，如 Moro 反射等，Babinski 征可阳性

E. 特异性和非特异性免疫功能都不够成熟，易感染麻疹等传染病

39. 注意力缺陷多动症病因是多种多样的，但除外（   ）。

A. 遗传   B. 中枢神经病毒感染   C. 出生体重过低

D. 营养不良   E. 多巴胺受体过敏

40. 以下哪项不符合病毒性肠炎？（   ）

A. 蛋花样大便   B. 常有上呼吸道症状   C. 中毒症状明显

D. 大便无腥臭味   E. 多发生于秋季

41. 婴儿期保健下列哪项是正确的？（   ）

A. 定期进行体格检查   B. 坚持户外活动   C. 完成基础免疫

D. 促进感知发育   E. 以上均正确

42. 小儿肺部感染易引起肺间质性炎症是因为（   ）。

A. 呼吸中枢不健全   B. 肺血管丰富，间质发育旺盛

C. 下呼吸道口径小，纤毛运动差   D. 呼吸肌不发达

E. 血 IgM 及 IgG 含量少

43. 硬肿症的发生与下列哪种情况无关？（   ）

   A. 棕色脂肪少   B. 体表面积相对较大   C. 寒冷损伤

   D. 免疫功能低下   E. 皮下脂肪饱和脂肪酸含量较多

44. 光疗有以下副作用，但除外下列哪项？（   ）

   A. 发热   B. 皮疹   C. 腹泻

   D. 脱水   E. 低血糖

45. 小儿白细胞总数接近成人水平的年龄为（   ）。

   A. 2 岁   B. 4 岁   C. 6 岁

   D. 8 岁   E. 10 岁

46. 判断小儿体格发育最常用的指标是（   ）。

   A. 动作发育能力   B. 语言发育程度   C. 智能发育水平

   D. 神经反射发育   E. 体重、身高、头围

47. 单纯性高热惊厥有以下特点，但除外下列哪项？（   ）

   A. 有明显的遗传倾向   B. 发作前后神经系统无异常   C. 惊厥多为部分性发作

   D. 惊厥持续多在 10min 以内   E. 有年龄特点

48. 急性白血病患儿急性肾功能衰竭最常见的原因是（   ）。

   A. 肾脏白血病细胞浸润   B. 剧烈呕吐和腹泻所致严重失水

   C. 高尿酸血症和尿酸性肾病   D. 肾盂肾炎

   E. 大量使用肾毒性化疗药物或抗生素

49. 儿童糖尿病的治疗中，下列哪项是主要的？（   ）

   A. 心理治疗   B. 饮食管理   C. 甲苯磺丁脲

   D. 胰岛素治疗   E. 格列苯脲（优降糖）

50. 急性肾炎合并高血压脑病时，首选药物为（   ）。

   A. 硝普钠   B. 卡托普利   C. 硫酸镁

   D. 硝苯地平   E. 普萘洛尔

A2 型选择题（每一道考题是以一个小案例出现的，其下面都有 A、B、C、D、E 五个备选答案，请从中选择一个最佳答案。）

1. 某患儿，从 3～8 岁类似喘息发作 10 余次，肺功能明显降低。舒张试验阳性，确诊为支气管哮喘。2 天前因感冒诱发咳喘加重，使用口服和局部糖皮质激素和支气管舒张药仍无缓解。体检：呼吸困难，大汗淋漓，不能平卧，面色青灰，三凹征，心音较低钝，双肺呼吸音降低，无哮鸣音。此时可能为（   ）。

   A. 肺源性心脏病   B. 合并细菌性肺炎

   C. 哮喘持续状态   D. 使用 β_2 受体激动剂类药物过量

   E. 水、电解质失衡

2. 男，6 岁，咳嗽 4 个月，痰不多，常于凌晨咳醒，活动后也有咳嗽，一直无发热，曾服用红霉素等多种抗生素均无效，加用氨茶碱后明显减轻，既往无湿疹史，体检双肺呼吸音粗糙，考虑最可能的诊断为（   ）。

   A. 支气管炎   B. 支气管肺炎   C. 支气管异物

D. 咳嗽变异型哮喘　　　　　　　　E. 喘息性支气管炎

3. 7天足月新生儿，生后3天开始面部及巩膜黄染，渐波及躯干，吃奶及精神好，红细胞 $5.0 \times 10^{12}/L$，血红蛋白 $150g/L$，网织红细胞 0.005，总胆红素 $171\mu mol/L$（$10mg/dL$），谷丙转氨酶 $30U$。诊断首先考虑为（　　）。

A. 新生儿溶血病　　　　　　　　　B. 新生儿败血症　　　　　　　　　C. 新生儿肝炎

D. 先天性胆道闭锁　　　　　　　　E. 生理性黄疸

4. 患儿，男，9岁，眼睑水肿3天，伴解茶色尿，血压 $16/12kPa$，2周前曾有发热、咽痛，尿常规：蛋白＋＋，红细胞 $40\sim 50/HP$，白细胞 $8\sim 10/HP$，该患儿最可能的临床诊断是（　　）。

A. 急性肾盂肾炎　　　　　　　　　B. 肾炎性肾病　　　　　　　　　　C. 急性肾炎

D. IgA 肾病　　　　　　　　　　　E. 狼疮性肾炎

5. 女婴，10天，因不吃、无尿10h急诊入院，查体：体温不升，重病容，面色苍黄，前囟平，颈软，心音略钝，双肺呼吸音正常，腹胀，肝右肋下 $3.0cm$，脐有少许分泌物，血 WBC $5.5 \times 10^9/L$（N：0.70，L：0.30），最可能诊断是（　　）。

A. 新生儿肺炎　　　　　　　　　　B. 新生儿硬肿症　　　　　　　　　C. 新生儿败血症

D. 新生儿颅内出血　　　　　　　　E. 新生儿脐炎

6. 3个月女婴，急起弛张高热伴咳嗽2天，有时呕吐，大便稀，3～4次/天。体检：烦躁不安，面色苍白，气促、呻吟，胸前可见猩红热样皮疹，两肺底可闻湿啰音，心率160次/分，腹胀，肝右肋下 $1.5cm$。初诊为（　　）。

A. 腺病毒肺炎伴心力衰竭　　　B. 肺炎双球菌肺炎　　　　　　　C. 金黄色葡萄球菌肺炎

D. 肺炎支原体肺炎　　　　　　　E. 呼吸道合胞病毒肺炎

7. 小儿，1岁，曾多次患肺炎，无发绀，胸骨左缘第2肋间Ⅲ级粗糙收缩期杂音，肺动脉瓣区第二音亢进。X线检查：肺动脉段突出，肺野充血，左心室及左心房增大，主动脉结影增宽。诊断考虑（　　）。

A. 室间隔缺损（Roger 病）　　　B. 大型室间隔缺损　　　　　　　C. 房间隔缺损

D. 动脉导管未闭　　　　　　　　E. 艾森曼格综合征

8. 男童，4岁，平素体建。因"流涕、咳嗽10天，皮肤瘀点、瘀斑1天"就诊。体检：一般情况良好，无活动性出血表现，皮肤可及全身散在分布针尖大小出血点，浅表淋巴结不大，咽部充血明显，心肺未及异常，肝肋下刚及，脾肋下未及。血常规：Hb $115g/L$，RBC $3.5 \times 10^{12}/L$，WBC $7.0 \times 10^9/L$，N 40%，L 60%，PLT $25 \times 10^9/L$。目前的诊断及首选处理是（　　）。

A. 急性原发性血小板减少性紫癜；骨髓穿刺明确诊断

B. 过敏性紫癜；抗过敏治疗

C. 急性原发性血小板减少性紫癜；抗感染治疗

D. 急性原发性血小板减少性紫癜；大剂量静脉丙种球蛋白治疗

E. 急性原发性血小板减少性紫癜；激素治疗

9. 9个月女婴，冬季出生，足月顺产，混合喂养，未加辅食，今晨突然面肌、眼角、口角抽动约半分钟，抽动后一般好，不发热，不呕吐。查体：体重 $7kg$，T $37℃$，会笑，前囟平坦，颈无抵抗，面神经征可疑阳性，余未见异常。首先想到的诊断及进一步检查（　　）。

A. 中枢神经系统感染，做腰穿　　　　　　　　B. 败血症，做血培养

C. 癫痫，做脑电图　　　　　　　　　　　　　D. 低钙惊厥，查血钙

E. 低血糖，查血糖

10. 患儿，2 岁，1 周前无明显诱因发热，流泪、畏光，当地医院疑"上感"给予口服抗生素，四天后患儿病情加重，咳嗽，出现皮疹，今日来我院。体检见皮肤红色斑丘疹，双肺闻及湿啰音，诊断：麻疹合并肺炎。此患儿应隔离至（　　　）。

A. 出疹后 5 天　　　　　　B. 出疹后 1 周　　　　　　C. 出疹后 10 天

D. 出疹后 2 周　　　　　　E. 出疹后 3 周

11. 8 个月患儿，腹泻 4 天，尿很少，精神萎靡，呼吸深长，皮肤花纹，弹性差，前囟眼眶明显凹陷，肢冷脉弱，心率 160 次/分，心音低钝，考虑何诊断？（　　　）

A. 重度脱水＋酸中毒　　　　　　B. 中度脱水＋酸中毒＋心力衰竭

C. 重度脱水＋低钾血症　　　　　　D. 中度脱水＋低钾血症

E. 重度脱水＋低钾血症＋心力衰竭

12. 女婴，孕 33 周，出生体重 1450g，Apgar 评分 1min、5min 及 10min 分别为 7、8、9 分。生后 6h 开始呻吟，呼吸浅促，并呼吸暂停，X 线胸片示两肺均匀颗粒阴影。血气：pH 7.30，PaO_2 40mmHg，$PaCO_2$ 60mmHg，SaO_2 80％。此时最主要诊断应是（　　　）。

A. 新生儿窒息　　　　　　B. 吸入性肺炎　　　　　　C. 肺透明膜病

D. 湿肺　　　　　　E. 肺出血

13. 下列各项提示儿童急性淋巴细胞白血病属于高危型，除外（　　　）。

A. 诊断时外周白细胞计数＞20×10^9/L

B. 染色体核型为 t(4∶11) 或 t(9∶22)

C. 泼尼松试验不良效应者

D. 诱导化疗后＋33 天骨髓 M_2 或 M_3

E. 诊断时已发生中枢神经系统白血病和（或）睾丸白血病者

14. 8 个月婴儿，母乳喂养，面色苍白，肝、脾大。查：血清铁 30μg/dL，血清总铁结合力 380μg/dL，血清铁饱和度小于 15％，骨髓象红细胞系统增生明显，以中、晚幼红细胞为主，HbF 4％，HbA 3％。可能的诊断是（　　　）。

A. 再生障碍性贫血　　　　　　B. 营养性混合性贫血　　　　　　C. 地中海贫血

D. 营养性巨幼细胞贫血　　　　　　E. 营养性缺铁性贫血

15. 9 岁男孩，10 天前患咽喉痛，今发现颜面水肿，解酱油色尿 2 次，尿量减少，头痛，服中药后呕吐 2 次，傍晚忽然四肢抽搐，持续 7～8min，就诊时呈昏睡状。首先考虑为（　　　）。

A. 急性肾炎合并高血压脑病　　B. 脑膜炎　　　　　　C. 肾病

D. 高热抽搐　　　　　　E. 低钠抽搐

16. 3 岁男孩，自生后 6 个月开始出现发绀，有杵状指。胸部 X 线检查示"靴型"心影，肺血减少。最可能的诊断是（　　　）。

A. 肺动脉狭窄　　　　　　B. 室间隔缺损　　　　　　C. 动脉导管未闭

D. 法洛四联症　　　　　　E. 艾森曼格综合征

17. 11 个月婴儿，夜惊、多汗，出牙 4 颗，方颅，前囟 2 cm×2 cm，串珠肋，血钙 2mmol/L（8mg/dL），钙磷乘积 25，在门诊使用维生素 D 及钙剂正规治疗 2 个月，患儿症状明显好转，此时摄腕骨 X 线片，可能出现哪种表现？（　　　）

A. X 线正常　　　　　　B. 干骺端增宽，临时钙化带消失

C. 临时钙化带重新出现　　　　D. 长骨短粗和弯曲，干骺端变宽呈喇叭状

E. 骨骺线检查正常，但可见弯曲畸形

18. 1 岁患儿，因语言、运动发育落后就诊。查体：身长 65 cm，表情呆滞，皮肤粗糙，眼睑肿，

舌大且厚，伸出口外，心率86次/分，心音较低，腹膨隆，四肢粗短。首先应进行的检查是（　　）。

A.尿三氯化铁试验 　　　　B.T_3、T_4、TSH测定 　　　　C.血糖测定

D.头颅CT 　　　　E.心电图检查

19. 11月下旬门诊来一个8个月男婴，呕吐腹泻2天，伴发热、流涕、打喷嚏，大便每天10次，水样，每天呕吐4～6次。查体：皮肤干燥，弹性差，口唇樱红，腹胀，腱反射减弱。大便镜检：WBC 0～1个/HP，RBC－/HP。下列治疗措施中哪项不恰当？（　　）

A.暂停乳类喂养，代之以豆制代乳品

B.及时足量、足疗程应用抗G^-杆菌的抗生素

C.根据脱水程度输液

D.输入碱性溶液纠正酸中毒

E.如有尿，静脉补钾浓度一般为0.2%

20. 女孩，12岁，发热14天，体温38～39℃，双手指关节和掌指关节肿痛伴活动受限，两侧膝关节肿胀，以右侧明显，被动活动受限。无皮疹，浅表淋巴结无肿大，肝脾无明显肿大。血沉和C反应蛋白升高，血白细胞$13×10^9$/L，尿常规检查正常。诊断首先考虑（　　）。

A.风湿热 　　　　B.过敏性紫癜 　　　　C.小儿类风湿病

D.关节结核 　　　　E.化脓性关节炎

A3型选择题（以下提供若干个病例，每个病例下若干道考题，请根据答案所提供的信息，在每道题下面的A、B、C、D、E五个备选答案中选择一个最佳答案。）

［问题1～3］题干：6个月婴儿，急起喘憋1天。查体：体温38.1℃，呼吸80次/分，心率160次/分，烦躁不安，唇发绀，满肺哮鸣音，喘憋缓解时可闻少许中、细湿啰音，肝右肋下2cm。

1. 该患儿最可能的诊断是（　　）。

A.腺病毒肺炎 　　　　B.支气管肺炎 　　　　C.喘息性支气管炎

D.呼吸道合胞病毒肺炎 　　　　E.支气管肺炎伴心力衰竭

2. 为进一步确诊，下列检查哪项能帮助快速诊断？（　　）

A.血象检查

B.胸部X线摄片

C.鼻咽拭子分泌物标本作病毒分离

D.气管吸出物、血液作细菌培养

E.免疫酶标法测鼻咽拭子或痰中病原微生物

3. 此患儿最常见的并发症是（　　）。

A.心力衰竭 　　　　B.支气管扩张 　　　　C.中毒性肠麻痹

D.中毒性脑病 　　　　E.休克

［问题4～5］题干：一正常小儿身高80cm，前囟已闭，头围47cm，乳牙16枚，能用简单的语言表达自己的需要，对人、事有喜乐之分。

4. 此小儿的年龄最可能是（　　）。

A.1岁 　　　　B.1岁半 　　　　C.2岁半

D.3岁 　　　　E.3岁半

5. 按公式计算此小儿的体重约（　　）。

A.15kg 　　　　B.13.5kg 　　　　C.12kg

D. 10.5kg　　　　　　　　　E. 9kg

[问题6～8] 题干：患儿，男，1岁，发热咳嗽3天，半天来嗜睡，因抽搐昏迷1h来急诊。体温38.4℃，前囟膨隆，呼吸44次/分，双肺散在细湿啰音，心率140次/分，肝肋下2cm，白细胞22×10⁹/L，N 75%。

6. 首先要给予的治疗是（　　）。

　　A. 缓慢静脉注射地西泮，静脉补钙

　　B. 肌内注射阿尼利定及地西泮

　　C. 缓慢静脉注射地西泮，快速静脉滴注20%甘露醇

　　D. 肌内注射苯巴比妥及维生素 D_3

　　E. 缓慢静脉注射毛花苷C及钙剂

7. 最需要做的是哪项检查？（　　）

　　A. 脑脊液检查　　　　　　　B. 头颅CT　　　　　　　C. X线胸片

　　D. 血钙　　　　　　　　　　E. 心电图

8. 脑脊液压力210mmH₂O，白细胞：10×10⁶/L，均为淋巴细胞，应诊断为（　　）。

　　A. 支气管肺炎合并化脓性脑膜炎

　　B. 支气管肺炎合并心力衰竭及低钙惊厥

　　C. 支气管肺炎合并高热惊厥

　　D. 支气管肺炎合并中毒性脑病

　　E. 支气管肺炎合并病毒性脑膜炎

[问题9～11] 题干：11个月婴儿，高热5天伴咳喘、嗜睡、面色苍白，左背叩诊稍浊，偶闻少许中、细湿啰音，胸片示左下肺大片阴影，血象：WBC 9×10⁹/L，N 0.56。

9. 该患儿最可能的诊断是（　　）。

　　A. 肺炎双球菌肺炎　　　　B. 腺病毒肺炎　　　　　C. 金黄色葡萄球菌肺炎

　　D. 呼吸道合胞病毒肺炎　　E. 肺炎支原体肺炎

10. 患儿入院后立即用青霉素、氨苄青霉素抗感染治疗，效果不显著，需尽快作出病原诊断。首先选择的检查是（　　）。

　　A. 血白细胞计数　　　　　　B. 痰液细菌培养

　　C. 咽拭子作病毒分离　　　　D. 间接免疫荧光法测特异性IgM抗体

　　E. 血清IgG抗体滴度检查

B1型选择题（以下提供若干组考题，每组考题共用在考题前列出的A、B、C、D、E五个各选答案。请从中选择一个与问题关系最密切的答案，某个备选答案可能被选择一次、多次或不被选择。）

[问题：1～2]

　　A. 房间隔缺损　　　　　　B. 室间隔缺损　　　　　C. 艾森曼格综合征

　　D. 动脉导管未闭　　　　　E. 法洛四联症

1. 女孩，5岁，活动后咳嗽气短，咳嗽时口唇发绀，平时无青紫。胸骨左缘第3～4肋间有全收缩期Ⅳ级杂音，传导广泛，P2亢进，X线显示左右心室大，肺动脉段凸出，肺野充血，见于（　　）。

2. 男孩，4岁症状不明显，活动量大时有气促，胸骨左上缘可闻Ⅱ～Ⅲ级收缩期杂音，传导范围较小，肺动脉瓣区第二心音分裂固定。X线显示右心房、右心室大，肺动脉段凸出，肺野充血，见于（　　）。

[问题：3~4]

A. 急进性肾炎   B. 急性肾炎   C. 慢性肾炎急性发作

D. 单纯性肾病   E. 肾炎性肾病

3. 患儿8岁，浮肿1周，尿蛋白＋，红细胞满视野。呼吸困难，心率132次/分，可闻奔马律，血压12/8kPa（90/60mmHg），应诊为（   ）。

4. 3岁，颜面显著水肿，血沉第1h 82mm，第2h 120mm，血浆蛋白4.5g/dL。白蛋白＜2.0g/dL，尿蛋白（＋＋＋），RBC 0~3个/HP，应诊为（   ）。

[问题：5~6]

A. 新生儿肺透明膜病   B. 新生儿湿肺   C. 新生儿吸入性肺炎

D. 新生儿感染性肺炎   E. 新生儿肺不张

5. 早产儿（35周），顺产，1min Apgar评分5分，5min评分9分。生后经吸痰等抢救处理，呼吸急促，发绀，肺部可听到湿性啰音。X片显示肺纹理增粗，肺野有斑点状阴影。血常规：Hb 180g/L，WBC 17×10^9/L，N 0.6，L 0.4，经抗感染治疗7天后，肺部啰音渐少，一般症状好转，最可能的诊断是（   ）。

6. 足月儿，剖宫产，1min Apgar评分10分，生后24h出现呼吸急促，发绀，肺可听到湿性啰音，X片检查肺纹理增粗，肺野有斑点状阴影。血常规：Hb 185g/L，WBC 19.5×10^9/L，N 0.64，L0.36，经抗感染治疗，2天后肺部啰音渐少，一般症状好转，最可能的诊断是（   ）。

[问题：7~8]

A. 左心房、右心室扩大   B. 右心房、右心室扩大   C. 肺动脉段凹陷

D. 主动脉结膨凸   E. 肺野清晰

7. 动脉导管未闭，可出现（   ）。

8. 房间隔缺损，可出现（   ）。

[问题：9~11]

A. 糖正常，氯化物↓，蛋白质↑，白细胞数↑，中性粒细胞为主

B. 糖↓↓，氯化物↓，蛋白质↑↑，白细胞数↑，中性粒细胞为主

C. 糖↓↓，氯化物↓，蛋白质↑↑，白细胞数↑，淋巴细胞为主

D. 糖正常，氯化物正常，蛋白质↑，白细胞数↑，淋巴细胞为主

E. 糖↓↓，氯化物正常，蛋白质正常，白细胞数正常

9. 化脓性脑膜炎，（   ）。

10. 病毒性脑炎，（   ）。

11. 结核性脑膜炎，（   ）。

[问题：12~15]

A. 发热，惊厥，休克，伴黏胨样粪便

B. 阵发性剧烈腹痛

C. 腹痛，便血伴皮肤紫癜

D. 阵发性腹痛，果酱样便，腹部香肠样块状物

E. 突起腹痛，中毒症状明显，赤豆汤样且有特殊腥臭味血便

12. 急性坏死性肠炎可出现（   ）。

13. 蛔虫性肠梗阻可出现（   ）。

14. 中毒性菌痢可出现（   ）。

15. 肠套叠可出现（　　）。

[问题：16~18]

A. 水肿、血尿、高血压

B. 发作性肉眼血尿，可无水肿与高血压

C. 水肿、蛋白尿、低蛋白血症、高血脂

D. 血尿、尿频、尿急、尿痛

E. 血尿、蛋白尿、夜尿增多、贫血、氮质血症

16. 肾病综合征可出现（　　）。

17. 急性肾小球肾炎可出现（　　）。

18. 慢性肾小球肾炎可出现（　　）。

[问题：19~20]

A. 环形红斑　　　　　　B. 肢端硬性肿胀　　　　　　C. 上眼睑紫红色斑

D. 下肢对称性出血性皮疹　　E. 蝶形红斑

以上各种皮肤改变对何种疾病有诊断意义

19. 川崎病（　　）。

20. 过敏性紫癜（　　）。

参考答案

A1 型选择题

1. C　2. C　3. C　4. B　5. D　6. C　7. D　8. D

9. A　10. B　11. C　12. E　13. A　14. E　15. D

16. D　17. A　18. B　19. C　20. C　21. A　22. E

23. E　24. E　25. B　26. D　27. B　28. B　29. A

30. B　31. A　32. A　33. C　34. B　35. A　36. C

37. E　38. E　39. E　40. C　41. E　42. B　43. D

44. E　45. D　46. E　47. C　48. C　49. D　50. A

A2 型选择题

1. C　2. D　3. E　4. C　5. C　6. C　7. D　8. E

9. D　10. C　11. A　12. C　13. A　14. E　15. A

16. D　17. C　18. B　19. B　20. C

A3 型选择题

1. D　2. E　3. A　4. B　5. D　6. C　7. A　8. D

9. B　10. D

B1 型选择题

1. B　2. A　3. B　4. D　5. C　6. B　7. D　8. B

9. B　10. D　11. C　12. E　13. B　14. A　15. D

16. C　17. A　18. E　19. B　20. D